Lernort Praxis

kompetent begleiten und anleiten

Prodos Verlag
Norderfeld 26
26919 Brake – Unterweser
Tel. 04401/71915; Fax: 04401/72093
prodos@t-online.de
www.prodos-verlag.de

Annerose Bohrer

Lernort Praxis

kompetent begleiten und anleiten

An der Entstehung dieses Buches haben mehrere Menschen mitgewirkt. Für die Ermutigung zu diesem Buch und die Unterstützung meiner Arbeit möchte ich dem Prodos Verlag herzlich danken. Eine wertvolle und beständige Begleitung während der fast zweijährigen Arbeit habe ich durch Timo Thranberend und Rosemarie Bohrer erfahren. Mein besonderer Dank für intensiven fachlichen Austausch und viele inspirierende Gespräche gilt Jutta Trutwig und all denjenigen Praxisanleiterinnen und Praxisanleitern, die mit ihren kreativen Anregungen und kritischen Fragen das Buch bereichert haben.

CIP – Titelaufnahme der Deutschen Bibliothek:

Lernort Praxis.
Kompetent begleiten und anleiten.
2. überarbeitete und erweiterte Auflage
Annerose Bohrer
Brake: Prodos Verlag, 2009

ISBN 978-3-934750-26-5

Druck und Verarbeitung: Druckerei Stecker, Varel

Inhaltsverzeichnis

Aus dem Vorwort zur 1. Auflage

Sag es mir und ich werde vergessen
Zeig es mir und ich werde mich erinnern
Binde mich ein und ich werde verstehen
Tritt zurück und ich werde handeln. (chinesisches Sprichwort)

Mit dem vorliegenden Buch „Lernort Praxis – kompetent begleiten und anleiten" greift die Autorin die schon längst überfällig gewordene Forderung der neuen Ausbildungs- und Prüfungsbedingungen auf, indem sie sich der Herausforderung stellt, eine strukturierte Arbeitshilfe für die Praxis von der Praxis zu erstellen.

Auch wenn der Gesetzgeber auf die veränderten Bedingungen der Berufs- und Arbeitswelt von Pflegefachkräften durch entsprechende neue berufspädagogische Konzepte und didaktische Prinzipien reagiert hat, kann bislang in der einschlägigen Fachliteratur für die pflegerische Erstausbildung ein Ungleichgewicht für die praktische Ausbildung in Bezug auf konkrete Hilfestellung konstatiert werden.

Doch gerade der innovative Gedanke der neuen Ausbildungskonzeptionen für Pflegeberufe setzt auf die Pflegepraxis als Ausgangspunkt und damit als Fundament, welches handlungsleitend für die Unterrichtspraxis sein soll, damit die häufig berechtigte Kritik, an der Pflegepraxis vorbei ausgebildet zu haben, zukünftig nicht mehr greift.

Die Autorin stellt sehr konsequent die Pflegepraxis mit ihren innovativen Ideen und Konzepten heraus und weist mit aller Entschlossenheit auf die unbedingt zu berücksichtigenden personellen und strukturellen Ressourcen hin, die bei der Gestaltung der pflegerischen Ausbildung von dem Lernort Schule genutzt werden müssen.

Andererseits müssen selbstverständlich die in der Pflegepraxis vorhandenen pflegerischen Defizite ebenso thematisiert werden wie ritualisierte Muster, routiniertes Handeln und festgefahrenes Alltagshandeln. Verfügen die beteiligten Akteure über dieses Bewusstsein, ist der Weg bereitet für eine praxisnahe, aber theorieunterstützende und damit qualitätssteigernde Ausbildung, die sich an den drei Lernorten realisieren lässt. Dadurch kann die Forderung eingelöst werden, verschiedene Aufgaben- und Problemstellungen mit dem entsprechenden Handlungswissen, welches es in der Schule zu erwerben gilt, in der Pflegepraxis einzulösen, zu beantworten oder gar zu hinterfragen. Diesem hohen Anspruch wird das Buch auf allen Ebenen gerecht.

Hinreichend belegte Handlungsmuster finden in diesem Buch ihre Anwendung, damit sich die pflegerische Ausbildung weiter entwickelt und die praktische Ausbildungsqualität sich daran messen lässt. Das hier vorliegende Buch leistet dazu nicht nur eine Fülle von Anregungen, sondern auch praxisorientierte Arbeitsmaterialien, die gleichermaßen für Praxisanleitende in der Einrichtung wie für Lehrende in der Schule, aber auch von Pflegefachkräften sinnvoll genutzt werden können.

Die Autorin trifft eine wichtige Unterscheidung, indem sie die Praxisbegleitung und Praxisanleitung mit ihren unterschiedlichen Aufgabenbereichen skizziert und diese zielgerichtet in der Lernortkooperation zwischen Schule und Betrieb gelöst hat. Hier genau setzt dieses Buch an, indem es von der Person ausgeht und den Beziehungs- und Anleitungsprozess in den Mittelpunkt des Arbeits- und Ausbildungsfeldes beider Akteure: Auszubildender und Praxisanleiter setzt.

Methoden, Lernaufgaben und Leistungsbewertungen sowie vieles andere mehr stehen ebenso im Zentrum, wie qualitätsbestimmende Merkmale für den Lernort Schule und den Lernort Betrieb.

Ich wünsche der Autorin, dass ihre Botschaft für die Pflegepraxis mit den vielen konkreten Hinweisen und Instrumenten der Praxisanleitung von allen beteiligten Akteuren der Pflegeausbildung wahrgenommen wird sowie das Buch als praxisrelevante Arbeitshilfe genutzt wird. Indirekt könnte damit ein Betrag zur Verbesserung der pflegerischen Grundausbildung geleistet werden.

Das Buch kennzeichnet sich dadurch aus, dass es schlüssig ist, absolut die Bedürfnisse und Probleme der Pflegepraxis aufgreift und auf dieser Basis einen hilfreichen Leitfaden entwickelt, wie ausbildungsorientiert vorgegangen werden kann.

Münster im April 2005

Kordula Schneider

Prof. Dr. K. Schneider, Fachhochschule Münster, Fachbereich Pflege

Einleitung

Praxisanleitung – Herausforderung aus unterschiedlichen Perspektiven

Anleitung und Begleitung von Auszubildenden in der Pflegepraxis ist an viele unterschiedliche Erwartungen geknüpft. Sie lässt sich durch unterschiedliche „Brillen" betrachten: Durch die Brille eines Auszubildenden, eines Lehrenden der Schule, durch die von Gesetzgeber, von Ausbildungsträger und schließlich durch die Brille der Praxisanleiterin selbst.

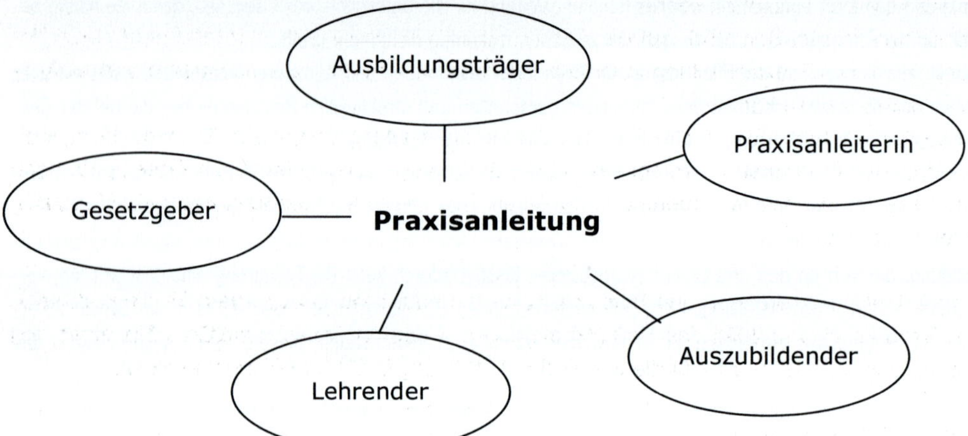
Ausbildungsträger
Praxisanleiterin
Gesetzgeber
Praxisanleitung
Auszubildender
Lehrender

Ein Beispiel: Ein Auszubildender wünscht sich von seiner Praxisanleiterin, dass diese ihn umfassend bei allen betrieblichen Lernprozessen begleitet. Zusätzlich dazu erwartet er Beratung und emotionale Unterstützung bei der Kontaktaufnahme zu Klienten und Pflegeteam und Hilfestellung in schwierigen und belastenden beruflichen Situationen.

Ein wesentliches Anliegen der Lehrenden in der Schule ist es, dass Praxisanleiterinnen eine Verbindung zwischen Theorie und Praxis herstellen können und dass jeder Auszubildende entsprechend seinem individuellen Ausbildungs- und Entwicklungsstand gefördert wird.

Aus der Perspektive des Gesetzgebers betrachtet zählt es zu den Aufgaben der Praxisanleiterin, Kontakt mit der ausbildenden Schule zu halten und die Qualität der praktischen Ausbildung zu verbessern.

Qualitätsentwicklung ist auch dem jeweiligen Träger der Ausbildung wichtig, allerdings erwartet dieser zusätzlich, dass Praxisanleitung in ökonomischen Formen geschieht und Auszubildende frühzeitig durch ihre Praxisanleiterinnen dazu befähigt werden, anfallende Arbeitsaufgaben zu erledigen.

Bei so vielfältigen Erwartungen wird Praxisanleitung zu einer Herausforderung, die es notwendig macht, den unterschiedlichen Anforderungen in angemessenem Umfang gerecht zu werden, ohne dabei zum „Spielball" der einzelnen Interessensgruppen zu werden. Aus diesem Grund ist die Brille der Praxisanleiterin selbst von zentraler Bedeutung. Als Bindeglied muss sie sich ihrer eigenen Rolle bewusst sein und Klarheit über die Anforderungen besitzen, die sie an sich selbst stellt und stellen lässt.

Das **erste Kapitel** des Buches setzt daher bei der Praxisanleiterin selbst und ihrem engeren Umfeld an. Thematisiert werden Motivation und Selbstverständnis der Praxisanleiterin, ihr Rückhalt im Pflegeteam, aber auch mögliche Belastungen und Bewältigungsstrategien für den Berufsalltag.
In den **Kapiteln zwei bis fünf** stehen der Auszubildende und die Gestaltung von Lernprozessen im Vordergrund. Kapitel zwei rückt die Beziehung zwischen Auszubildendem und Praxisanleiterin in den Blick. Kapitel drei erläutert, in welchen Schritten eine prozessorientierte Praxisanleitung verlaufen kann und welche Dokumente in den einzelnen Schritten von Bedeutung sind. Die Planung und Umsetzung konkreter Anleitungssituationen bildet den Schwerpunkt des vierten Kapitels. Das fünfte Kapitel bearbeitet die Anforderungen im Zusammenhang mit Leistungsbewertungen und der praktischen Prüfung.
Die Kooperation mit der Schule und damit die Verbindung zwischen Theorie und Praxis kommt im **sechsten Kapitel** zur Sprache. Die Aufgabenbereiche von Lehrenden und Praxisanleiterinnen werden beleuchtet und Möglichkeiten aufgezeigt, wie der Kontakt und die gemeinsame Zusammenarbeit organisatorisch und inhaltlich aussehen können.
Das **siebte Kapitel** richtet den Blick auf die Ausbildungsstätte als Organisation und geht damit der Fragestellung nach, wie Praxisanleitung innerhalb der Organisation qualitativ hochwertig und auch ökonomisch gestaltet werden kann.
Im **achten Kapitel** wird der gesetzliche Rahmen der Praxisanleitung dargestellt. Er verdeutlicht, welche veränderten Anforderungen an Pflegeausbildung die neuen lernfeldorientierten Gesetzgebungen formulieren. Als eine gesetzliche Neuerung in der Altenpflege wird der Ausbildungsplan für die praktische Ausbildung vorgestellt.

Der **Anhang** enthält Erläuterungen und Beispiele zu vielen nützlichen Dokumenten für die praktische Ausbildung. Dazu ist ab Juli 2006 das Heft „Arbeitsbögen – Lernort Praxis“ erhältlich, das einen Teil dieser Vorlagen und weitere Inhalte für die praktische Ausbildung in DIN A 4-Format anbietet.

Zum Umgang mit diesem Buch
Sie müssen dieses Buch keinesfalls von vorn nach hinten lesen. Wenn Sie sich zum Beispiel einen schnellen Überblick über die wichtigsten Dokumente für die praktische Ausbildung verschaffen möchten, steigen Sie direkt im Anhang ein. Anschließend vertiefen Sie sich je nach Interesse in eines der anderen Kapitel.
Alle Vorschläge und Anregungen in diesem Buch können vielfältig genutzt werden. Setzen Sie sie als Diskussionsgrundlage für Arbeitstreffen zwischen Praxisanleiterinnen und Lehrenden ein oder greifen Sie für Ihre persönliche Arbeit mit Auszubildenden diejenigen Aspekte heraus, die Ihnen wichtig sind.

Anrede
Die praktische Ausbildung kann nur in Kooperation von Schule und Praxis gelingen. Daher richtet sich dieses Buch ausdrücklich an Praxisanleiterinnen und Lehrende. Ebenso sind immer sowohl Frauen als auch Männer angesprochen, auch wenn aufgrund der leichteren Lesbarkeit zum Teil die weibliche Form (Praxisanleiterinnen) und zum Teil die männliche Form (Auszubildender) gewählt wurde.

Die Anrede in Arbeitsbögen für den Ausbildenden ist in diesem Buch das „Sie“. Die Seite 27 enthält Überlegungen zur passenden Anrede im Ausbildungsalltag.

1 Praxisanleiterin sein – die Herausforderung annehmen

> „In meiner eigenen Ausbildung gab es zwei, drei Pflegende, die für mich unheimlich wichtig waren, bei denen ich mich ernst genommen gefühlt und richtig viel gelernt habe. Als Praxisanleiterin kann ich davon jetzt etwas weitergeben. Ich bin überzeugt von der Notwendigkeit guter Ausbildung, sehe aber auch die schwierigen Bedingungen, mit denen ich, das Team und die Auszubildenden jeden Tag umgehen müssen."
> N. G.

Dieses Kapitel bietet Ihnen die Möglichkeit, sich mit Ihrer Berufsrolle als Praxisanleiterin und ihren Herausforderungen auseinanderzusetzen:

1.1 Motivation zur Praxisanleitung

Wenn Menschen in privaten oder beruflichen Situationen vor neuen Aufgabenfeldern stehen und gern an diese Aufgaben herangehen, verbinden sie damit in der Regel eine bestimmte Motivation. Je nachdem, wie ausgeprägt und anhaltend diese Motivation ist, nimmt sie Einfluss auf die Art und Weise, in der Menschen Aufgaben angehen, aber auch weiterführen und zum Abschluss bringen. Auch das Handeln als Praxisanleiterin in der Begleitung und Anleitung von Auszubildenden wird durch ganz unterschiedliche äußere und innere Motivationslagen bestimmt.
Die äußere (extrinsische) Motivation besteht aus Anreizen, die von außen gesetzt werden und sich nicht unmittelbar aus dem Handeln selbst ergeben:

Äußere Motivation

- ✓ Anerkennung von Seiten der Auszubildenden
- ✓ Anerkennung von Teamkollegen oder Leitungskräften
- ✓ Besitz einer wichtigen Rolle und eines höheren Status´ innerhalb des Teams
- ✓ finanzielle Belohnung in Form von höherer Bezahlung
- ✓ gesonderte Anrechnung von Anleitungszeiten auf die Arbeitszeit
- ✓ zusätzliche Urlaubstage
- ✓ ...

Ein Blick auf die Liste möglicher äußerer Anreize zeigt, dass diese bislang nicht selbstverständlich im Zusammenhang mit Praxisanleitung stehen. Eine Anrechnung von Stunden oder die finanzielle Anerkennung der Anleitungsarbeit nimmt zwar innerhalb der Praxiseinrichtungen zu, ist insgesamt betrachtet aber noch selten. Auch die Anerkennung im Team geht nicht zwangsläufig mit der Aufgabe der Praxisanleitung einher. In der Regel muss das gesamte Team die Anleitungsarbeit mittragen, indem andere Teammitglieder zusätzliche Aufgaben und Arbeit übernehmen, während die Praxisanleiterin sich ihrer Anleitungsaufgabe widmet. Dies kann zu Unmut im Team führen. Nur in einem guten Team, das ein gemeinsames Verständnis von Ausbildung besitzt (s. Kap. 1.3), wird der Praxisanleiterin Anerkennung entgegengebracht werden. Aber selbst wenn die äußere Motivation zur Übernahme von Anleitungsaufgaben gegeben ist, reicht diese möglicherweise nicht aus, um die Herausforderung dauerhaft und mit Engagement auszufüllen.

Praxisanleitung bietet auch Anreize, die sich aus der Aufgabe selbst ergeben und damit die innere (intrinsische) Motivation ausmachen. In diesem Fall liegen die Ziele, die mit dem Handeln als Praxisanleiterin verbunden werden, in der Praxisanleitung selbst. Solche inneren Anreize könnten beispielsweise sein:

Innere Motivation

- ✓ Freude am Lernen und an der Auseinandersetzung mit etwas Neuem
- ✓ Freude an der pädagogischen Arbeit mit den Auszubildenden
- ✓ Gesteigerte Berufszufriedenheit durch ein erweitertes Aufgabengebiet und die Übernahme von Verantwortung
- ✓ Chance zur persönlichen und beruflichen Weiterentwicklung
- ✓ ...

Es wird deutlich, dass bei der inneren Motivation vor allem das Erleben während des Handelns den Anreiz ausmacht. Die Hingabe, die Aufmerksamkeit, die der

Aktivität gewidmet wird, erzeugt ein positives Gefühl des „Aufgehens“ in der Aufgabe. Möglicherweise ergibt sich an dieser Stelle die Frage, warum Menschen überhaupt Freude bei der Ausübung einer Handlung empfinden. Der Psychologe Abraham Maslow stellte in den 1960er Jahren eine „Pyramide“ menschlicher Bedürfnisse auf. Diese Pyramide besitzt eine Hierarchie von Bedürfnissen. Auf der untersten Ebene der Pyramide steht die Befriedigung körperlicher Bedürfnisse (trinken, essen, ausscheiden, schlafen, ...) als elementares Grundbedürfnis des Menschen. Darauf aufbauend folgen verschiedene Stufen von Bedürfnissen: das Bedürfnis nach Sicherheit, nach sozialer Bindung und nach Selbstachtung. Sind die Bedürfnisse einer Stufe befriedigt, strebt der Mensch laut Maslow nach der nächst höheren Stufe. An oberster Stelle steht das Bedürfnis nach persönlicher Selbstverwirklichung. Maslow bezeichnet die Selbstverwirklichung als ein Wachstumsbedürfnis des Menschen. Erhält ein Mensch die Gelegenheit, sich selbst zu verwirklichen, so schafft dies in ihm Glück, Freude und inneren Reichtum.

Die Klarheit über die Motivation zur Praxisanleitung kann dabei helfen, die eigenen Ziele im Auge zu behalten und von Zeit zu Zeit eine Bilanz zu ziehen. Sie trägt ebenfalls dazu bei, die eigene Position und Rolle im Team zu vertreten (s. Kap. 1.2).

Neben der Motivation des Einzelnen spielen die äußeren Bedingungen eine große Rolle. Ist die Situation in einer Einrichtung ausbildungsfreundlich, so wird auch die Arbeit der Praxisanleitung einen größeren Rückhalt und Unterstützung finden. Praxisanleitung darf somit nicht von einer einzelnen Person oder einem Team allein abhängig gemacht werden, sondern muss im Kontext der ganzen Pflegeeinrichtung gesehen werden.

Unterschiedliche menschliche Bedürfnisse

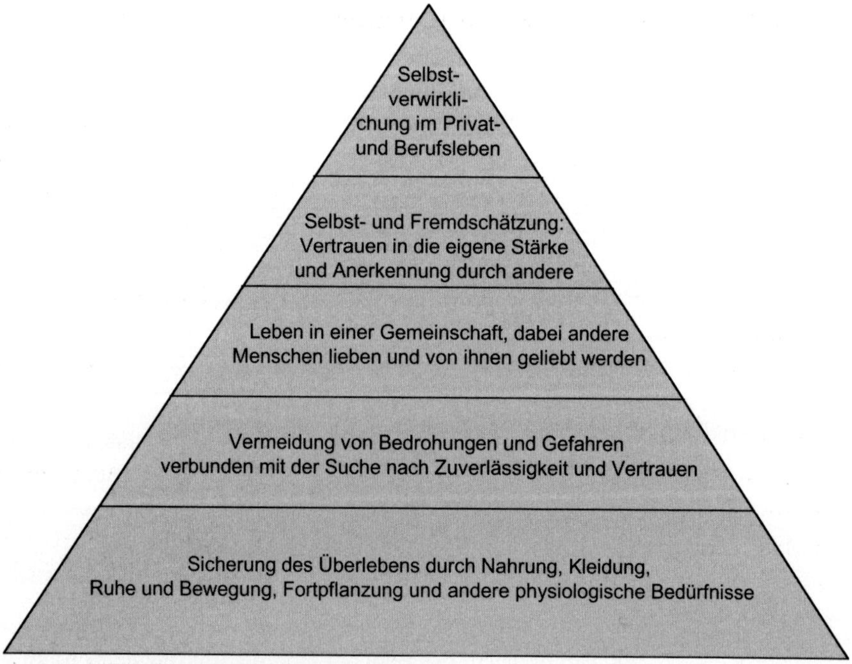
Selbst-
verwirkli-
chung im Privat-
und Berufsleben
Selbst- und Fremdschätzung:
Vertrauen in die eigene Stärke
und Anerkennung durch andere
Leben in einer Gemeinschaft, dabei andere
Menschen lieben und von ihnen geliebt werden
Vermeidung von Bedrohungen und Gefahren
verbunden mit der Suche nach Zuverlässigkeit und Vertrauen
Sicherung des Überlebens durch Nahrung, Kleidung,
Ruhe und Bewegung, Fortpflanzung und andere physiologische Bedürfnisse

Abb. 1: **Bedürfnispyramide nach Maslow**

Was motiviert mich zur Praxisanleitung?

Äußere Motivation zur Praxisanleitung:

- ....
....
....

- ....
....
....

- ....
....
....

Innere Motivation zur Praxisanleitung:

- ....
....
....

- ....
....
....

- ....
....
....

Abb. 2: **Persönliche äußere und innere Motivation zur Praxisanleitung**

1.2 Selbstverständnis der Praxisanleiterin

Rollenerwartungen und eigenes Rollenverständnis

Eine Praxisanleiterin – viele Rollen

Mit der Position der Praxisanleiterin verbinden Pflegeteam, Auszubildende, zu pflegende Menschen u.a. viele verschiedene Fähigkeiten, Leistungen und Verhaltensweisen. Aus diesem Grund nimmt eine Praxisanleiterin in der täglichen Berufspraxis zwangsläufig unterschiedliche **Rollen** ein. Jede dieser Rollen beinhaltet eine oder mehrere spezifische Erwartungen, welche an die Praxisanleiterin als Trägerin der Rolle gestellt werden. Einige dieser Rollen und die daran gebundenen Rollenerwartungen werden hier vorgestellt. Die Aufzählung ist individuell beliebig erweiterbar.

<u>Professionell Pflegende</u>:
„Ich möchte, dass sich meine Klienten wohl und kompetent betreut fühlen. Dafür nehme ich mir auch die notwendige Zeit."

<u>Teamkollegin</u>:
„Gemeinsam im Team bewältigen wir das anstehende Arbeitspensum. Deshalb bringe ich mich mit vollen Kräften im Team ein."

<u>Vermittlerin:</u>
„Eine gute Kooperation zwischen Schule und Praxis ist wichtig. Ich habe Kontakt zu den Pflegenden im Team, den Auszubildenden und den Lehrenden. Deshalb nehme ich die Informationsweitergabe und die Beziehungspflege zwischen allen Beteiligten wichtig."

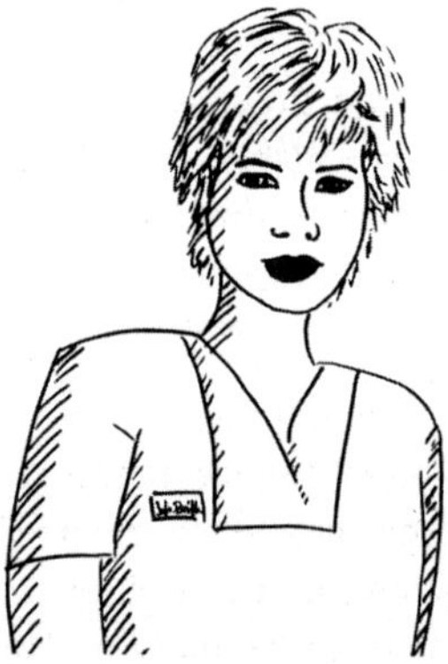

<u>Anleiterin:</u>
„Als Praxisanleiterin bin ich für die Auszubildenden zuständig. Ich will ihnen eine gute Ausbildung ermöglichen und fühle mich für sie und ihre Lernbedürfnisse verantwortlich. Zeit für die Anleitung räume ich ein."

<u>Beraterin und Vertraute:</u>
„Die Ausbildungszeit kann emotional ganz schön belastend sein. Da brauchen Auszubildende einen Ansprechpartner, zu dem sie mit ihren Fragen und Problemen kommen können. Als Anleiterin übernehme ich diese Aufgabe gerne."

Abb. 3: **Rollen einer Praxisanleiterin**

Rolle der „professionell Pflegenden"

Professionell Pflegende

Für den zu pflegenden Menschen ist die Praxisanleiterin primär Pflegende. Für ihn steht im Vordergrund, dass er kompetent und professionell betreut wird. Er erwartet, dass ihm Sicherheit vermittelt wird und seine individuellen Bedürfnisse berücksichtigt werden. Die Rolle der professionell Pflegenden beinhaltet damit auch Zeit für Gespräche, Beratung und Begleitung der Klienten. Allerdings erwarten nicht nur die zu pflegenden Menschen fachliche Kompetenz. Auch die Auszubildenden, für die ihre Praxisanleiterin Vorbildfunktion hat, erwarten fachlich korrekte und professionelle Pflege von ihr. Damit verbinden sie den Anspruch, dass ihre Anleiterin über neue Erkenntnisse aus der Pflegeforschung, die sich Auszubildende im Regelfall in der Schule aneignen, Bescheid weiß und offen ist für Neues und Veränderungen.

Rolle der „Teamkollegin"

Teamkollegin

Die Mitglieder des Pflegeteams sehen in der Praxisanleiterin vor allen Dingen eine Teamkollegin. Auch wenn das gesamte Team über die Aufgaben einer Praxisanleiterin informiert ist und diese Aufgaben auch anerkennt, erwarten die Teammitglieder von ihrer Kollegin, dass auch sie sich in den normalen Stationsalltag integriert und anfallende Aufgaben gleichermaßen übernimmt.

Rolle der „Anleiterin"

Anleiterin

Mit der Rolle der Anleiterin sind überwiegend pädagogische Fähigkeiten verbunden. Auszubildende erwarten, dass sie individuell und entsprechend ihres Ausbildungs- und Entwicklungsstandes begleitet werden. Die Praxisanleiterin ist gefordert, jeden Auszubildenden und seine Situation einzuschätzen und für ihn geeignete Anleitungssituationen aufzuspüren und auszuwählen. Sie muss anschaulich erklären und als Lernberaterin zur Verfügung stehen. Die Auszubildenden erhoffen sich, dass ausreichend Zeit für gezielte Anleitung und Reflexion zur Verfügung steht.

Rolle der „Vermittlerin"

Vermittlerin

Die Praxisanleiterin ist Ansprechpartnerin für ihre Klienten, ihr Team, für die Lehrenden und die Auszubildenden. Bei der Planung und Gestaltung der praktischen Ausbildungsphasen wird von ihr verlangt, dass sie die unterschiedlichen Perspektiven und Bedürfnisse im Auge behält und zwischen den verschiedenen Beteiligten vermittelt. Damit wird ein hohes Maß an Kommunikations-, Kooperations- und Kompromissbereitschaft erforderlich.

Rolle der „Beraterin und Vertrauten"

Beraterin und Vertraute

Neben ihrer Rolle als Anleiterin, in der die kompetente fachliche Anleitung im Vordergrund steht, ist die Praxisanleiterin für die Auszubildenden auch Beraterin und Vertraute. Es wird von ihr erwartet, dass sie den Auszubildenden in emotional belastenden beruflichen Situationen zur Seite steht und so die Bewältigung dieser Erlebnisse unterstützt. Gleichzeitig soll sie aber auch in privaten Belangen Hilfestellung geben. Für die Auszubildenden wird die Praxisanleiterin damit zur Vertrauten, an die sie sich bei privaten Problemen wenden können. Mit dieser Rolle wird verbunden, dass sie einen Beitrag zur Persönlichkeitsentwicklung der Auszubildenden leistet.

Rollenkonflikte erfordern Klärung

Für das Selbstverständnis als Praxisanleiterin ist es von Bedeutung, sich der verschiedenen Rollen bewusst zu sein. Das persönliche Rollenverständnis ist die Ausgangsbasis für Reaktionen und Handlungsweisen gegenüber Auszubildenden, Teamkollegen, Lehrenden aus der Schule und weiteren Kontaktpersonen. Bestimmte Rollen werden unter Umständen unbewusst eingenommen und führen zum Erleben von Spannungen und Frustration. Muss eine Person mehrere unterschiedliche und sich widersprechende aktuelle Rollen ausfüllen – das kann im Beruf, aber auch zwischen Beruf und Familie der Fall sein - und damit widersprüchlichen Rollenerwartungen gerecht werden, kommt es zu Rollenkonflikten. Diese Konflikte können soweit führen, dass eine Person in ihrer Identität gefährdet ist (Biermann 2000, 43-51).

Die nachfolgenden Fragen bieten die Möglichkeit, die verschiedenen Rollen als Praxisanleiterin aufzudecken und über diese nachzudenken. Praxisanleitende können überlegen, welche dieser Rollen sie einnehmen möchten und bis zu welchem Grad. Sie können auch überprüfen, wo sich aufgrund von Überschneidungen der Rollen und der Erwartungen Probleme, Gegensätze oder Konflikte ergeben.
Die Rollenklärung ist ein wichtiger Schritt, um die eigene Position in den vielfältigen Erwartungen von außen zu finden und darüber hinaus zu klären, welche Erwartungen man selbst an die Umgebung stellt. Wenn die eigene Position klar ist, wird es auch möglich, offen Stellung zu beziehen und die eigene Ansicht begründet zu vertreten.

Persönliche Rollenklärung

Welche Rollen nehme ich als Praxisanleiterin ein?

Welche Erwartungen werden an mich gestellt, z. B. in der Rolle als Teamkollegin?

Welche möglichen Konflikte ergeben sich?

Welche Erwartungen kann und möchte ich erfüllen? Welche nicht?

Was erwarte ich von meinem Team/ der Einrichtung?

Abb. 4: **Leitfragen zur Rollenklärung**

Persönliche Rollenklärung am Beispiel „Teamkollegin“

Welche Rollen nehme ich als Praxisanleiterin ein?

- Teamkollegin

Welche Erwartungen werden an mich gestellt, z. B. in der Rolle als Teamkollegin?
Welche möglichen Konflikte ergeben sich?

- Erwartungen: Anfallendes Arbeitspensum als gleichgestellte Teamkollegin bewältigen, Teammitglieder von Anleitungsaufgaben entlasten bzw. ganz befreien, Über Neuerungen bezüglich der Ausbildung informiert sein und das Team auf dem Laufenden halten
- Konflikte: Überforderung durch gegensätzliche Erwartung der Teamkollegen (Bewältigung des Arbeitspensums) und der Auszubildenden (Zeit für Anleitung)

Welche Erwartungen kann und möchte ich erfüllen? Welche nicht?

- Erfüllbar: Information des Teams über Neuerungen in der Ausbildung, Mitarbeit als gleichwertige Kollegin in Zeiten, in denen keine Auszubildende zu begleiten ist
- Nicht erfüllbar: Alleinige Verantwortung für die Anleitungsarbeit, Anleitung als zusätzliche Mehrarbeit neben der Arbeit als gleichwertige Teamkollegin

Was erwarte ich von meinem Team/ der Einrichtung?

- Zeitliche Freiräume in angemessenem Umfang für die Anleitungsarbeit
- Akzeptanz der Praxisanleitung von Seiten des Teams und der Führungsebene

Abb. 5: **Beispielhafte Klärung der Rolle „Teamkollegin“**

Pädagogisches Verständnis

Begleitung der Auszubildenden auf dem Weg zur Selbstständigkeit

Am Ende der Pflegeausbildung steht das Ziel, dass die ausgebildeten Pflegefachkräfte selbstständig und verantwortungsvoll ihren Beruf ausüben. Voraussetzung ist, dass sie berufliche Handlungskompetenz, nämlich fachliche, soziale, personale und methodische Kompetenz erwerben. Dieses Ausbildungsziel hat eine große Bedeutung für das pädagogische Verständnis der Lehrenden und Anleitenden in Theorie und Praxis. Wenn Auszubildende Selbstständigkeit erwerben sollen, muss ihnen während der Ausbildungszeit Gelegenheit gegeben werden, diese zu entwickeln. Es müssen ihnen Lernprozesse ermöglicht werden, die sie herausfordern und zum selbstständigen Planen, Durchführen und Bewerten des eigenen Pflegehandelns anregen. Praxisanleiterinnen beschreiben häufig die Schwierigkeit, sich selbst gegenüber den Auszubildenden zurückzunehmen. Die Auszubildenden nicht zu stark führen zu wollen, sondern sie wachsen zu lassen, ist nicht selbstverständlich. Anstatt Lernprozesse zu lenken und zu gestalten, stehen das Begleiten und „nur“ beratend tätig werden im Vordergrund. Damit verbunden ist, Verantwortung abzugeben und Vertrauen in die Auszubildenden zu setzen.

Natürlich kann kein Auszubildender vom ersten Tag an seinem eigenen Selbstlernprozess überlassen werden.Auch soll keine Verunsicherung durch Überforderung provoziert werden. Einen dem jeweiligen Auszubildenden und der Situation angemessenen Führungsstil zu finden, ist dabei eine Herausforderung, die – wenn sie gemeistert wird – die Motivation des Auszubildenden und die Qualität der Arbeit positiv beeinflussen kann. Im Wesentlichen lassen sich drei Führungsstile voneinander unterscheiden, wobei der partnerschaftliche (auch kooperativ genannte) Führungsstil „die goldene Mitte“ darstellt (Antons 1992, 92ff; Arnold, Krämer-Stürzl 1999, 324f).

Führungsstil	Verhalten der Führungsperson	Erleben des Mitarbeiters	Auswirkungen auf die Arbeit
Autoritärer Stil	• Gibt strikte Arbeitsanweisungen und Befehle • Beteiligt nicht an Entscheidungen • Kontrolliert permanent • Kritisiert häufig • Zeigt kein Interesse an Fragen/ Problemen des Auszubildenden • Lässt keine anderen Vorschläge zu	• Fühlt sich als untergeordneter Befehlsempfänger • Besitzt einen geringen bis keinen Handlungsspielraum • Empfindet Verunsicherung oder sogar Angst gegenüber der Führungsperson	• Einseitiger Informationsfluss (Führungsperson zum Mitarbeiter) • Verlust an Ideen und Kreativität • Mangelnde Flexibilität • Tendenz zu aggressivem Umgang der Auszubildenden untereinander
Partnerschaftlicher Stil	• Beteiligt Mitarbeiter an Gedanken und Entscheidungen • Begründet Entscheidungen und Kritik verständlich • Legt Wert auf Austausch und regt zu aktiver Mitarbeit an • Gibt Möglichkeiten und Hilfen zur selbstständigen Problemlösung • Übernimmt die Führung je nach Erfordernis des Mitarbeiters und der Situation • Kontrolliert nach Bedarf Prozess oder Ergebnis	• Fühlt sich eingebunden und wertgeschätzt • Besitzt Handlungsspielraum für eigene Entscheidungen • Ist motiviert • Kann Ideen, Vorschläge, Fragen und Kritik äußern • Kann Kritik nachvollziehen und annehmen	• Funktionierender Informationsfluss zwischen Führungsperson und Mitarbeitern • Die „Sache“ steht im Mittelpunkt • Kreative Verbesserung von Prozessen bzw. Bearbeitung von Problemen • Wir-Gefühl unter den Mitarbeitern
Laissez-faire-Stil	• Überlässt Mitarbeiter weitgehend sich selbst • Gibt nur gelegentlich Anordnungen • Meidet Zielvereinbarungen, Entscheidungen oder Problemlösungen • Nimmt eine passive, abwartende Haltung ein • Wirkt nachgiebig und freizügig • Kontrolliert kaum • Gibt wenig konkrete Rückmeldungen zur Arbeit	• Fühlt sich ratlos und überfordert • Kann die zu großen Handlungsspielräume nicht ausfüllen • Empfindet Unsicherheit in Bezug auf die eigenen Leistungen • Verliert Interesse und Lust an der Arbeit	• Fehlender oder lückenhafter Informationsfluss zwischen Führungsperson und Mitarbeitern • Qualität von Arbeitsprozessen und –ergebnissen gefährdet • Tendenz zu Rivalitäten unter den Mitarbeitern

1.3 Pflege- und Ausbildungsverständnis im Team

Praxisanleiterin zu sein bedeutet nicht, als Einzelkämpferin für die Belange der Auszubildenden einzutreten. Vielmehr ist das gesamte Team gefordert, sich an der praktischen Ausbildung der zukünftigen Pflegefachkräfte zu beteiligen. Untersuchungen zur Pflegeausbildung bestätigen, dass ein gemeinsames Pflege- und Ausbildungsverständnis im Team ein hohes Lernpotenzial und enormen Rückhalt für die Anleitungsarbeit bietet (Kirchhoff 2006, 168f; De Cambio-Störzel u.a. 1998).

Gemeinsames Pflegeverständnis

Pflegeverständnis im Team als Vorbild für Auszubildende

Für Auszubildende spielt es eine Rolle, welches Pflegeverständnis im Team besteht und gelebt wird. Sie bekommen auf diese Weise ein Bild, eine konkrete Vorstellung von Pflege. Das Pflegeverständnis eines Teams hat für Auszubildende Modellcharakter, sie nehmen dieses Verständnis wahr und ahmen es (zumindest bis zur Ausprägung eines eigenen Pflegeverständnisses) nach. Eine Lernende im dritten Ausbildungsjahr (Hospizeinsatz) berichtet beispielsweise: „Zum ersten Mal erlebe ich, dass die Patienten und ihre Angehörigen wirklich mit ihren Bedürfnissen ernst genommen werden. Der Tagesablauf richtet sich nach ihnen und nicht umgekehrt. Das zu sehen ist für mich eine große Bereicherung."

Wie im Beispiel anklingt, könnte es Teil des gemeinsamen Pflegeverständnisses sein, dass der zu pflegende Mensch und seine Individualität im Vordergrund stehen. Auch wenn diese leitbildähnliche Formulierung zunächst abstrakt erscheint, spiegelt sie sich doch in ganz konkreten Bereichen wieder. Betrachtet man die Arbeitsorganisation einer Abteilung, so zeigt sich: Wird überwiegend oder vollständig Bereichspflege umgesetzt, liegt ein anderes Pflegeverständnis vor, als wenn Funktionspflege dominiert. Auch der grundsätzliche Umgang mit Instrumenten der Pflege, z.B. mit Assessments, Pflegevisiten oder Pflegeplanung sagt etwas über das Pflegeverständnis einer Station aus. Werden diese Instrumente genutzt, um Pflege transparent zu gestalten und die Qualität der Pflege zu verbessern oder stellen sie „leere Hüllen" dar, die von allen Beteiligten als zusätzliche Belastung empfunden werden?
Ein gemeinsames Pflegeverständnis bedeutet nicht, dass alle Pflegenden nach „gleichem Schema" pflegen. Selbstverständlich bleibt Pflege immer auch individuell und ist geprägt von der jeweiligen Pflegekraft. So wird der humorvolle Typ sich auch im Arbeitsleben lockerer und fröhlicher präsentieren als ein eher „nüchterner" Typ. Diese Typenzugehörigkeit hat dabei nicht zwangsläufig Auswirkungen auf die Qualität der Arbeit. Eine grundsätzlich gemeinsame Richtung der verschiedenen Teammitglieder beugt Verunsicherung bei den Auszubildenden vor, indem diese nicht mit vielen widersprüchlichen Auffassungen konfrontiert werden.

Es wird deutlich, dass die Anleitung von Auszubildenden nicht auf die Person der Praxisanleiterin reduziert und „abgewälzt" werden kann, sondern viele Klärungsprozesse im Team notwendig sind. Klärungsprozesse als Bestandteil von Qualitätsentwicklung im Team können nicht von der Praxisanleiterin allein angestoßen oder bewältigt werden. Stationsbesprechungen, innerbetriebliche Fortbildung, Supervision oder Qualitätszirkel sind hier gefragt. Anregungen zur Überprüfung des eigenen Pflege- (und Ausbildungs-) verständnisses bietet der Reflexionsbogen auf Seite 19.

Gemeinsames Ausbildungsverständnis

Warum ist ein gemeinsames Ausbildungsverständnis innerhalb eines Pflegeteams wichtig? Auszubildende sollten keinesfalls nur theoretisches Wissen oder gar **„träges Wissen“** erwerben, das keinen Anwendungsbezug enthält und die Lernenden nicht ausreichend bei der Bewältigung konkreter beruflicher Situationen unterstützt (Gruber, Mandl, Renkl 2000, 140). Berufliches Können setzt den Erwerb von **Handlungswissen** voraus. Auszubildende erwerben dieses „Wissen, wie“, indem sie die Gelegenheit erhalten, an einer **Gemeinschaft von Experten** teilzuhaben (Holoch 2002, 148; Neuweg 2001, 19f). Das Hineinwachsen in die Gemeinschaft der Pflegeexperten und die soziale Interaktion mit ihnen besitzen eine zentrale Bedeutung für das Lernen der Auszubildenden. Zu diesen Experten zählen in einer Abteilung alle Mitglieder des Teams, nicht nur eine einzelne Praxisanleiterin. Für das Lernen der Auszubildenden spielt es daher eine große Rolle, wie sie vom gesamten Team aufgenommen werden. Werden Auszubildende vom Pflegeteam als störende Eindringlinge betrachtet und auf persönlicher Ebene ausgeschlossen, dann wirkt sich das außerordentlich negativ auf ihre Lernprozesse aus. Werden sie dagegen akzeptiert und in die Teamgemeinschaft aufgenommen, profitieren sie vom Expertenwissen aller Teammitglieder. Umgekehrt profitiert natürlich auch das Pflegeteam von guten Lernbedingungen für die Auszubildenden, wenn diese sich dadurch schneller und effektiver in die Arbeitsabläufe der Abteilung integrieren und die Chance erhalten, neu erworbenes Handlungswissen anzuwenden.

Auszubildender profitiert vom Pflegeteam

Akzeptanz der Anleitungsarbeit

Nicht nur in lerntheoretischer Hinsicht ist ein gemeinsames Ausbildungsverständnis eine Unterstützung für die Arbeit der Praxisanleiterin. Existiert im ganzen Team ein Ausbildungsverständnis, das die Anleitung und Ausbildung der Schüler für bedeutsam hält, dann besteht im Team auch Verständnis dafür, dass die Praxisanleiterin phasenweise ihre Anleitungsaufgaben in der Vordergrund stellt und dafür bestimmte Aufgaben nicht in gleichem Maße wahrnehmen kann wie ihre Teamkollegen. Dieses Verständnis im Team kann allerdings nur dann erreicht werden, wenn alle Teammitglieder über die Aufgaben der Praxisanleiterin informiert sind und sich dadurch für die Ausbildung der Nachkommenden mitverantwortlich fühlen.

Klarheit über Lernmöglichkeiten

Schließlich ist Einigkeit im Team über die Ausbildungsmöglichkeiten in eigenen Einsatzbereich von großer Wichtigkeit. Nicht alle Lernwünsche, die ein Auszubildender mitbringt, können auf jeder Abteilung/in jedem Wohnbereich erfüllt werden. Dafür bieten sich eventuell Lernmöglichkeiten, von denen der Auszubildende bislang gar nicht wusste. Die Abstimmung zwischen den Lernwünschen von Auszubildenden und den Lernmöglichkeiten einer Abteilung erfordert Klarheit darüber, welche Lernmöglichkeiten es überhaupt im eigenen Bereich gibt. Diese Entscheidung sollte nicht der Praxisanleiterin allein aufgebürdet werden, zumal sie in einem guten Team nicht alleinverantwortlich für die Anleitung der Auszubildenden ist. Eine praktikable Lösung hierfür stellt ein **Lernangebotskatalog** dar, der von einer Arbeitsgruppe im Team erarbeitet und den Auszubildenden zur Verfügung gestellt werden kann (s. Kap. 3, S. 36 u. Anhang).

	Pflege- und Ausbildungsverständnis im Team	trifft voll zu	trifft häufig zu	trifft selten zu	trifft nie zu
1	Das im Leitbild der Einrichtung verankerte (Pflege-)verständnis wird gelebt, es bestimmt das Handeln der Pflegenden.				
2	Innerhalb der Station / des Wohnbereichs wird Bereichspflege umgesetzt.				
3	Die Berücksichtigung individueller Bedürfnisse der Klienten ist innerhalb der Pflegearbeit möglich und wird durchgeführt.				
4	In regelmäßigen Abständen finden Fortbildungen zu aktuellen pflegerelevanten Themen statt und werden besucht.				
5	Pflegestandards existieren, werden genutzt und in regelmäßigen Abständen auf ihre Aktualität überprüft.				
6	Dokumentationsbögen für eine geplante Pflege sind vorhanden und werden genutzt, Pflegeplanung wird vom gesamten Team umgesetzt.				
7	Das Pflegeteam ist offen für aktuelle Erkenntnisse und Neuerungen, die von Auszubildenden bzw. Lehrenden eingebracht werden.				
8	Neue Auszubildende werden als Person respektiert und offen in das Pflegeteam aufgenommen.				
9	Alle Mitglieder im Team zeigen sich dafür verantwortlich, dass sich Auszubildende wohlfühlen.				
10	Für die Anleitung von Auszubildenden gibt es mehrere (mindestens zwei) qualifizierte Praxisanleiterinnen im Team				
11	Ein Auszubildender wird überwiegend von einer Praxisanleiterin begleitet und angeleitet.				
12	Alle Mitglieder des Pflegeteams übernehmen Mitverantwortung für den Lernprozess der Auszubildenden.				
13	Auszubildende werden von den Teammitgliedern in ihrer Rolle als Lernende anerkannt.				
14	Die Anleitung von Auszubildenden wird als äußerst wichtig eingeschätzt.				
15	Im Pflegeteam besteht Einigkeit über das spezifische Lernangebot auf der Station / im Wohnbereich / ...				
	...				

Abb. 6: **Leitfragen zum Pflege- und Ausbildungsverständnis**

Austausch über das Ausbildungsverständnis

Ein Austausch über das Pflege- und Ausbildungsverständnis passiert im Arbeitsalltag nicht von selbst, sondern benötigt Anlässe und Freiräume, um darüber – in durchaus kontroverser Form – zu diskutieren. Viele Fragen rund um die Ausbildung und Anleitung werden von einzelnen Teammitgliedern unterschiedlich gesehen, z. B.: Wie selbstständig darf ein Auszubildender arbeiten? Gibt es klassische „Schüleraufgaben" und wenn ja, welche sind das? Bedeutet Anleitung Mehrarbeit oder Entlastung für die Praxisanleiterin?
Dieser Austausch kann innerhalb einer Abteilung, aber auch abteilungsübergreifend geschehen. Gibt es zum Beispiel abteilungsübergreifende Arbeitskreise für Praxisanleiterinnen, dann könnte ein erster Austausch im Team, ein zweiter übergreifend unter den Praxisanleiterinnen stattfinden. Begleitet werden könnte dieser Verständigungsprozess durch die innerbetriebliche Fortbildung, das Qualitätsmanagement oder durch Lehrende aus der Schule. Die folgende Methode bietet eine mögliche Anregung, um in eine Diskussion einzusteigen.

Methodenvorschlag zum Austausch

„Werte und Einstellungen" (Vopel 2002, 120)
Bilden Sie einen Halbkreis um drei Plakate:

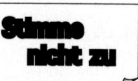

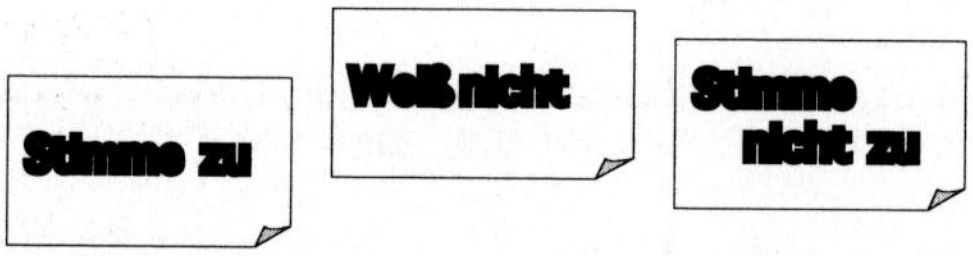
Stimme zu
Weiß nicht
Stimme nicht zu

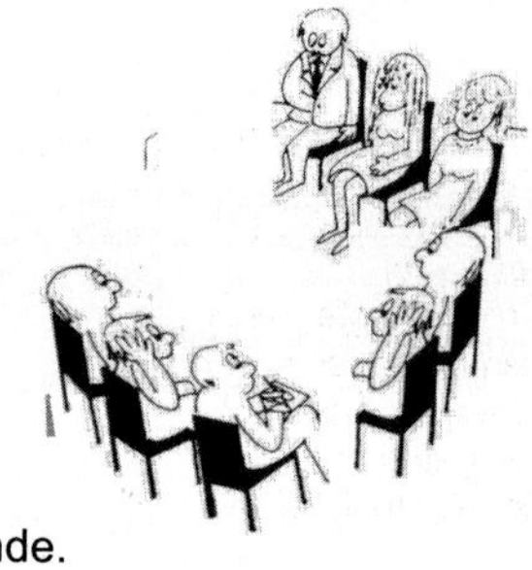

Bringen Sie nacheinander verschiedene Statements zu Ihrem gewählten Thema in die Runde.
Jeder einzelne prüft, wie er zu der Aussage steht und ordnet sich einem Plakat zu. Wer mag, erläutert, warum er sich an dieser Stelle positioniert hat. Verständnisfragen sind erlaubt, aber keine Kritik oder Angriffe.

<u>Mögliche Statements zur „Anleitung":</u>

- Wie viel ein Schüler bei uns lernt, hängt von ihm selbst ab
- Für Anleitung sind nur die PraxisanleiterInnen zuständig
- Schule und Praxis arbeiten bei uns eng zusammen

<u>Vorbereitung:</u>
Ein oder zwei Personen formulieren Statements, zu denen es vermutlich unterschiedliche Meinungen gibt.

<u>Abschluss:</u>
Was ist klar geworden? Was wollen wir noch vertiefen?

Schriftliches Ausbildungskonzept

Schriftliches Ausbildungskonzept als Qualitätsmerkmal

Wenn Sie in einen Verständigungsprozess einsteigen, erhalten Sie deutliche Hinweise, wo Sie sich hinsichtlich Ihrer Ausbildungsqualität im Team verorten wollen. Einrichtungsübergreifend kann ein schriftlich formuliertes Ausbildungskonzept Transparenz über die Positionen zur Ausbildung schaffen und gleichzeitig Bestandteil der Qualitätsdokumentation in der Einrichtung sein.

1.4 Belastungen und Bewältigungsstrategien

Die Arbeit als Praxisanleiterin kann eine Reihe von Belastungen mit sich bringen, angefangen bei kleineren Problemen bis hin zu ausgewachsenen Krisensituationen. Dieses Kapitel soll keinesfalls beängstigen oder von der Anleitung von Auszubildenden abschrecken. Im Gegenteil soll es Hilfestellung bieten, um möglichen Problemen und Krisen vorzubeugen oder sie zu bewältigen, wenn sie auftreten.

Belastungen in der Praxisanleitung

Möglichen Belastungen ins Auge sehen

Belastungssituationen und die damit verbundenen negativen Gefühle zu erleben, ist völlig normal. Aber das bedeutet nicht, dass man diesen Belastungen hilflos ausgeliefert ist und seinen Berufsalltag im ständigen Einzelkämpferdasein fristen muss. In der **Isolation** besteht nämlich ein erstes großes Problem der Praxisanleitung (s. Abb. 7).

Mögliche Belastungen in der Praxisanleitung	Folgen	Wege der Problemlösung
Isolation: - Einzelkämpferdasein - kein Austausch mit anderen - fehlender Ansprechpartner für Fragen - mangelnde Routine - eigene Unsicherheit, z. B. mit Lernergruppen **Hohe Erwartungenshaltung:** - hohe Erwartungen (von außen aber auch an sich selbst) - vielfältige und zum Teil sich widersprechende Erwartungen - diffuse, unklare Erwartungen der Beteiligten **Organisatorische Bedingungen:** - Doppelbelastung Pflege und Anleitung - Zeitmangel - permanente Anleitung - fehlende Dokumente oder kein Gebrauch der vorhandenen - fehlende Infrastruktur (Büro, Telefon, Literatur) **Beziehungsgestaltung:** - mangelnde Balance zwischen Nähe und Distanz - Konflikt zwischen kollegialem Arbeitsverhältnis und Notwendigkeit der Beurteilung von Auszubildenden - Fehlende Integration in das Pflegeteam (eigene und die des Auszubildenden)	Stress Überforderung Schuldgefühl Wut Rückzug Distanz sinkende Motivation ... **Burnout**	- Information aller Beteiligten über die Arbeit und die Anforderungen in der Praxisanleitung, z.B. in Stationsbesprechungen - Feedback von Auszubildenden einholen, sich über positive Kritik freuen; negative Kritik nicht als Kritik an der Person, sondern als Verbesserungsvorschlag einschätzen - Hilfe von außen einfordern, lernen, Hilfe anzunehmen - Klare Absprachen mit allen Beteiligten treffen und auf Einhaltung überprüfen, z.B. regelmäßige Freiräume für die Anleitung - Kompromisslösungen erarbeiten - Austausch mit der Schule, z.B. über Dokumente/Protokolle für die Anleitung; evtl. im Rahmen von Praxisanleitertreffen oder Praxisbegleitung - Gemeinsamer Erfahrungsaustausch und Problembewältigung in einem Arbeitskreis für Praxisanleiterinnen - ...

Abb. 7: **Mögliche Belastungen in der Praxisanleitung und Wege der Problemlösung**

Fehlender Austausch

Viele Praxisanleiterinnen beklagen, dass ihnen der Austausch mit anderen oder ein fester Ansprechpartner für Fragen und Probleme fehlen. Besonders wenn sie die Praxisanleitung noch nicht sehr lange ausüben und die Routine noch fehlt, empfinden sie diesen Mangel als große Schwierigkeit. Die eigene Unsicherheit im Umgang mit den Auszubildenden und in konkreten Fragen zu Anleitungssituationen kann mit niemandem diskutiert werden und verstärkt sich dadurch unter Umständen noch.

Unklare Erwartungen

Dazu kommt, dass der Aufgabe der Praxisanleitung eine **hohe Erwartungshaltung** entgegengebracht wird. Viele unterschiedliche Perspektiven sind zu betrachten und demzufolge werden vielfältige Erwartungen an die Praxisanleiterinnen gestellt. Häufig werden Erwartungen nicht präzise genug zwischen der Praxisanleiterin und den weiteren Beteiligten (Auszubildende, Pflegeteam, Ansprechpartner in der Schule, Ausbildungsträger) ausgesprochen und bleiben diffus und unklar. Dies führt zu Missverständnissen und Unmut untereinander.

Ungünstige Bedingungen

Diese und weitere **organisatorische Rahmenbedingungen** bieten insgesamt ein beachtliches Konfliktpotenzial. Häufig ist die Zeit für gezielte Anleitung knapp und zwischen persönlichem Anspruch und der Wirklichkeit bleibt vieles auf der Strecke. Auch kommt es selten vor, dass eine Praxisanleiterin einmal keinen Auszubildenden begleitet und eine Auszeit von der Anleitung nehmen könnte. Kolleginnen und Kollegen aus dem Pflegeteam neigen (vielleicht aus Respekt vor der Aufgabe und aus Unsicherheit) dazu, Auszubildende auf einige wenige Praxisanleiterinnen „abzuwälzen", die diese Aufgabe schon häufiger übernommen haben und daher „schon bestens in Übung" sind. Schließlich können sich Probleme daraus ergeben, dass für die Anleitung benötigte Dokumente (Ausbildungsbegleitmappe, Planungs- und Beurteilungsprotokolle, Standards) nicht vor Ort vorhanden sind oder genutzt werden. Möglicherweise bestehen auch Unsicherheiten im Umgang mit den Dokumenten, so dass nur sparsam von ihnen Gebrauch gemacht wird, was wiederum zu Differenzen zwischen allen Beteiligten führen kann. Nicht zuletzt fehlen oft strukturelle Voraussetzungen, die die Anleitung und Theorie-Praxis-Vernetzung erleichtern wie z. B. Fachliteratur, ein Büro mit Telefon und Internetanschluss u.v.m.

Zwischenmenschliche Herausforderung

Schließlich ist die **Beziehungsgestaltung** zwischen Praxisanleiterin und Auszubildenden, aber auch zwischen Anleiterin und Pflegeteam sowie Auszubildenden und Pflegeteam ein mögliches Problemfeld. In der täglichen gemeinsamen Zusammenarbeit fällt es Praxisanleiterinnen oft schwer, einen Mittelweg zwischen kollegialer Sympathie und Nähe auf der einen Seite und professioneller Distanz auf der anderen Seite zu wahren. Dieser Konflikt spitzt sich dadurch zu, dass die Praxisanleiterin die Aufgabe hat, die Auszubildenden zu beurteilen, sie zu loben, aber auch Kritik ehrlich anzubringen. Darüber hinaus obliegt der Praxisanleiterin die Aufgabe, den Auszubildenden die Integration in das Pflegeteam zu erleichtern. Es kann aber sein, dass ein Pflegeteam durch den häufigen Wechsel der Auszubildenden diese nicht so offen aufnimmt, wie es für die Auszubildenden wünschenswert wäre. Die Praxisanleiterin sitzt dann zwischen den Stühlen und empfindet es als Belastung, vermitteln zu müssen und möglicherweise dabei Gefahr zu laufen, selbst ihren Platz in der Teamgemeinschaft zu verlieren.

Die dargestellten Belastungssituationen können, wenn sie auftreten und nicht bear-

Dauerbelastung bis zum Burnout

beitet werden, bei der Praxisanleiterin emotionalen Druck und negative Gefühle auslösen. Stress, Überforderung, Schuldgefühle oder auch Wut sind Reaktionen auf das Erleben solcher Krisensituationen. Auch der Rückzug in sich selbst und der Aufbau von Distanz gegenüber den Kolleginnen und Kollegen oder den Auszubildenden sind möglich. In jedem Fall wird die – anfänglich sicherlich freudige - Motivation zur Praxisanleitung sehr darunter leiden, wenn nicht sogar gänzlich zerstört werden. Ein Burnout (völliges Ausgebranntsein) droht. Warnsignale dafür sind z. B. häufiges Grübeln, Schlaflosigkeit oder der Verlust von Lebensfreude und Motivation. Aus der Darstellung möglicher Belastungssituationen wird deutlich, wie hellhörig eine Praxisanleiterin sich selbst und ihrem Umfeld gegenüber sein muss. Sie selbst ist verantwortlich dafür, auf ihre Situation zu achten, über sich zu wachen und für sich zu sorgen, um langfristig und erfolgreich ihre Aufgaben wahrnehmen zu können. Nicht jeder Konflikt muss entstehen, wirksame Vorbeugung ist in vielen Fällen möglich. Konflikte und Belastungen, die bereits bestehen, müssen nicht zwangsläufig ausgehalten werden, sondern können gezielt bearbeitet werden.

Wege der Problemlösung finden

In der Abbildung 7 sind die möglichen Belastungen zusammengefasst und beispielhaft Wege benannt, die zur Reduzierung und Bewältigung der Belastung beitragen. Sicherlich bedeutet jeder der genannten Lösungswege zunächst wiederum eine Herausforderung. Er muss daraufhin überprüft werden, inwieweit er für eine Praxisanleiterin persönlich sowie im Team und in der Einrichtung gangbar ist und welche Hilfsmittel und Instrumente dafür genutzt werden können. Innerhalb der einzelnen Kapitel dieses Buches werden zahlreiche Anregungen zur Bearbeitung der einzelnen Lösungswege aufgezeigt. Sie verstehen sich als Angebote, die im praktischen Gebrauch genutzt, erprobt und weiterentwickelt werden können und müssen.

Problemanalyseschema

Ein praktikables Instrument, um ein Problem näher zu beschreiben und klarer zu fassen ist das Problemanalyseschema (s. Abbildung 8). Anhand gezielter Fragen wird es möglich, das Problem zunächst zu konkretisieren und daran anschließend mögliche Schritte zur Problemlösung zu entwickeln. Das Problemanalyseschema kann in vielen verschiedenen Zusammenhängen eingesetzt werden, um einem Problem systematisch auf den Grund zu gehen. Es eignet sich zur

- Bearbeitung von persönlichen Problemen
- Bearbeitung von Problemen zwischen Praxisanleiterin und Auszubildendem
- Bearbeitung von Problemen innerhalb eines Pflegeteams oder einer Einrichtung
- Bearbeitung von Problemen im Rahmen von Praxisanleiterkreisen

1. Was ist das Problem?	**3. Wo liegen die Ursachen des Problems?**	**4. Welche Personen können zur Lösung beitragen?**	**5. Was kann der erste (zweite, dritte) Schritt zur Lösung des Problems sein?**
2. Welche Folgen hat das Problem?			

Abb. 8: **Problemanalyseschema**

Die folgende Abbildung zeigt beispielhaft die Analyse des Problems „zu wenig Zeit für Anleitung, zu wenig Zusammenarbeit zwischen Auszubildendem und Anleiterin". Es wird deutlich, dass ein Problem sehr viele unterschiedliche Ursachen haben kann und damit auch unterschiedliche Ansatzpunkte zur Problemlösung. Ebenfalls anschaulich wird, dass neben den direkt am Problem Beteiligten viele weitere Personen zur Lösung des Problems beitragen können und müssen. Dazu ist es jedoch erforderlich, dass diese die Notwendigkeit der Problembearbeitung kennen und anerkennen.

1. Was ist das Problem?	**3. Wo liegen die Ursachen des Problems?**	**4. Welche Personen können zur Lösung beitragen?**	**5. Was kann der erste (zweite, dritte) Schritt zur Lösung des Problems sein?**
Zu wenig Zeit für Anleitung, zu wenig Zusammenarbeit zwischen Auszubildendem und Anleiterin	- Falsche Dienstplaneinteilung	Pflegedienstleitung, Wohnbereichsleitung	
	- Personalmangel	Heimleitung, Pflegefachkräfte	
	- Unkoordinierte Arbeitsorganisation zwischen Auszubildendem und Anleiterin (wer arbeitet wo?)	Anleiterin, Auszubildender, Pflegeteam, Wohnbereichsleitung	
2. Welche Folgen hat das Problem? - Kein Erwerb der notwendigen Kompetenzen - in der täglichen Pflege entstehen Fehler und werden unerkannt zur Gewohnheit - Demotivation von Auszubildendem und Anleiterin - Schlechtes Arbeitsklima durch Schuldzuweisungen - Ungerechte Leistungsbewertung - Qualitätsverlust der Pflege, damit Qualitätsverlust für den Ausbildungsbetrieb	- Mangelnde Wertschätzung der Anleitung bei Leitung und im Team	Anleiterin und Auszubildender (1); Pflegedienstleitung, Team (2)	Für die Ursache „mangelnde Wertschätzung der Anleitung bei Leitung und im Team": <u>1. Schritt</u>: (Anleiterin, Auszubildender): - Aufmerksamkeit für das Thema Anleitung gewinnen: Bedeutung einer guten Anleitung für die Qualität der Pflege gegenüber dem Pflegeteam/ der Pflegedienstleitung deutlich machen, Konsequenzen mangelnder Anleitung aufzeigen (z.B. im Rahmen von Teambesprechungen, Leitungsbesprechungen, Qualitätszirkel) - Unterstützung und Wertschätzung von Seiten des Teams/ der Leitung wiederholt einfordern <u>2. Schritt</u> (Pflegeteam, Pflegedienstleitung): - Unterstützung und Wertschätzung der Anleitungsarbeit durch das Schaffen von Freiräumen: zeitlich eng begrenzte, dafür aber kontinuierliche Freiräume sinnvoller als anfänglich überhöhte und dafür nur punktuelle - In regelmäßigen, festgelegten Abständen konstruktive Kritik (positiv und negativ!) in Bezug auf die Anleitungsarbeit geben
	- Mangelndes Verständnis von professioneller Pflege	Pflegeteam, Pflegedienstleitung	
	- Mangelndes Einfordern der Zeit von Seiten des Auszubildenden und der Anleiterin	Anleiterin, Auszubildender	
	- Vermeidungsstrategien aus Unsicherheit und Angst vor der Anleitungs- und evtl. Prüfungssituation (von Seiten des Auszubildenden und der Anleiterin)	Anleiterin, Auszubildender, Lehrkräfte (Schule)	
	- Doppelfunktion der Anleiterin	Anleiterin, Pflegeteam <u>Allgemein</u>: Nach Bedarf und Möglichkeit externe Berater, Supervision, (Berufs-) Politik	

Abb. 9: **Beispielhafte Problemanalyse für das Problem „Zu wenig Zeit für die Praxisanleitung"** (Ergebnisse einer Arbeitsgruppe von Praxisanleiterinnen in der Altenpflege)

> 🕮 **Literaturtipp zur Selbstsorge der Praxisanleiterin, Stressreduktion, eigene Gesunderhaltung:** Mamerow, R. (2002). Selbstpflege. Die Kunst, im Beruf gesund und zufrieden zu sein. München, Jena: Urban & Fischer.

2 Lernprozesse gestalten – positive Beziehung aufbauen

„Es erstaunt mich immer wieder, wie unterschiedlich mein Draht zu den Auszubildenden ist. Mit manchen geht es von Anfang an leicht, da ist Vertrauen da. Bei meiner letzten Auszubildenden war ich lange sehr zurückhaltend, ich fand sie seltsam, in sich gekehrt und abweisend. Nach einem absolut stressigen Tag, bei dem ich froh war, dass sie da war, haben wir auf einmal darüber gesprochen. Es stellte sich heraus, dass sie dasselbe über mich dachte."
Ch. E.

Dieses Kapitel unterstützt Sie dabei, den Kontakt zu Auszubildenden positiv zu gestalten und Konflikte im Rahmen der Anleitungsarbeit zu bearbeiten:

2.1 Beziehungsgestaltung zwischen Praxisanleiterin und Auszubildendem

Praxisanleitung schließt ein, dass Praxisanleiterin und Auszubildender eine Beziehung miteinander eingehen. Gemeinsam gestalten beide diese Beziehung und lösen sich auch wieder aus ihr, wenn die Auszubildenden den Einsatzbereich verlassen. Ebenso wie sich die Praxisanleiterin auf einen Auszubildenden einlässt, lässt sich der Auszubildende auf seine Anleiterin ein. Die Qualität der Beziehung zwischen Anleiterin und Auszubildendem kann sehr unterschiedlich sein: offen, nah, vorsichtig, herzlich, kühl, distanziert, produktiv, abwartend u.v.m. In jedem Fall hat die Qualität der Beziehung einen wesentlichen Einfluss auf die Qualität der Anleitung. Sie ist es deshalb wert, aufmerksam wahrgenommen zu werden.

Viele Faktoren wirken auf eine Beziehung ein

Bei der Beziehungsgestaltung spielen viele Faktoren eine Rolle:
- Offenheit und Bereitschaft, sich auf die Beziehung einzulassen
- Empfinden von Sympathie oder Antipathie
- Alter und Geschlecht
- Offenheit des Pflegeteams gegenüber neuen Teammitgliedern
- Vorurteile
- Erste Eindrücke
- Gemeinsam erlebte (Pflege-)Situationen
- …

Rolle als Auszubildende

Als „Fremde“ in einem neuen Team oder einer neuen Einrichtung fühlen sich Auszubildende häufig in der schwächeren Position. Sie sehen ihre Rolle selten so, dass sie aktiv und selbstbewusst in Beziehung gehen. Die Beispiele in den Sprechblasen veranschaulichen dies. Manche Verhaltensweisen Auszubildender können missverstanden werden und die Beziehungen erheblich stören (s. S. 28f.).

Perspektiven von Auszubildenden

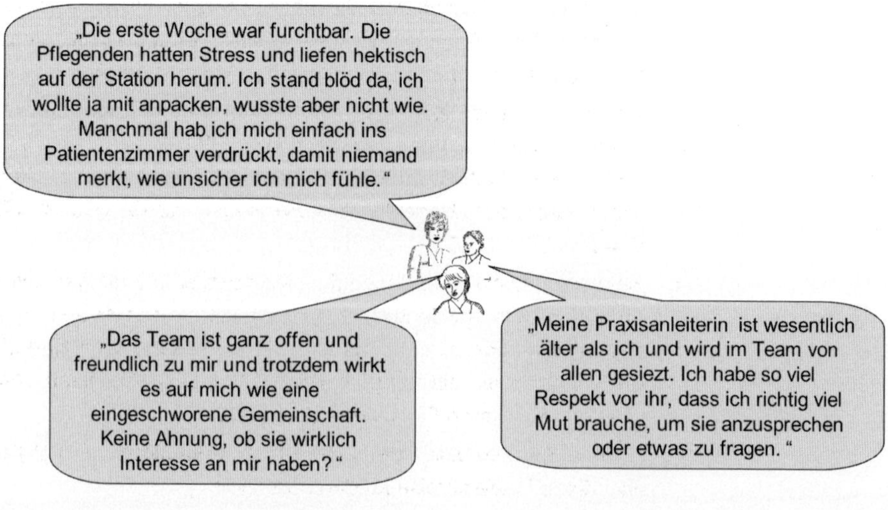
„Die erste Woche war furchtbar. Die Pflegenden hatten Stress und liefen hektisch auf der Station herum. Ich stand blöd da, ich wollte ja mit anpacken, wusste aber nicht wie. Manchmal hab ich mich einfach ins Patientenzimmer verdrückt, damit niemand merkt, wie unsicher ich mich fühle.“
„Das Team ist ganz offen und freundlich zu mir und trotzdem wirkt es auf mich wie eine eingeschworene Gemeinschaft. Keine Ahnung, ob sie wirklich Interesse an mir haben?“
„Meine Praxisanleiterin ist wesentlich älter als ich und wird im Team von allen gesiezt. Ich habe so viel Respekt vor ihr, dass ich richtig viel Mut brauche, um sie anzusprechen oder etwas zu fragen.“

In der Regel entsteht die Beziehung zwischen Praxisanleiterin und Auszubildendem „automatisch“, ohne dass diesem Prozess eine besondere Bedeutung beigemessen wird. Erst wenn sich der Kontakt als schwierig herausstellt, fällt auf, welche Bedeutung eine gute Beziehungsqualität besitzt. Praxisanleitende können viel – aber nicht allein – dazu beitragen, dass sich eine gute Arbeitsbeziehung entwickelt.

„Türöffner“ für eine positive Beziehung

Hilfen zum Aufbau einer positiven Beziehung

1. Begrüßen Sie neue Auszubildende herzlich und zeigen Sie ihnen, dass Sie sich über Ihre Anwesenheit freuen. Auszubildende sind häufig unsicher oder gar ängstlich, wenn sie in ein neues Team kommen. Ihre offene Begrüßung unterstützt sie beim „Ankommen“.
2. Sprechen Sie respektvoll und auf gleicher Ebene mit Auszubildenden. Sie zeigen ihnen damit, dass Sie sie unabhängig von ihrem „Schülerstatus“ als Person ernst nehmen.
3. Haben und zeigen Sie Interesse an den Gedanken, Ideen und Fragen Ihrer Auszubildenden. Das Gefühl, die eigene Meinung äußern zu können, macht Auszubildenden Mut, stärkt ihr Selbstvertrauen und ihre Offenheit gegenüber der neuen Situation.
4. Machen Sie deutlich, wo Ihre Möglichkeiten, aber auch Grenzen in Bezug auf die Praxisanleitung sind. Stellen Sie klar, wann und in welchem Umfang Sie Zeit für Anleitungsaufgaben haben. Klären Sie, dass zeitweilige „Engpässe“ in der Aufmerksamkeit für den Auszubildenden situationsabhängig sind (z.B. durch unerwartetes Arbeitsaufkommen, Notfallsituationen) und nicht mit dem Auszubildenden persönlich zu tun haben.
5. Bemühen Sie sich um eine positive Lern- und Arbeitsatmosphäre im Team. Sie tragen damit erheblich zur Motivation aller Beteiligten bei.
6. Sprechen Sie die Erwartungen, die Sie an den Auszubildenden stellen, offen aus. Fragen Sie nach, ob der Auszubildende Ihren Erwartungen zustimmt oder ablehnend ist. Diskutieren Sie über unterschiedliche Auffassungen, begründen Sie dabei Ihre Meinung. Auf diese Weise vermeiden Sie, dass sich gegenteilige Erwartungen aufstauen und unterschwellig die Beziehung stören.
7. Zeigen Sie Auszubildenden, dass Ihnen persönliches Feedback wichtig ist. Bitten Sie Auszubildende um eine ehrliche Rückmeldung in Bezug auf Ihre Arbeit und die Einarbeitung im Pflegeteam. Geben Sie selbst von Beginn an kontinuierliches Feedback. Beachten Sie die Regeln für das Geben und Annehmen von Feedback (s. S. 76).
8. Seien Sie sich selbst gegenüber aufmerksam. Gestehen Sie sich zu, wenn Sie bei einem Auszubildenden Schwierigkeiten in der Beziehung haben. Versuchen Sie das Problem zu erfassen und ggf. mit Hilfe Außenstehender zu lösen. Bitten Sie darum, dass ein anderes Teammitglied die Anleitung übernimmt, wenn Sie in einem konkreten Fall keine Lösung sehen.
9. Spüren Sie Teufelskreise in der Anleiter-Schüler-Beziehung auf und versuchen Sie, diese Teufelskreise zu durchbrechen.

Teufelskreise in der Beziehung

Vorsicht Teufelskreise

Bei einem Teufelskreis handelt es sich um eine Störung in der Interaktion, bei der die Aktion bzw. Reaktion der beteiligten Personen eng miteinander verknüpft sind. Das Verhalten einer Person A löst bestimmte Gefühle bei Person B aus, die dadurch ihr bisheriges Verhalten beibehält und wiederum Gefühle und Verhalten von A bestärkt. So kommt es zu einem Kreislauf, in dem sich jeder der Beteiligten als Opfer fühlt (Thomann, Schulz von Thun 1988, 226). Bei den folgenden Beispielen kann der Ausgangspunkt sowohl bei der Anleiterin als auch beim Auszubildenden gesehen werden.

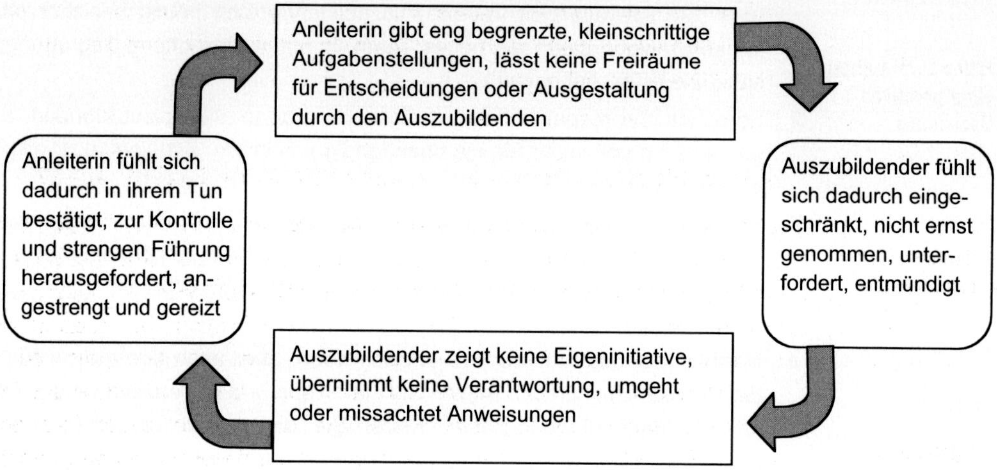
Anleiterin gibt eng begrenzte, kleinschrittige Aufgabenstellungen, lässt keine Freiräume für Entscheidungen oder Ausgestaltung durch den Auszubildenden
Auszubildender fühlt sich dadurch eingeschränkt, nicht ernst genommen, unterfordert, entmündigt
Auszubildender zeigt keine Eigeninitiative, übernimmt keine Verantwortung, umgeht oder missachtet Anweisungen
Anleiterin fühlt sich dadurch in ihrem Tun bestätigt, zur Kontrolle und strengen Führung herausgefordert, angestrengt und gereizt

Abb. 10: **„Anleiterin lässt keine Freiräume"**

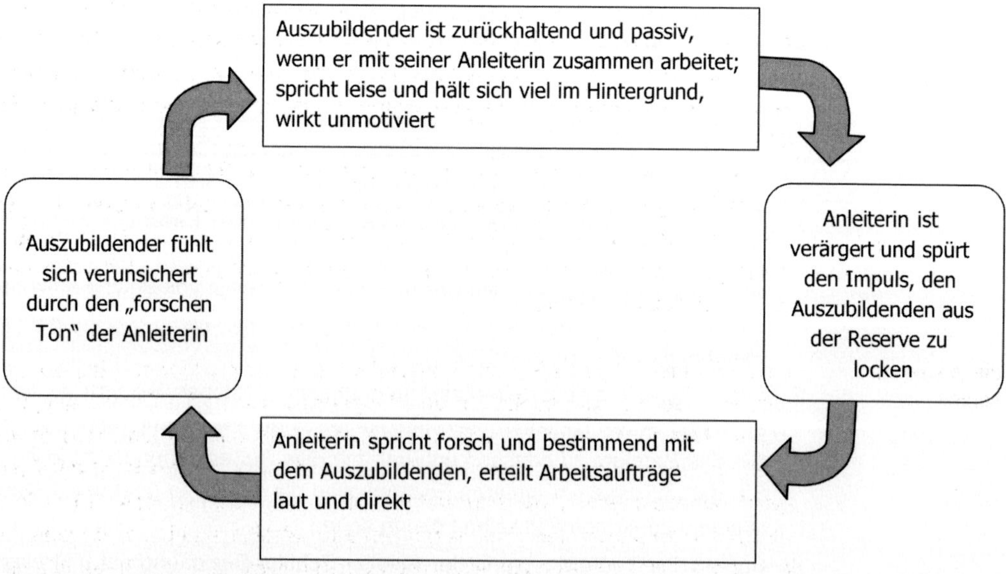
Auszubildender ist zurückhaltend und passiv, wenn er mit seiner Anleiterin zusammen arbeitet; spricht leise und hält sich viel im Hintergrund, wirkt unmotiviert
Anleiterin ist verärgert und spürt den Impuls, den Auszubildenden aus der Reserve zu locken
Anleiterin spricht forsch und bestimmend mit dem Auszubildenden, erteilt Arbeitsaufträge laut und direkt
Auszubildender fühlt sich verunsichert durch den „forschen Ton" der Anleiterin

Abb. 11: **„Auszubildender wirkt unmotiviert"**

Das Durchbrechen von Teufelskreisen gelingt durch eine genaue Beobachtung der Problemsituation, denn das Erkennen des Teufelskreises führt in der Regel zum Ausstieg. Ist im ersten Beispiel der Zusammenhang von fehlenden Freiräumen und fehlender Eigeninitiative erst einmal auf dem Tisch, könnten entsprechende Vereinbarungen getroffen werden: Die Praxisanleiterin schafft schrittweise größere Freiräume, im Gegenzug zeigt der Auszubildende, dass er bereit ist, diese auszugestalten.
Im zweiten Beispiel könnte die Praxisanleiterin damit beginnen, dem Auszubildenden ein Feedback darüber zu geben, wie sie ihn wahrnimmt und gleichzeitig nach seiner Sichtweise fragen. Sie könnte sich anschließend selbst etwas zurücknehmen, um dem Auszubildenden mehr Raum zu geben und ihn ermutigen, mehr von sich zu zeigen. Der Auszubildende könnte äußern, was er an Unterstützung braucht, um sicher auftreten zu können.

Unterschiedliche Personen – unterschiedliche Beziehungen?

Unterschiedliche Auszubildende

In der Praxis treffen ganz unterschiedliche Auszubildende und Praxisanleitende aufeinander. Solche Unterschiede bestehen beispielsweise hinsichtlich des Alters, der kulturellen oder religiösen Zugehörigkeit, der beruflichen Vorerfahrungen und der Bildungsabschlüsse der Beteiligten. Neben jungen Auszubildenden mit Hauptschul-, Realschulabschluss oder Abitur gibt es diejenigen, die nach abgeschlossenem Studium aus ihrem ersten Beruf aussteigen (mussten) und im Pflegeberuf erneut als AnfängerInnen einsteigen. Ein weiterer neuer Personenkreis sind die Bachelorstudierenden in der Pflege. Das in Deutschland noch recht junge Pflegestudium integriert eine grundständige Berufsausbildung, z. B. zur Gesundheits- und Krankenpflege, und einen so genannten „Bachelorabschluss“, das heißt einen ersten akademischen Grad an einer Hochschule. Nach Ende der Studienzeit von in der Regel 8 Semestern verfügen die Studierenden sowohl über einen Berufsabschluss als auch über einen ersten Hochschulabschluss. Die Praxisphasen absolvieren die Pflegestudierenden genau wie die übrigen Auszubildenden auch in verschiedenen Einsatzbereichen in Pflege- und Gesundheitseinrichtungen.

Pflegestudium

In der Anleitungsarbeit kommt es darauf an, die Vielfältigkeit der Personen und Vorerfahrungen bewusst wahrzunehmen und für den Anleitungsprozess zu nutzen. Dazu gehört auch, sich der eigenen Gefühle und (Vor-)Urteile gegenüber den jeweiligen Personen bewusst zu sein und die Auswirkungen auf die Anleitungsarbeit im Blick zu behalten.

Die „passende“ Anrede

Eine häufige Frage zwischen Anleitenden und Auszubildenden ist, ob sie sich „siezen“ oder „duzen“ sollten. In der Pflegepraxis ist die Du-Form häufiger anzutreffen. Das muss aber keinesfalls bedeuten, dass dies für jede Praxisanleiterin bzw. für jeden Auszubildenden angemessen ist. Möglicherweise ist der Auszubildende älter als seine Anleiterin und möchte nicht geduzt werden. Oder die Praxisanleiterin empfindet das „Sie“ angebrachter. Letztlich sind beide Varianten denkbar und die Beteiligten entscheiden gemeinsam, welche Form für sie „die passende“ ist.

2.2 Konfliktlösung im Rahmen der Anleitungsarbeit

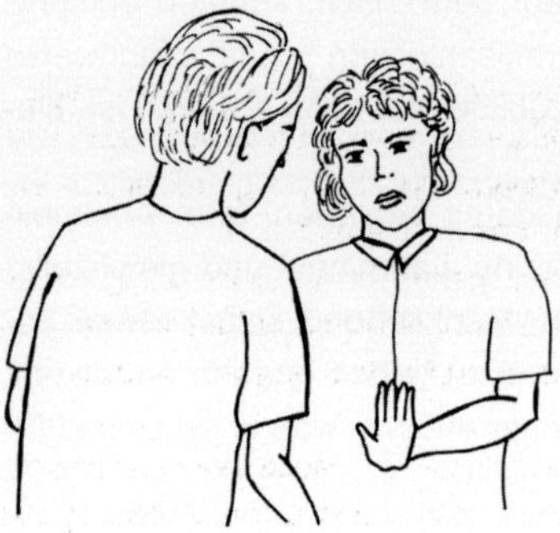

Ein Konflikt wird sichtbar ...

Während der Anleitungsarbeit kommt es möglicherweise zu der einen oder anderen konfliktreichen Situation. Nicht immer muss es sich dabei um einen „ausgewachsenen" Konflikt handeln. Die Beteiligten treten in eine für sie neue Situation und wachsen in einen Prozess der gemeinsamen Zusammenarbeit hinein. Dieser Prozess, der einen Beziehungsaufbau und gemeinsame Interaktion einschließt, kann möglicherweise schwierig und mit Problemen verbunden sein.

In der folgenden Fallsituation wird ein möglicher Konflikt zwischen einer Praxisanleiterin und einer Auszubildenden beispielhaft dargestellt. Die anschließende Konfliktbearbeitung will für den Fall des Auftretens von Problemen oder Konflikten sensibilisieren und Lösungsmöglichkeiten aufzuzeigen.

Fallsituation: „Unterschiedliche Meinungen zu Hebe- und Mobilisationstechniken"
(in Anlehnung an Mensdorf 2002, S. 148-150)

Schülerin Jutta freut sich sehr auf den bevorstehenden Praxiseinsatz auf der geriatrischen Abteilung. Seit sie im Unterricht die Bewegung von Menschen nach kinästhetischen Prinzipien gelernt hat, ist sie sehr motiviert, ihre Kenntnisse auf diesem Gebiet anzuwenden und weiter auszubauen. „Dazu werde ich bei der Pflege älterer Menschen sicher Gelegenheit haben", denkt sie.
Juttas Praxisanleiterin ist ihrerseits gespannt auf die Zusammenarbeit mit der Auszubildenden. Gerade im letzten Monat hat sie ihre Weiterbildung zur Praxisanleiterin beendet und möchte nun gut vorbereitet in die Anleitung einsteigen. Bettina bewegt die zu pflegenden Menschen auf ihrer Station nach herkömmlichen Hebe- und Tragetechniken, mit denen sie gute Erfahrungen gemacht hat. Die Prinzipien der Kinästhetik sind ihr bislang nur „vom Hörensagen" bekannt.
Bereits in der ersten gemeinsamen Arbeitswoche treten die unterschiedlichen Meinungen zur Bewegung und Mobilisation von Klienten deutlich hervor. Während Jutta sowohl allein aber auch gemeinsam mit ihrer Praxisanleiterin die Prinzipien der Kinästhetik umsetzen möchte, erwartet ihre Praxisanleiterin von ihr, dass sie gemeinsam die herkömmlichen Techniken anwenden. Die verschiedenen Meinungen wirken sich zunehmend störend auf den Arbeitsprozess und das Verhältnis zwischen Auszubildender und Praxisanleiterin aus. Auch die beteiligten Klienten sind verunsichert, da die fachlichen Auseinandersetzungen schon einmal „vor ihren Augen" geführt werden.

Schritte der Konfliktlösung

Wird ein solcher oder ein ähnlicher Konflikt deutlich, ist eine Konfliktbearbeitung erforderlich. Unabhängig davon, von welcher Seite aus (Praxisanleiterin, Auszubildende) der Konflikt angesprochen wird, gibt es einige hilfreiche Schritte zur Bearbeitung und Entwicklung von Lösungen. Diese werden am Beispiel der beschriebenen Fallsituation auf der nächsten Seite veranschaulicht.

Schritte der Konfliktlösung
im Fall „Unterschiedliche Meinungen zu Hebe- und Mobilisationstechniken"
(in Anlehnung an Mensdorf 2002, S. 148-150)

1. Schritt: Problem / Konflikt erkennen und gemeinsam beleuchten
Praxisanleiterin Bettina bittet Schülerin Jutta in einem ruhigen Moment um ein Gespräch. Sie möchte die gegensätzlichen Meinungen zur Bewegung und Mobilisation zur Sprache bringen und gemeinsam mit Schülerin Jutta eine Lösung für den Konflikt finden. Dazu erläutert sie, dass sie die Prinzipien der Kinästhetik nicht grundsätzlich ablehnt, ihren Einsatz aber nur dann sinnvoll findet, wenn alle Beteiligten ihre Anwendung beherrschen.
Daraufhin legt Schülerin Jutta ihre Position dar und erklärt ihrer Praxisanleiterin, warum ihr die Anwendung der kinästhetischen Prinzipien so viel bedeutet. Sie erklärt, dass sie bei den Übungen im Unterricht eine deutlich geringere körperliche Belastung verspürt hat und daher von den Prinzipien überzeugt ist. Außerdem ist es ihr wichtig, ihre Kenntnisse zu vertiefen und einzuüben, um sie nicht wieder zu verlernen.
Gemeinsam beleuchten beide das Problem. Es gibt Differenzen zu den Bewegungs- und Mobilisationstechniken, daraus ergeben sich Schwierigkeiten bei der Zusammenarbeit zwischen ihnen beiden und in der Anleitung der Klienten. Bei genauerer Betrachtung wird klar, dass keine der beiden Vorgehensweisen falsch ist und jeweils Vor- und Nachteile besitzt. Nach diesem Austausch wird die Notwendigkeit der Konfliktlösung noch deutlicher.

2. Schritt: Alternative Lösungen entwickeln
Schülerin Jutta hat nachgedacht und gibt zu, dass ihre konsequente Ablehnung herkömmlicher Hebe- und Mobilisationstechniken nicht angemessen war. Sie schlägt daher die Möglichkeit vor, dass sie einige kinästhetische Techniken in einer Praxisbegleitung mit ihrem Lehrer übt und anschließend in Situationen, in denen sie allein arbeitet und sich sicher fühlt, anwendet. Bei gemeinsamen Bewegungsänderungen mit ihrer Praxisanleiterin ist sie bereit, die herkömmlichen Techniken anzuwenden.
Auch Praxisanleiterin Bettina hat noch einmal über ihre Ansicht nachgedacht. Sie erklärt, dass sie die kinästhetischen Prinzipien gern schrittweise erlernen möchte. Gemeinsam mit Kolleginnen aus dem Pflegeteam hat sie über die Pflegedienstleitung Kontakt zur Schule aufgenommen, um Fortbildungstermine zu vereinbaren. Nach und nach könnten dann einzelne Elemente in den Arbeitsalltag eingebaut werden.

3. Schritt: Alternative Lösungen bewerten und Entscheidungen treffen
Gemeinsam sprechen Jutta und Bettina noch einmal über die beiden Lösungsvorschläge und stellen fest, dass beide positive und notwendige Schritte darstellen. Sie halten fest, dass zunächst die herkömmlichen Bewegungs- und Mobilisationstechniken fortgeführt werden. Gleichzeitig werden Schritt für Schritt – jeweils entsprechend den einzelnen Fortbildungsveranstaltungen – die kinästhetischen Prinzipien eingeführt und vom gesamten Team umgesetzt.
Die Ergebnisse des Gesprächs werden schriftlich festgehalten.

4. Schritt: Entscheidungen umsetzen
Termine für die Praxisbegleitung der Schülerin und die Fortbildungen des Pflegeteams werden vereinbart und wahrgenommen. Jutta und ihre Praxisanleiterin beschließen, dass sie zukünftig bereits vorab klären, welche Methode sich bei einem Klienten eignet und wer die Unterstützung bei der Bewegung übernimmt. Bei gemeinsamen Bewegungsänderungen arbeiten beide solange nach der herkömmlichen Methode, bis aufgrund der Fortbildungen eine schrittweise Änderung möglich ist.

5. Schritt: Lösung abschließend bewerten
Praxisanleiterin und Schülerin arbeiten eine Woche lang gemeinsam nach den vereinbarten Absprachen. Danach setzen sie sich noch einmal für ein kurzes Gespräch zusammen, in dem sowohl Jutta als auch ihre Praxisanleiterin über ihre Wahrnehmung und Empfindungen in Bezug auf die veränderte Situation sprechen. Beide stellen fest, dass sie die gefundene Lösung akzeptieren und daher momentan keine weiteren Veränderungen erforderlich sind.
Im Verlauf der folgenden Wochen bewerten Schülerin und Praxisanleiterin positiv, dass im Team ein regelmäßiger Austausch über die Erfahrungen mit kinästhetischen Prinzipien stattfindet.

📖 **Literaturtipp zur Gesprächsführung in Konflikten:** Forum Ausbildung, Ausgabe 1/2008: „Konflikte im Berufsalltag" (inklusive Lernaufgabe für die Anleitung). Brake: Prodos.

3 Lernprozess gestalten – Anleitungsprozess umsetzen

„Bei den kurzen Einsatzzeiten ist es mir schon passiert, dass plötzlich das Abschlussgespräch anstand und ich mich gefragt habe, was ich eigentlich vom Auszubildenden und seiner Arbeit mitbekommen habe. Immer wieder muss ich mich daran erinnern, von Anfang an hinzuschauen, an die Anleitung und einzelne Lernetappen zu denken. Das fällt mir leichter, seit ich die Auszubildenden selbst stärker in die Verantwortung für ihren Lernprozess nehme."
P. Sch.

Dieses Kapitel unterstützt Sie dabei, Anleitung als Prozess zu gestalten und Auszubildende entsprechend ihrer individuellen Situation zu begleiten:

3.1 Anleitung als Prozess

Erstgespräch zu Beginn des Praxiseinsatzes

Erstgesprächsprotokoll Name der/des Auszubildenden: **Hanna Herrmann** Telefon: ______________ Kurs/Semester: ______________ Ansprechpartner Schule: ______________	Einsatzort / Station: **Gynäkologie und Geburtshilfe** Zeitraum des Einsatzes: von: bis: Stationsleitung: ______________ Bezugsperson(en) für die Anleitung: ______________
1. Informationen der/des Auszubildenden an die Praxisanleiterin/den Praxisanleiter	
1.1 Informationen über den Lern- und Ausbildungsstand (z. B. bisherige Praxiseinsätze, evtl. Vorpraktika, besondere Erfahrungen, Themen des letzten Theorieblockes, theoretische Inhalte lt. Ausbildungsbegleitmappe)	Auszubildende im zweiten Ausbildungsjahr, letzter Einsatz Chirurgie, allerdings sehr kurzer Einsatz; in der Theorie Prä- und post-OP-Pflege sowie Wundmanagment besprochen; Lernauftrag: einen Patienten von der Aufnahme über OP bis zur Entlassung begleiten
1.2 Informationen über Einschätzung des individuellen Lernbedarfs, persönliche Stärken und Entwicklungspotenziale, Lernwünsche; Erwartungen	Sicherheit in Hinblick auf die Aufnahme, präoperative Versorgung und Schmerzeinschätzung; Lernbedarf zur postoperativen Überwachung und Besonderheiten in der Gynäkologie, Lernwunsch; Katheter legen
1.3. Informationen zum eigenen Lerntyp (z. B. visuell, auditiv)	Eher vorsichtig und zurückhaltend, Wunsch nach Sicherheit; lernt gut durch beobachten und selbst tun
2. Informationen der Praxisanleiterin/des Praxisanleiters an die Auszubildenden	
2.1 Informationen über den neuen Einsatzbereich, z. B. zu Personal, Arbeitsablauf, Organisation, Räumlichkeiten, Pausenregelung, Besonderheiten	Bereichspflege, 5-Tage-Woche und Drei-Schicht-System mit Zwischendiensten; Gelegenheit zu Nachtwachen, …
2.2 Informationen zum Lernangebot auf der Station, entsprechend des Ausbildungsstandes	Umgang mit Frauen mit Krebserkrankungen, Assistenz bei gynäkologische Untersuchungen, prä- und postoperative Pflege; eingeschränkt: Verbandwechsel, da diese überwiegend von Ärzten durchgeführt werden
2.3 Erwartungen und Wünsche des Praxisanleiters an die/den Auszubildenden	Interesse am Einsatzbereich und Verantwortung für den Lernprozess, d. h. von sich aus Lerngelegenheiten ansprechen, Feedback geben
3. Gemeinsame Einsatzplanung	
3.1 Lernziele / zu erreichende Kompetenzen, evtl. Anlegen von Wochenplänen für die Anleitung	Sicherheit in der prä- und postoperativen Pflege inklusive Kommunikation mit an Krebs erkrankten Frauen, selbstständige Übernahme von Assistenzaufgaben, …
3.2 Geplante Lern- und Anleitungssituationen, Beurteilungskriterien für Anleitungssituationen und den gesamten Praxiseinsatz	Begleitung beim Lernauftrag der Schule, Anleitung zu Assistenzaufgaben, Katheter legen, begl. Gespräche
3.3 organisatorische Absprachen: Dienstplan, Schultage, Urlaubs- bzw. AZV-Tage, Nachtwachen, Praxisbegleitungstermine	Zwei Nachtwachen im Einsatzzeitraum, …
Zwischengespräch(e) geplant am:	**Abschlussgespräch** geplant am:

______________ ______________ ______________

Datum: Unterschrift Auszubildende/r Unterschrift des / der Anleitenden

Der Anleitungsprozess

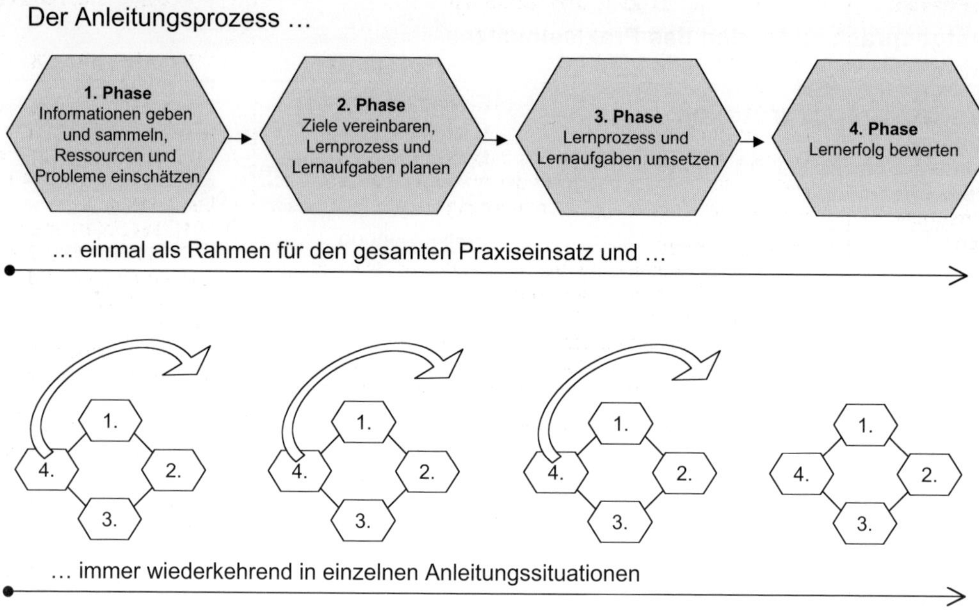

Der Anleitungsprozess ...
1. Phase
Informationen geben und sammeln, Ressourcen und Probleme einschätzen
2. Phase
Ziele vereinbaren, Lernprozess und Lernaufgaben planen
3. Phase
Lernprozess und Lernaufgaben umsetzen
4. Phase
Lernerfolg bewerten
... einmal als Rahmen für den gesamten Praxiseinsatz und ...
1.
2.
3.
4.
... immer wiederkehrend in einzelnen Anleitungssituationen

Abb. 12: **Der Anleitungsprozess im Praxiseinsatz**

Sobald ein Auszubildender seinen Praxiseinsatz beginnt, beginnt auch der gemeinsame Einstieg in den Prozess der Anleitung. Praxisanleitung ist nichts Punktuelles, sondern zieht sich durch den gesamten Einsatzzeitraum.

Anleitungsprozess: Gegenstück zum Pflegeprozess

Der Anleitungsprozess beinhaltet die gleichen Phasen wie der bekannte Pflegeprozess. Wie der Pflegeprozess versteht sich auch der Anleitungsprozess nicht als ein starres Schema, sondern will den Blick öffnen für die vielfältigen Anforderungen, die in jeder Anleitung stecken und häufig Beteiligten wie Außenstehenden nicht bewusst sind. Zudem dient er als Orientierung, als Hilfe zur Planung, Durchführung und Bewertung von Anleitungs- und Lernprozess. Jede Phase verfolgt unterschiedliche Ziele und beinhaltet andere Aufgaben. Ebenso werden je Phase unterschiedliche Dokumente eingesetzt bzw. erstellt. Die Übergänge zwischen den einzelnen Phasen sind fließend und im Anleitungsalltag nicht scharf voneinander zu trennen. Einzelne Phasen greifen ineinander bzw. spielen sich auch parallel ab. Trotzdem werden alle Phasen hier einzeln vorgestellt. Das unterstützt dabei, den gesamten Prozess der Anleitung, das Aufgabenspektrum und Ihre Möglichkeiten im Überblick zu betrachten.

Einzelne sichtbare Stationen sind dabei z. B. das Erstgespräch, einzelne Anleitungssituationen, Zwischen- und Abschlussgespräch. Im Kleinen kommen die einzelnen Phasen jedoch – größtenteils automatisiert und deshalb unbewusst – immer wieder neu zum Tragen. Jeden Tag während des gemeinsamen Arbeitens erhalten die Beteiligten neue Informationen, decken neuen Lernbedarf auf und reagieren entsprechend.

Ziele und Aufgaben in den Phasen des Anleitungsprozesses

Phasen	Ziele und Aufgaben	Nutzbare Dokumente, z. B.
Informationen austauschen, Ressourcen und Probleme einschätzen	• Gegenseitiges Kennenlernen • Überblick über den praktischen Einsatzort geben • Eindruck vom Ausbildungs- und Entwicklungsstand des Lernenden bilden • Gemeinsame Einschätzung des individuellen Lernbedarfs • Abstimmung von Lernangebot der Abteilung und Lernbedarf des Auszubildenden; ggf. Vereinbarung von Kompromissen ☑ Nicht vergessen: • Gegenseitige Vorstellung, Vorstellung der einzelnen Mitarbeiter, Vereinbarung über Anrede • Rundgang über die Abteilung • Sichtung der Informationen des Auszubildenden, z. B. Ausbildungsbegleitmappe, Blocktagebuch, Lernaufträge • Zur Verfügung stellen von Informationen über die Abteilung	• Einarbeitungskatalog der Praxisstätte/Abteilung • Lernangebot der Praxisstätte/Abteilung (S. 153) • Ausbildungsbegleitmappe mit Blocktagebuch (S. 149) • Lernaufträge der Schule (s. S. 98-101), evtl. Informationen der Schule für die Praxisanleiterin • Evtl. Lerntagebuch des Auszubildenden (falls dieser es zeigen möchte) • Beurteilungsbögen oder Anleitungsprotokolle früherer Praxiseinsätze
Ziele vereinbaren, Lernprozess und Lernaufgaben planen	• Gemeinsam Ziele festlegen, sinnvoll z. B. gestuft: - übergeordnete Ziele für den Einsatzzeitraum - spezielle Ziele für einzelne Anleitungs-/Lernaufgaben • Gegenseitige Erwartungen erfragen und aussprechen • Schwerpunkte für den Lernprozess festlegen • Anleitungs- und Lernplan aufstellen (z. B. für jede Woche einen Termin und Art der Anleitung bzw. Begleitung festlegen; Gesprächstermine einplanen, Vertretung bestimmen für den Fall, das die Anleiterin krank ist oder Urlaub hat) ☑ Nicht vergessen: • Erstgespräch führen, Vereinbarungen dokumentieren • Anleitungs- und Lernplan erstellen	• Erstgesprächsprotokoll (S. 155) • Anleitungs- und Lernplan (S. 161) • Dienstplan • Lernangebot der Station (S. 153) und Lernaufgaben aus der Praxis (s. S. 116ff) • Lernaufträge der Schule • Sofern vorhanden bzw. in Entwicklung: Ausbildungsplan für die praktische Ausbildung (Praxiscurriculum)
Lernprozess und Lernaufgaben umsetzen	• Im Arbeitsprozess offen und wachsam für Lernmöglichkeiten sein, Anleitung in den täglichen Pflegealltag soweit möglich und sinnvoll integrieren • (wöchentliche) Lernaufgaben und Anleitungssituationen entsprechend dem Anleitungs- und Lernplan umsetzen • Lernprozess/einzelne Lernaufgaben und Anleitungssituationen dokumentieren ☑ Nicht vergessen: • Feedback zu einzelnen Lernaufgaben oder zu Beobachtungen im täglichen Arbeitsprozess • Selbst- und Fremdbewertung in regelmäßigen Abständen	• Lernangebot der Station, Standards für Lernaufgaben • Lernaufträge der Schule • Beobachtungs-, Beurteilungs- und Protokollbögen • Ausbildungsplan für die praktische Ausbildung (s. S. 141ff)
Lernerfolg bewerten	• Selbstreflexion des Auszubildenden anregen, einfordern • Gezieltes und auf beschreibbare Beobachtungen gestütztes Feedback geben • Regelmäßige Bewertung im Rahmen von Anleitung • Bewusst Zeit für Beurteilungsgespräch(e) einräumen • Im Einsatzzeitraum entstehende Leistungsbewertungen (z.B. Protokolle von Praxisanleitung oder Praxisbegleitung) gemeinsam besprechen und Entwicklungsprozess verfolgen • Ziele überprüfen, ggf. neue Ziele setzen • Schriftliche Beurteilung zum Einsatzende erstellen und mit dem Auszubildenden besprechen ☑ Nicht vergessen: • Beurteilungsgespräch im Rahmen von Zwischen- und Abschlussgespräch ernst nehmen • Beurteilung der Anleitung/ des Einsatzes von Seiten des Auszubildenden erbeten	• Checkliste für Beurteilungsgespräche (s. S. 77f) • Vorlage Zwischengespräch/Vorlage Abschlussgespräch • Vorlage Rückmeldebogen des Auszubildenden (S. 163f) • Vorlage Beurteilungsbogen für den Praxiszeitraum (S. 165)

Abb. 13: **Ziele, Aufgaben und Dokumente im Anleitungsprozess**

3.2 Schritte des Anleitungsprozesses

Im Folgenden werden die einzelnen Schritte des Anleitungsprozesses beschrieben und die Dokumente vorgestellt, die dabei jeweils genutzt werden können. Nicht alle Dokumente oder Maßnahmen, die innerhalb dieses Kapitels vorgestellt werden, sind in jedem Praxiseinsatz zwingend; ebenso kann es in verschiedenen Einrichtungen unterschiedliche Vorgehensweisen und Standards geben. Demnach sind die dargestellten Hilfen als Anregungen und Ergänzungen zu verstehen, die durch eigene praktische Erfahrungen und kreative Ideen ergänz werden können und sollen.

1. Phase: Informationen geben und sammeln, Ressourcen und Probleme einschätzen

Die erste Phase dient dem gegenseitigen Kennenlernen von Praxisanleiterin und Auszubildendem, also der Aufnahme einer arbeitsfähigen Beziehung. In der Regel liegt es in den Händen der Praxisanleiterin - die auf der Station „heimisch" ist und sich sicher fühlt - dem Auszubildenden durch eine direkte und freundliche Begrüßung den Einstieg in den neuen Arbeitsbereich zu erleichtern. Praxisanleitenden, die zum ersten Mal eine Anleitung übernehmen und aufgeregt oder gar nervös sind, kann der Gedanke helfen, dass sich der Auszubildende ganz ähnlich fühlt. Zudem können einige Fixpunkte und Dokumente den Einstieg in die gemeinsame Arbeit erleichtern.

Vorstellung des Einsatzortes und seiner Lernmöglichkeiten

Ein Anliegen des Auszubildenden ist es zunächst, einen Eindruck von seinem neuen Einsatzbereich und den dortigen Lernmöglichkeiten zu gewinnen und zukünftige Teamkollegen kennen zu lernen. Dafür bietet sich ein Rundgang über die Station / den Wohnbereich (evtl. durch das Haus) an. Häufig ist die Fülle an neuen Informationen und Personen zu viel auf einmal. Günstig ist es deshalb, wenn die Abteilung über einen Einarbeitungskatalog für neue Mitarbeiter/Auszubildende verfügt, in dem alles nachgelesen werden kann. In jedem Fall interessiert sich der Auszubildende dafür, was er denn genau in seinem Praxiseinsatz lernen kann. Nicht immer stimmen die Lernwünsche des Auszubildenden mit den tatsächlichen Lernmöglichkeiten überein. Wenn die Pflegefachkräfte/Praxisanleiterinnen sich des besonderen Lernangebotes in ihrem Einsatzbereich bewusst sind und einen **Lernangebotskatalog** erstellt haben, erleichtert dieser dem Auszubildenden den Überblick. Einarbeitungs- und Lernangebotskatalog lassen sich gut in einem Dokument zusammenfassen. Dabei sollten nicht nur typische Arbeitsabläufe oder der Gesundheitszustand der Klienten beschrieben werden. Eine wirkliche Hilfe für die Anleitung bietet der Lernangebotskatalog, wenn er auch die tatsächlichen Lerngehalte der Arbeitsanforderungen im Einsatzbereich benennt (s. Anhang).

Einschätzung von Ausbildungs- und Entwicklungsstand des Lernenden

Zu Beginn der Anleitungszeit ist es für die Praxisanleiterin wichtig, sich ein Bild von dem Ausbildungsstand und der individuellen Entwicklung des Lernenden zu machen. Sie sind die Basis für die gezielte Förderung des Auszubildenden. Es existiert eine Vielzahl von Möglichkeiten, an diese Informationen heranzukommen. Auf der einen Seite wird die Praxisanleiterin den Auszubildenden in den ersten Tagen des Praxiseinsatzes besonders beobachten, um sich selbst ein Bild von seinen Kompetenzen zu machen. Darüber hinaus gibt es eine Reihe von Dokumenten, die aufschlussreich und dabei einfach einzusehen sind. Dazu zählen bisherige Beurteilungen oder Protokolle von bereits absolvierten Anleitungs- oder Begleitungssituationen, die der

Auszubildende in seiner **Ausbildungsbegleitmappe** abheften sollte. Ein sensibler, jedoch offener Umgang mit bisherigen – insbesondere schlechten – Leistungen des Auszubildenden ist dabei angebracht.

Auskunft über die Inhalte des bisherigen Theorieunterrichtes können neben dem Curriculum so genannte **Blocktagebücher** geben (s. Anhang). In der Regel werden die Blocktagebücher von den Lernenden während der Theoriephasen geführt. Sollte dies in der Schule (noch) nicht üblich sein, helfen Auszüge aus dem Klassenbuch weiter. Schriftlich fixierte Notizen sind in jedem Fall hilfreicher als die (manchmal lückenhafte) Erinnerung aus dem Stegreif.

Die Lernmöglichkeiten des Einsatzortes, der Lernbedarf sowie Lernwünsche des Auszubildenden müssen miteinander in Einklang gebracht werden, um Ziele für den Praxiseinsatz festlegen zu können. Dies geschieht über gemeinsame Zielvereinbarungen im Anleitungsprozess.

2. Phase: Ziele vereinbaren, Lernprozess und Lernaufgaben planen

Abgleich zwischen Lernmöglichkeiten und Lernbedarf

In der zweiten Phase geht es darum, aus den gewonnenen Informationen Konsequenzen für die gemeinsame Einsatzzeit abzuleiten. Dazu gehört es, die zu fördernden Kompetenzen und damit Ziele für den Lernprozess des Auszubildenden gemeinsam festzulegen. Sowohl Praxisanleiterin als auch Auszubildender sollten an dieser Stelle ihre Erwartungen an die gemeinsame Arbeit aussprechen und auch Offenheit für die Erwartungen des anderen zeigen. Diese Erwartungsklärung hilft dabei, Missverständnissen vorzubeugen. Besteht beispielsweise von Seiten des Auszubildenden ein spezieller Lernwunsch, der aber aus strukturellen oder organisatorischen Gründen in dieser Abteilung nicht erfüllt werden kann?
Nicht selten haben Auszubildende auch – aus Sicht der Praxisanleiterin – unverständliche Lernwünsche, bevorzugen z. B. Aufgaben mit hohem medizinisch-technischem Anteil, weil sie diese „interessanter“ finden. Solche mitunter verdeckten Lernwünsche können die Beziehung zwischen Auszubildendem und Anleiterin erheblich beeinträchtigen und sogar zum Teufelskreis werden (vgl. S. 28f). Gemeinsame Zielvereinbarungen bezüglich der Anleitungsarbeit sind daher wichtig. Sie sollten innerhalb eines **Erstgespräches** getroffen werden, das am besten in der ersten Woche des Praxiseinsatzes stattfindet. Das Erstgespräch und die darin getroffenen Absprachen sollten in jedem Fall schriftlich festgehalten werden. Auf diese Weise können Praxisanleiterin und Auszubildender später jederzeit darauf zurückkommen. Auch im Hinblick auf die Leistungsbewertung spielt die Dokumentation des Erstgesprächs eine wichtige Rolle (vgl. Kap. 5). In der Regel gibt es Protokollvorlagen, die sowohl die Dokumentation erleichtern als auch einen inhaltlichen „Rahmen“ für das Gespräch bieten (s. Anhang).

Zielvereinbarungen im Erstgespräch

Bei der Zielvereinbarung bietet es sich an, übergeordnete Ziele für den gesamten Einsatz festzulegen (z. B. „Ängste im Umgang mit Sterbenden abbauen) und zu einzelnen Lern- und Anleitungsaufgaben nochmals spezifische Ziele zu formulieren (z. B. „Einem Menschen in der Sterbephase eine sein Wohlbefinden fördernde Maßnahme anbieten“).
Entsprechend der vereinbarten Ziele stellen Praxisanleiterin und Auszubildender

Anleitungszeiten während des Praxiseinsatzes planen

einen verbindlichen **Anleitungs- und Lernplan** auf. Wichtig dabei ist, ein realistisches Maß an Anleitungssituationen einzuplanen. Ist beispielsweise einmal pro Woche eine Stunde Anleitungszeit möglich, so sollte berücksichtigt werden, welche unterschiedlichen „Aufgaben" jeweils darin unterzubringen sind. Dies könnten z.B. Gespräche (Erst-, Zwischen-, Abschlussgespräch), konkrete Anleitungssituationen, aber auch Unterstützung bei Lernaufträgen aus der Schule oder Gespräche mit Lehrenden im Rahmen der Praxisbegleitung sein. Auch die Teilnahme an Prüfungen sollte einkalkuliert werden. Wird der Anleitungs- und Lernplan zu voll gepackt, werden letztlich die geplanten Aufgaben nicht umsetzbar sein und Enttäuschung und Frustration entstehen. Allerdings sollte auch nicht zu oberflächlich geplant werden nach dem Motto: „Anleitung ergibt sich schon von selbst!". Im realen Arbeitsprozess wird nur selten aus heiterem Himmel ein Freiraum von einer oder mehreren Stunden für die Anleitung zur Verfügung stehen. Der Anleitungs- und Lernplan kann z.B. wochenweise geführt werden. Er sollte jederzeit sowohl der Anleiterin als auch dem Auszubildenden zugänglich sein. Organisatorisch hilfreich ist es, in dem Plan auch Abwesenheitszeiten des Auszubildenden und der Praxisanleiterin zu vermerken und Absprachen für die Vertretung der Praxisanleiterin festzuhalten (s. Anhang).

Ausbildungsplan nutzen

Orientierung bei der Planung von Anleitungssituationen kann auch ein **Ausbildungsplan** für die praktische Ausbildung bieten (vgl. Kap. 8.3, S. 141ff). Dieser beinhaltet, welche Einsatzorte und Lernsituationen ein Auszubildender innerhalb der Praxisphasen der dreijährigen Ausbildung durchlaufen sollte. In der Altenpflege sind Ausbildungspläne seit der neuen Gesetzgebung verbindlich vorgeschrieben, weshalb viele Praxiseinrichtungen inzwischen Ausbildungspläne entwickelt und eingeführt haben. In der Dualen Berufsausbildung sind sie bereits seit langer Zeit verpflichtend. Die im Erstgespräch vereinbarten Lern- und Anleitungsziele werden in der dritten Phase des Anleitungsprozesses umgesetzt.

3. Phase: Lernprozess und Lernaufgaben umsetzen

Kombination von geplanten Anleitungen und spontanem Lernen im Arbeitsprozess

In der dritten Phase des Anleitungsprozesses werden die bisherigen Planungen in die Tat umgesetzt: Praxisanleiterin und Auszubildender arbeiten und lernen gemeinsam. Dabei werden auf der einen Seite die Termine für gezielte Anleitungssituationen (z.B. 1x pro Woche) eingehalten. Hilfreich und zeitsparend ist es, wenn für Anleitungssituationen Lernaufgaben zur Verfügung stehen und das spezifische Lernangebot der Station deutlich fixiert und bewusst ist. Darüber hinaus sollten aber alle Beteiligten (und auch das gesamte Pflegeteam) einen geschärften Blick dafür entwickeln, wo sich gute Lernmöglichkeiten für einen Auszubildenden ergeben. Häufig bieten sich im Arbeitsprozess immer wieder kleine Anknüpfungspunkte, die als Bausteine den Lernprozess vorantreiben. Dabei können verschiedene Arten von Lernaufgaben, wie sie in Kapitel 4.4 vorgestellt werden, als Hilfestellung dienen.

Besonders wichtig im Hinblick auf den Lernerfolg ist es, dass bereits während der Umsetzung der Lernaufgaben regelmäßiges Feedback und auch Leistungsbewertungen erfolgen. Dies kann in Form von spontanem Feedback, aber auch geplant nach einzelnen Lernaufgaben und Anleitungssituationen geschehen. Praxisanleiterin und Auszubildender sollten klären, welche Form des Feedbacks beide bevorzugen (z.B. unmittelbar im Arbeitsprozess, anschließend bei der Reflexion von Pflegehandlungen, nur unter vier Augen oder auch im Team). Für geplante Anleitungssituationen zahlen sich **Beobachtungs- und Beurteilungsbögen** aus. Je besser ein Beobachtungsprotokoll ist, desto leichter fällt die anschließende Leistungsbeurteilung. Falls vorhandene Vorlagen „ausbaufähig" sind, bietet es sich an, gemeinsam in Praxisanleiterkreisen und mit der Schule bestehende Dokumente zu überarbeiten.

Regelmäßiges Feedback, Selbst- und Fremdbewertung

Im Laufe des Entwicklungsprozesses des Auszubildenden (und damit auch im Laufe der Ausbildung) sollte ein Auszubildender immer mehr Eigenverantwortung für seinen Lernprozess und die Reflexion seiner Handlungen übernehmen. Diese Eigenverantwortung kann der Auszubildende allerdings nur durch gezielte Hinführung erlernen, indem er z. B. die Gelegenheit zur Selbstbewertung erhält. Praxisanleitende sollten daher erfragen, wie der Auszubildende selbst seine Leistungen einschätzt und ihn dabei unterstützen, seine Einschätzungen zu begründen und ein realistisches Bild von sich zu entwickeln. Ebenfalls hilfreich für den Auszubildenden ist es, hin und wieder in schriftlicher Form über eine Pflegehandlung oder eine Anleitungssituation zu reflektieren. Dabei kann der Auszubildende in Ruhe über Positives und Verbesserungsfähiges nachdenken und einzelne Probleme genauer betrachten. Die Fähigkeit zur Selbsteinschätzung ist eine wichtige Voraussetzung, um den eigenen Lernerfolg im Praxiseinsatz zu bewerten.

4. Phase: Lernerfolg bewerten

Lernerfolge und Lerndefizite aufdecken

Die vierte Phase ist ein entscheidendes Bindeglied im Prozess der Anleitung. Hier schließt sich sozusagen der Kreis: Gemeinsam werden Lernerfolge festgestellt, auf Erfolge zurückgeblickt und gleichzeitig Lernschwierigkeiten und weiteren Lernbedarf aufgedeckt. Letzterer bildet dann den direkten Ausgangspunkt für die weitere praktische Anleitung, z.B. nach einem Zwischengespräch (s. Anhang). Solange ein Auszubildender in einem Einsatzbereich bleibt, dienen diese Informationen hauptsächlich zur erneuten Zielformulierung und Planung der Anleitung. Wenn der Auszubildende den Einsatzbereich wechselt, stellen sie aber auch wertvolle Informationen für die „Schnittstellen" zwischen einzelnen Einsatzbereichen dar. Wichtig ist dabei, dass:

- sowohl Lernerfolge als auch Lerndefizite aufgezeigt werden
- Lerndefizite als sinnvoller Ausgangspunkt für die weitere Ausbildung betrachtet werden
- eine konstruktive Atmosphäre des Lernens und der Weiterentwicklung in der Einrichtung existiert
- der Informationsfluss <u>nicht</u> dazu dient, einzelne (subjektiv unbeliebte) Auszubildende bloßzustellen und ihnen die weitere Ausbildungszeit zu erschweren!

Jede Leistungsbewertung beinhaltet subjektive Anteile. Dennoch erhält die Bewertung umso mehr objektiven Charakter, je vielfältiger die Einzelbeobachtungen sind. An dieser Stelle wird deutlich, welche wichtige Rolle die regelmäßigen Beobachtungen und Beurteilungen innerhalb des Einsatzzeitraumes spielen. Sie bilden eine Grundlage für das Beurteilungsgespräch und die abschließende Bewertung des gesamten Einsatzzeitraumes.

Beurteilungsgespräch

Das Beurteilungsgespräch ist ein wichtiger Baustein im Lernprozess des Auszubildenden, wenn sein Potenzial genutzt wird. Es sollte keine lästige Pflicht sein, sondern bewusst Zeit dafür eingeräumt werden. Zur Vorbereitung des Gespräches gehört es, die während des Einsatzes bereits entstandenen Dokumente anzusehen und sich stichwortartig aufzuschreiben, was in jedem Fall rückgemeldet werden soll (vgl. Kap. 5.3).

Rückmeldung des Auszubildenden zum Praxiseinsatz

Ein weiterer wesentlicher Aspekt ist die Bewertung des praktischen Einsatzes durch den Auszubildenden und seine Rückmeldung an die Praxisanleiterin und das Pflegeteam. Hier bieten sich unterschiedliche Möglichkeiten an, z. B. ein strukturierter Feedbackbogen. Wenn kein solcher Bogen existiert, kann sich das Team auf „Leitfragen" einigen, die wichtig sind und die jedem Auszubildenden im Gespräch gestellt werden (s. Anhang). Wenn Bedenken bezüglich der „Abhängigkeit" des Auszubildenden vom Einsatzort bestehen, sollte der Weg über anonyme Beurteilungsbögen gewählt werden. Produktiver ist es jedoch, wenn ein so offenes und kritikfähiges Klima vorherrscht, dass der Auszubildende seine Rückmeldung ehrlich und direkt (im Gespräch oder per Feedbackbogen) geben kann.

Dokumentation der Anleitung

Kontinuierliche Dokumentation in leistbarem Maß

Ebenso wie die pflegerische Arbeit dokumentiert wird, sollte auch die regelmäßige Dokumentation der Anleitung selbstverständlich sein. Im täglichen Arbeitsprozess kann nicht jede neue Information oder jedes Lernen dokumentiert werden, allerdings reichen Erstgesprächsprotokoll und Abschlussbeurteilung nicht aus, um den stattgefundenen Lernprozess widerzuspiegeln. Jede Einrichtung oder ausbildende Abteilung kann ein sinnvolles Maß für ihren Arbeitsbereich festlegen. Beispielsweise könnte es Ziel sein, einmal pro Woche ein Dokument zum Lern- und Anleitungsprozess zu erstellen. Dies könnte dann vielfältig aussehen, z. B. in der ersten Woche das Erstgesprächsprotokoll, in der zweiten Woche die Dokumentation einer Anleitungssituation, in der dritten Woche die Reflexion eines von der Schule mitgebrachten Lernauftrags oder einer Praxisbegleitung und in der vierten Woche die Dokumentation eines Zwischengespräches.

3.3 Reflexion im Anleitungsprozess

Bedeutung und Chancen von Reflexion

Innehalten und neu ausrichten

Reflexion heißt, über etwas nachzudenken, es vertieft zu betrachten und zu prüfen. Sowohl Vergangenes als auch Gegenwärtiges und Zukünftiges kann durch Reflexion in den Blick genommen werden. Zu reflektieren bedeutet auch, für einen Moment aus der gewohnten Routine auszusteigen und innezuhalten. Auf diese Weise entsteht Raum dafür, sich selbst bewusst wahrzunehmen, neue Sichtweisen einzubeziehen und sich möglicherweise neu auszurichten.
Im Alltag sind es meist akut auftretende Probleme oder schwierige Situationen, die Anlass zum Nachdenken geben. Im Beruf gibt es gute Gründe, sich auch ohne akutes Problem die (kurze) Zeit für Reflexion zu nehmen. Auch besonders gelungene Situationen können Anlass sein darüber nachzudenken, was zum Erfolg geführt hat.

Im Anleitungsprozess bieten sich verschiedene Möglichkeiten, Reflexion einzubauen: angefangen von einer kurzen Frage über ein Reflexionsgespräch bis hin zu einer methodisch strukturierten Reflexion, wie sie bei der Kollegialen Beratung erfolgt.

Reflexion im Anleitungsprozess
- kurze Reflexion am Dienstende
- Reflexion einer Anleitungssituation (s. auch Seite 50)
- Führen eines Lerntagebuches
- Wöchentliche Lernübergabe
- Beurteilungs-, Zwischen- und Abschlussgespräche (s. Anhang)
- Kollegiale Beratung, z. B. als Gruppenanleitung (s. Seite 126)
- ...

<u>Kurze Reflexion am Dienstende</u>
Erleichtert es dem Auszubildenden, im Verlauf des Arbeitstages aufgetretene Fragen oder Schwierigkeiten anzusprechen, z. B.:
- ➲ Welche Fragen konntest du heute noch nicht stellen?
- ➲ Wie erging es dir heute Morgen bei der Pflege von Frau M.?
- ➲ Was aus der Übergabe ist dir unklar geblieben?

<u>Reflexion einer Anleitungssituation</u>

Subjektive Theorien

Gibt Gelegenheit, die Anleitungssituation aus verschiedenen Blickwinkeln zu betrachten und Konsequenzen für zukünftige Anleitungen zu ziehen. Darüber hinaus können subjektive Theorien des Auszubildenden geborgen werden, das heißt, seine persönlichen und zum Teil unbewussten Annahmen und Überzeugungen über sein Pflegehandeln werden sichtbar und für die Anleiterin einschätzbar.
Was genau bei dieser Reflexion in den Blick genommen wird, kann von Situation zu Situation unterschiedlich sein (siehe Abb. auf der nächsten Seite):

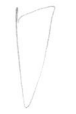

Mögliche Aspekte der Reflexion

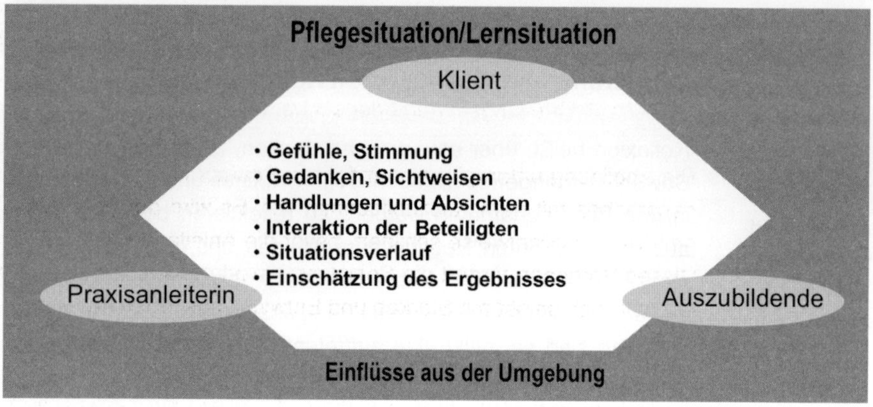
Pflegesituation/Lernsituation
Klient
• Gefühle, Stimmung
• Gedanken, Sichtweisen
• Handlungen und Absichten
• Interaktion der Beteiligten
• Situationsverlauf
• Einschätzung des Ergebnisses
Praxisanleiterin
Auszubildende
Einflüsse aus der Umgebung

Führen eines Lerntagebuches

Unterstützt den Auszubildenden darin, Verantwortung für seinen Lernprozess zu übernehmen und Lernerfolge sowie weitere Lernziele im Auge zu behalten. Das Lerntagebuch kann ein persönliches Dokument des Auszubildenden sein, in das er Gedanken, Erlebnisse etc. notiert, oder aber nach vorheriger Vereinbarung als Grundlage für eine Lernberatung genutzt werden. Ein Lerntagebuch kann den Auszubildenden gleichzeitig bei einer wöchentlichen Lernübergabe unterstützen.

Wöchentliche Lernübergabe

„Lernübergabe" – das Team ins Boot holen

In einem Forschungsprojekt zur Lernortkooperation in der Altenpflegeausbildung („LoKo") wurde die Übergabe zum Lernprozess als eine feste Struktur eingeführt und erprobt:
An einem festgelegten Termin einmal wöchentlich berichtet der Auszubildende im Anschluss an die Übergabe für 5-10 Minuten über sein Lernen in den vergangenen Tagen, über positive Erfahrungen, Fragen und Stolpersteine. Ziel ist es, das gesamte Team über die aktuelle Situation und die Lernanliegen zu informieren und mit in die Anleitungsverantwortung einzubeziehen. Der Auszubildende legt ein Kurzprotokoll über die Lernübergabe an.

Leitfragen für die Lernübergabe:

- **Was war mein wichtigstes Lernergebnis in der letzten Woche?**
- **Wie habe ich es erreicht?**
- **Was war dabei förderlich / hinderlich?**
- **Was ist mein nächstes Ziel und wie will ich es erreichen?**
- **Welche Unterstützung benötige ich dafür?**

(Meinwerk-Institut 2007, 29)

Beurteilungs-, Zwischen- und Abschlussgespräche

All diese Gespräche sind Anlässe, um über den Lernprozess und die aktuelle Situation eines Auszubildenden zu reflektieren. Dabei können verschiedene Instrumente als Grundlage genutzt werden wie z. B. Protokolle von Lernaufgaben, Dokumentations- und Beurteilungsbögen oder ein Lerntagebuch.

Die Abbildung unten gibt eine mögliche Struktur für die Gestaltung eines Reflexionsgespräches mit dem Auszubildenden vor. Es wird deutlich, dass zunächst der Lernende seine Sichtweise schildert, bevor die Anleitende eine Rückmeldung dazu gibt. Dieses Vorgehen fördert die Selbstverantwortung des Lernenden und gibt ihm Gelegenheit, sich selbst mit Stärken und Entwicklungsbedarf realistisch einzuschätzen.

Weitere Beispiele für die Gestaltung von Reflexion finden Sie in diesem Buch auf Seite 50 und 79.

Phase 1
Sicht des Auszubildenden

- Wie sieht der Auszubildende die Situation?
- Wie schätzt er sein eigenes Handeln ein? (Selbsteinschätzung z. B. mit Hilfe von formulierten Kompetenzaspekte in Lernaufgaben)

↓

Phase 2
Sicht der Praxisanleiterin

- Wie sieht die Praxisanleiterin die Situation? Welche Aspekte sind aus ihrer Sicht in der Reflexion zu wenig beachtet worden oder fehlten?
- Wie schätzt sie das Handeln des Auszubildenden ein? (Fremdeinschätzung z. B. mit Hilfe der formulierten Kompetenzaspekte in den Lernaufgaben; Feedback)

↓

Phase 3
Gemeinsames/Unterschiedliches

- Wo stimmen Selbst- und Fremdeinschätzung überein?
- Wo gibt es Unterschiede? Was könnten Gründe dafür sein?

↓

Phase 4
Vereinbarungen

- Was kann sich der Auszubildende für sein zukünftiges Handeln vornehmen? Wo will er Schwerpunkte setzen?
- Was können Schritte im Lernprozess sein, die ihn dabei unterstützen?

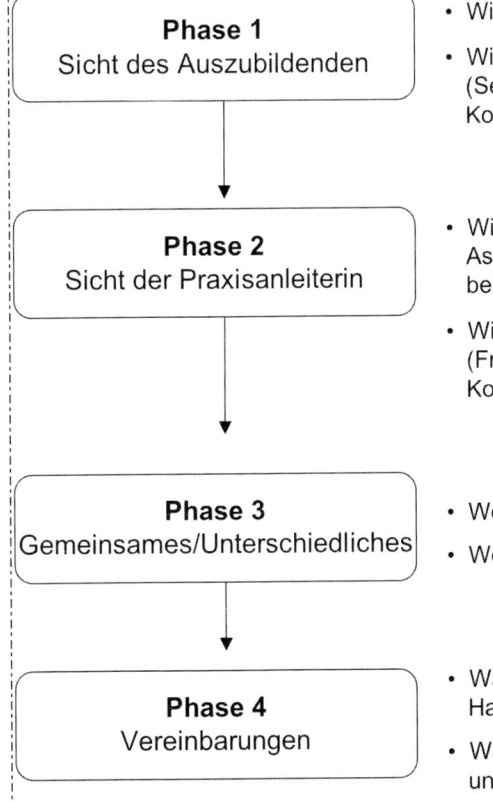

Verlauf eines Reflexionsgespräches

(aus Forum Ausbildung, Ausgabe 1/2007: Schwerpunkt Lernaufgaben;
Phasen der Reflexion angelehnt an Richter 2002, 29)

4 Lernprozess gestalten – Anleitungssituationen planen, durchführen und reflektieren

> „Mir gefällt an der Anleitung, dass sie so vielfältig und abwechslungsreich ist. Manchmal ergibt sich spontan ein Anlass, etwas zu zeigen oder zu erklären - oder durch die Frage einer Schülerin ist man plötzlich mittendrin. Und dann gibt es die Tage, die schon vorher für eine Anleitung eingeplant sind und an denen es schön ist, mal ganz in Ruhe eine Lernaufgabe umzusetzen.
> Nicht ganz einfach finde ich es, in Worte zu fassen, was ich in einer bestimmten Pflegesituation tue und warum ich das gerade so mache. Vieles läuft da unbewusst ab und ich muss richtig überlegen, um die jeweilige Kompetenz sprachlich auf den Punkt zu bringen."
> H. G.

Dieses Kapitel unterstützt Sie dabei, unterschiedliche Anleitungssituationen zu planen, durchzuführen und zu reflektieren:

4.1 Lernen im Prozess der Arbeit

Verschiedene Formen des Lernens in der Praxis

Informelles Lernen	Einzelne Handlungen lernen	Lernen durch Handeln in komplexen Situationen
➲ Mitarbeit im normalen Arbeitsprozess • eher unbewusst • kaum Planung oder Reflexion • Lernen durch Beobachten, Einfühlen in den Experten, selbstständiges Tun	➲ Anleitung einzelner Pflegehandlungen • bewusst • eher spontane Planung und Reflexion • Lernen durch Beobachten, Erläutern, Vor- und Nachmachen, Beurteilen, Begründen, Strukturieren	➲ Bewältigung einer umfassenden Lernsituation • bewusst • Planung geförderter Kompetenzen • Lernen durch weitgehend selbstständiges Planen, Durchführen, Bewerten; Begleitung durch den Praxisanleitenden • Reflexionsgespräche zentral für die Kompetenzentwicklung
Beispiele: • Erfassen der Routineabläufe auf der Station • Kontaktaufnahme mit Sterbenden	Beispiele: • Legen einer Magensonde oder eines Katheters • Anbieten einer atemstimulierenden Einreibung	Beispiele: • Schmerzassessment und Umsetzung schmerzlindernder Maßnahmen • Selbstständige Pflege einer Klientengruppe
Vorteil: intuitives Erfassen und Urteilen in Pflegesituationen	Vorteil: Einzelschritte, Regeln und Überschaubarkeit für Anfänger hilfreich	Vorteil: selbstgesteuertes Lernen, Motivation, gezielte Kompetenzentwicklung und –beurteilung möglich
Nachteil: mögliche unbewusste Fehler und Überforderung	Nachteil: Gefahr der Reduzierung auf „Pflegetechniken“	Nachteile: höherer Zeitaufwand, mögliche Überforderung
↓ Unterstützung durch **Reflexion** (s. Kap. 3.3)	↓ Unterstützung durch **einzelne Lernimpulse** (s. Kap. 4.4)	↓ Unterstützung durch **komplexe Lernaufgaben** (s. Kap. 7.3)

Das moderne Ausbildungsverständnis fordert Auszubildenden den Erwerb umfassender beruflicher Handlungskompetenz ab. Praxisanleitende begleiten die Auszubildenden schrittweise bei der Wahrnehmung ihrer beruflichen Aufgaben und unterstützen sie somit beim Lernen und der Kompetenzentwicklung. Bisher gibt es nur wenige pflegepädagogische Forschungen darüber, wie sich Lernprozesse in der Praxis genau vollziehen und wie sie wirkungsvoll unterstützt werden können, wobei entsprechende Projekte in diesem Bereich zunehmen (z. B. Fichtmüller & Walter 2007; Kirchhoff 2007, Müller 2005, Görres et al. 2002).

Geflecht aus informellem und formellem Lernen

Offensichtlich ist, dass es sich beim Lernen in der Praxis um ein Geflecht aus informellem und formellem (= angeleitetem) Lernen handelt. Angeleitetes Lernen ist didaktisch-methodisch organisiert und orientiert sich in der Regel an benennbaren Lernzielen. Dazu zählen Lern- bzw. Anleitungssituationen, welche von Praxisanleitenden bewusst und zielgerichtet für den einzelnen Auszubildenden gestaltet werden, z. B. indem einzelne Pflegehandlungen demonstriert und erläutert werden oder der Auszubildende eine komplexe Lernaufgabe bewältigen muss.

Traditionelle Inhalte von Lernaufgaben

Bei der Anleitung einzelner Pflegehandlungen standen bislang oft Aufgaben im Vordergrund, welche aus dem Bereich der medizinischen Assistenz stammen wie beispielsweise Verabreichung von Injektionen, Wundversorgung oder Vitalzeichenkontrolle (Fichtmüller & Walter 2007, 185). Das Erlernen einer pflegerischen Technik stand im Vordergrund. Fichtmüller und Walter erklären dies mit der Wertigkeit, die Pflegende bestimmten beruflichen Handlungen beimessen: Pflegerische Aufgaben wie die Unterstützung bei der Körperpflege oder Nahrungsaufnahme würden aufgrund ihrer vermeintlichen Nähe zur Hausarbeit kaum als neue Lernaufgabe begriffen. Sie würden daher seltener zum Gegenstand von geplanter Anleitung gemacht als arztnahe Aufgaben, die zudem aufgrund ihrer Invasivität in den menschlichen Körper als folgenlastiger erlebt würden (Fichtmüller & Walter 2007, 189f).

Nicht zuletzt angesichts der neuen Aufgabenfelder von Pflege im Bereich von Gesundheitsförderung, Beratung oder Anleitung sollten diese Forschungsergebnisse zum Nachdenken anregen. Die Vorschläge für Lernaufgaben in diesem Buch versuchen demzufolge auch, den Blickwinkel auf umfassende und vor allem ursprünglich pflegebezogene Aufgaben zu richten.

Unterstützung informellen Lernens

Der weitaus größere Teil beruflicher Kompetenz wird durch informelles Lernen erworben. Es findet eher zufällig, beiläufig und unbewusst während der Mitarbeit im täglichen Arbeitsprozess statt (Dehnbostel 2004, 19; Overwien 2004, 81). Ebenfalls charakteristisch ist, dass es sich überwiegend in wenig vorhersagbaren Situationen vollzieht, wie sie für das Berufsfeld Pflege typisch sind. Durch das Eingebundensein in alltägliche Arbeitsabläufe werden die Lernenden früh und häufig mit komplexen Situationen konfrontiert, die sie – mehr oder weniger bewusst und erfolgreich – bewältigen müssen. Sie üben sich darin, Situationen intuitiv zu erfassen, sich ein Urteil zu bilden und entsprechend zu handeln. Es geht um ein Einlassen auf die Situation, ohne ausdrücklich nach Wissen oder Regeln zu suchen.

Urteilen und Handeln in komplexen Situationen

Informelles Lernen birgt jedoch auch Risiken, insbesondere die Blindheit gegenüber Fehlern oder falschen Überzeugungen. Ein Beispiel: Ein Auszubildender trifft auf eine Schwierigkeit, z. B. beim Anziehen von Antithrombosestrümpfen oder beim Anlegen eines Verbandes. Er ist zunächst irritiert und entscheidet sich dann für eine Vorgehensweise, die ihm richtig und praktikabel erscheint. Da sein Handeln weder beobachtet noch im Nachhinein besprochen wird, erhält er keine Rückmeldung über die Richtigkeit seines Handelns. Je nach Lerntyp holt er sich diese auch nicht ein, d.h. er nimmt die Irritation nicht zum Anlass für ein Überdenken und übernimmt ein möglicherweise fehlerhaftes Vorgehen in sein Repertoire. Solche und andere „Lernstrategien“ von Auszubildenden werden in der Forschungsarbeit von Fichtmüller und Walter (2007) dargestellt.

Risiko: Blindheit gegenüber Fehlern

Reflexion, Verantwortung, Handlungsspielräume

Eine wesentliche Unterstützung des informellen Lernens liegt in der regelmäßigen, wenn auch mitunter kurzen Reflexion über das Lernen bzw. die Arbeit (siehe Kapitel 3.3). Daneben können Praxisanleitende diese Lernform unterstützen, indem sie sich als Modelle zur Verfügung stellen und den Auszubildenden in der Übernahme von Verantwortung und selbstständigem Tun unterstützen.

4.2 Leitfaden zur Umsetzung von Anleitungssituationen

Lernanlässe, die sich eher zufällig im Pflegealltag ergeben, gehen aufgrund ihres „spontanen Auftretens“ mit geringem Vorbereitungs- und Planungsaufwand einher. Anders ist es mit Anleitungssituationen, die ganz speziell für einen Auszubildenden ausgewählt und gestaltet werden. Hierbei gibt es in der Planung einige didaktische Entscheidungen zu treffen.

Die traditionelle Form der Anleitung, das „Vormachen – Nachmachen“, ist keinesfalls „out“, reicht aber nur dann für eine umfassende Kompetenzentwicklung aus, wenn bedeutende Aspekte der Handlung, nämlich Planungs- und Reflexionsprozesse, in hinreichender Intensität in Vor- und Nachgesprächen hinzu kommen. Ergänzend müssen neue Wege und damit Lernaufgaben erarbeitet werden, die es Auszubildenden ermöglichen, zunehmend selbstständig und im Sinne einer vollständigen Handlung zu handeln. Um Sicherheit beim Beschreiten neuer Wege zu erlangen, ist es hilfreich, sich an einem immer wiederkehrenden Handlungsleitfaden zu orientieren, der die Schritte Planung, Durchführung und Reflexion beinhaltet..

Planung einer Anleitungssituation

Die folgenden Leitfragen unterstützen dabei, eine geplante Anleitungssituation auf den jeweiligen Auszubildenden abgestimmt vorzubereiten. Einige der Informationen sind im Verlauf der Anleitungszeit evtl. bereits bekannt und müssen nicht nochmals vor jeder Anleitungssituation erhoben werden.

Leitfragen zur Vorbereitung

Planungskriterien

- Welchen Lernbedarf hat der Auszubildende?
- Welche Lernmöglichkeiten bieten sich bzw. lassen sich im Wohnbereich oder auf der Station umsetzen?
- Welche Kompetenzen des Auszubildenden sollen primär gefördert werden?
- Welche Lernimpulse und Aufgaben eignen sich, um die entsprechenden Kompetenzen zu fördern?
- Welche Form der Anleitung soll gewählt werden (z. B. Einzel- oder Gruppenanleitung; Praxisanleiterin als Beobachterin oder aktive Unterstützerin)?
- Welchen Grad an Unterstützung benötigt der Auszubildende während der Anleitungssituation?
- Wann kann die Anleitungssituation möglichst ungestört durchgeführt werden?
- Wie wird die Anleitungssituation reflektiert? Welche Kriterien gelten für die Bewertung des Auszubildenden?
- Welche konkreten Vorbereitungen sind für die Anleitungssituation erforderlich?
- Welches Wissen ist für die Durchführung der Anleitungssituation erforderlich? Zu welchem Teilbereich muss ich mich als Praxisanleiterin ggf. nochmals einarbeiten?

Durchführung einer Anleitungssituation

Durchführungs-kriterien

Die folgenden Handlungsschritte sind im Prinzip für alle Anleitungssituationen gültig, für spontane Lernimpulse (Kap. 4.4) ebenso wie für komplexe Lernaufgaben (Kap. 7.3). Unterschiede in der Umsetzung ergeben sich daraus, ob ein Auszubildender am Anfang seines Lernprozesses steht oder bereits fortgeschritten ist.

Zielklarheit

1. Ziel der Anleitungssituation benennen

Unabhängig davon, ob ein Lernimpuls/eine Lernaufgabe eher zufällig im Arbeitsalltag oder längerfristig geplant umgesetzt wird, die Aufgabe verfolgt immer mindestens ein Ziel! Benennen Sie dem Auszubildenden kurz dieses Ziel. Es zeigt ihm, was er bei dieser Aufgabe lernen kann und steigert damit auch seine Motivation zur Durchführung. Möglich ist auch, dass Sie sich gemeinsam mit dem Auszubildenden auf ein Ziel verständigen. Dies ist besonders bei fortgeschrittenen Auszubildenden sinnvoll.

Klarheit zum Vorgehen

2. Vorgehensweise bzw. einzelne Schritte der Aufgabe klären

Die Klärung der Vorgehensweise kann je nach Auszubildendem und Situation unterschiedlich erfolgen: Sie als Praxisanleiterin können dem Auszubildenden die einzelnen Schritte der Aufgabe vorgeben, Sie können sie gemeinsam mit dem Auszubildenden besprechen oder ihn dazu auffordern, selbstständig zu überlegen, in welche Teilschritte er sein Vorgehen sinnvoll untergliedert. Durch die Wahl einer dieser Varianten bestimmen Sie den Grad an Komplexität und Selbstorganisation, den Sie dem Auszubildenden abverlangen.
Besonders Anfänger sind mit einem zu offenen Auftrag überfordert (z. B. „Unterstützen Sie Frau M. bei der Körperpflege"). Formulieren Sie kleinere Schritte, die in die gesamte Aufgabe hineinfallen, z. B.

- *„Informieren Sie sich in der Pflegedokumentation.*
- *Sprechen Sie die geplante Maßnahme mit der Klientin ab.*
- *Überlegen Sie, welche Materialien und Hilfsmittel Sie für die Pflegehandlung benötigen und bereiten Sie diese vor. Falls Sie sich unsicher fühlen, sprechen Sie Ihr weiteres Vorgehen mit mir ab.*
- *Führen Sie den Teil der Pflegehandlung aus, den Sie und die Klientin ohne Hilfe bewältigen. Erklären Sie, was Sie tun und unterstützen Sie die Klientin dabei, ihre Ressourcen einzusetzen.*
- *Bitten Sie um Hilfe, wenn Sie diese benötigen."*

Besprechen Sie auch, welche Schritte möglicherweise im Anschluss an die Aufgabe erfolgen, z. B. Dokumentationsaufgaben oder Reflexion.
Langfristiges Ziel ist es, dass Auszubildende in der Lage sind, komplexere Aufgabenstellungen selbstständig zu planen und dabei auch ihr Vorgehen sinnvoll in einzelne Arbeitsschritte zu unterteilen. Es ist daher von großer Bedeutung, dass Sie sich im Laufe verschiedener Anleitungssituationen immer weiter zurücknehmen und die eigenständige Planung, Durchführung und Reflexion des Auszubildenden anregen und stärken.

Schwerpunkt-setzung

3. Schwerpunkte formulieren

Je nach Entwicklungsstand des Auszubildenden und Umfang einer Aufgabe kann es sinnvoll sein, Schwerpunkte für die Durchführung der Aufgabe zu formulieren. Damit ermöglichen Sie einerseits dem Auszubildenden, sich besonders auf einen

Teilaspekt der Aufgabe zu konzentrieren. Andererseits erleichtern Sie sich die Beobachtung bzw. Bewertung der Aufgabe.

Mögliche Schwerpunkte für die Unterstützung beim Essen und Trinken:

- Einfühlungsvermögen für den Klienten: Fragen nach Wünschen (Vorlieben und Abneigungen, Reihenfolge der Speisen), Tempo und Rhythmus des Anreichens („im Takt" mit dem Klienten), bequeme Position des Klienten
- Kommunikation und Interaktion: verbaler und nonverbaler Kontakt während der Unterstützung bei der Nahrungsaufnahme, Gesprächskompetenz des Auszubildenden, Aufmerksamkeit für den Klienten
- Sicherheit: korrekte Sitzposition des Klienten, Überprüfung des Mundes auf Nahrungsreste, Hilfestellung bei Verschlucken, korrekte Verabreichung von Medikamenten vor oder nach dem Essen, angenehme Position bzw. Lagerung nach der Nahrungsaufnahme

Selbstverständlich fließen in einer Pflegehandlung viele Aspekte ineinander. Allerdings bedeutet ihre umfassende Berücksichtigung - für den Experten fraglos klar - für Anfänger eine große Herausforderung.
Die Formulierung von Schwerpunkten unterstützt Auszubildende dabei, sich zunächst auf Teilaspekte zu konzentrieren und diese später zu einer ganzheitlichen Pflegehandlung zusammenzusetzen.
Wenn Sie diese Schwerpunktsetzung einige Male gemeinsam mit dem Auszubildenden vorgenommen haben, ist es möglich, dass der Auszubildende aufgrund seines aktuellen Lernstandes selbst bestimmt, welche Schwerpunkte er in der Durchführung einer Pflegehandlung setzen möchte.

Zeitmanagement

4. Zeitrahmen festlegen

Legen Sie gemeinsam mit dem Auszubildenden den zeitlichen Rahmen für die Umsetzung fest. Damit treffen Sie eine verbindliche Absprache, auf die Sie sich beide einstellen können bzw. müssen. Der Auszubildende lernt, dass er für die Durchführung einer Aufgabe nur begrenzte Zeit zur Verfügung hat. Er schätzt ein, wie viel Zeit er für eine Aufgabe benötigt und kann überprüfen, inwieweit er mit dieser Zeitvorgabe überfordert ist bzw. auskommt. Bei Aufgaben, die der Auszubildende zunächst allein ausführt (z.B. sich informieren, eine Handlungskette bilden, ein Problem bearbeiten), steht Ihnen ein abgesteckter Zeitrahmen für andere Arbeiten zur Verfügung.

Beobachtung, Beratung, Begleitung

5. Bei der Umsetzung der Aufgabe beobachten und unterstützen

Klären Sie vorab mit dem Auszubildenden, in welcher Form Sie ihn während der Pflegehandlung begleiten: Werden Sie beobachten, unterstützen oder lediglich das Ergebnis überprüfen? Nutzen Sie bei der Beobachtung einer Aufgabe – wenn vorhanden - Beobachtungsbögen, die Ihnen eine gezielte Beobachtung erleichtern. Falls Sie keine bestehenden Lernaufgaben verwenden oder sich eine Anleitungssituation spontan ergibt, überlegen Sie kurz, worauf Sie besonders achten möchten.

Unterstützen Sie den Auszubildenden, wenn dieser Sie darum bittet oder wenn Sie merken, dass er mit der Situation überfordert ist. Bedenken Sie aber, dass es häufig mehrere Möglichkeiten gibt, eine Pflegehandlung korrekt auszuführen.

Beurteilung und Dokumentation

6. Die Wirkung der Pflegehandlung auf den Klienten beurteilen und dokumentieren

Lernimpulse/Lernaufgaben beziehen sich nicht ausschließlich, aber überwiegend auf Pflegehandlungen, bei denen der Auszubildende im direkten Kontakt mit zu pflegenden Menschen steht. Ein fester Bestandteil ist es dann, die Wirkung der durchgeführten Pflegehandlung auf den zu pflegenden Menschen zu beurteilen. Wenn möglich wird der Auszubildende den Klienten danach fragen, wie er sich während und nach einer Pflegehandlung fühlt. Zusätzlich wird er durch eigene Beobachtungen und evtl. durch das Erheben objektiver Daten (z. B. Vitalzeichen) beurteilen, wie der Klient auf die jeweilige Situation reagiert.

Die Dokumentation der durchgeführten Pflegehandlung ist ebenfalls fester Bestandteil der Aufgabe. Hier fließen die vorherige Beurteilung und das subjektive Erleben des Klienten ein.

Reflexion einer Anleitungssituation

Reflexion und Ableiten von Konsequenzen für zukünftiges Handeln

Die Reflexion und damit das Lernen aus einer erledigten Aufgabe ist ein wichtiger, wenn nicht sogar der wichtigste Schritt auf dem Weg zur Selbstständigkeit des Auszubildenden. Hier lernt er, sein eigenes Handeln kritisch zu prüfen und Konsequenzen für sein zukünftiges Handeln abzuleiten.

Die Motivation des Auszubildenden zur Reflexion steigt, wenn ihm die Wichtigkeit dieses Schrittes für sein zukünftiges Handeln klar ist. Der Auszubildende sollte seine Arbeit stets zuerst selbst beurteilen, bevor er eine konstruktive Rückmeldung erhält. Unterstützend können dabei Fragen zu einzelnen Teilaspekten sein, falls der Lernende noch Schwierigkeiten bei der Selbsteinschätzung hat. Schließlich sollte er angeregt werden, Konsequenzen für sein zukünftiges Handeln abzuleiten, indem er z. B. formuliert, was er in einer ähnlichen Situation zukünftig anders oder aber genauso tun würde. Im Hinblick auf die Leistungsbewertung sollten wichtige Aspekte der Reflexion schriftlich festgehalten werden.

Mögliche Reflexionsfragen (Herz, Herzer, Schwarzer 2004, 44-45)

Zur Aufgabenstellung:
- Was war Ihrer Meinung nach schwierig, neu oder überraschend?
- Haben Ihnen zusätzliche Informationen gefehlt und wenn ja, welche?
- Worauf kam es Ihnen bei der Aufgabe besonders an, welche Entscheidungen mussten Sie vorab treffen?

Zur Durchführung und zum Ergebnis der Aufgabe:
- Wie haben Sie sich während der Ausführung der Pflegehandlung gefühlt?
- Wie, glauben Sie, hat sich der Klient gefühlt?
- Wie bewerten Sie das Ergebnis? Stimmt das Ergebnis mit Ihrem ursprünglichen Ziel überein? Wenn nein, hatten Sie bestimmte Gründe für die Veränderungen?
- Welche Aspekte sind Ihnen besonders gut gelungen?
- Welche Aspekte sind Ihnen nicht so gut gelungen?
- Was würden Sie das nächste Mal beibehalten bzw. verändern?

Zur Bewertung des Lernzuwachses:
- Welche Erfolge haben Sie erzielt?
- Was haben Sie aus der Anleitungssituation gelernt?
- Wo fühlen Sie sich noch unsicher, was möchten Sie noch wissen?

Neben der Beurteilung der Leistung des Auszubildenden ist es sinnvoll, dass Sie gemeinsam die Aufgabenstellung und Ihre Anleitungsarbeit reflektieren. Besprechen Sie beispielsweise mit dem Auszubildenden, ob die Aufgabenstellung motivierend für ihn war und seinen Lernprozess positiv unterstützt hat. Bitten Sie ihn, Ihnen eine Rückmeldung bezüglich Ihres Handelns während der Planung, Durchführung und Reflexion der Lernaufgabe zu geben.

4.3 Kompetenzförderung innerhalb von Anleitungssituationen

Vier Teilkompetenzen

Was verbirgt sich hinter dem Schlagwort der Beruflichen Handlungskompetenz? Sie wird zunächst einmal übergeordnet und für alle Berufe gültig beschrieben als die „Bereitschaft und Fähigkeit des Einzelnen, sich in beruflichen, gesellschaftlichen und privaten Situationen sachgerecht durchdacht sowie individuell und sozial verantwortlich zu verhalten." (KMK 2000, 9). Es lassen sich vier Teilkompetenzen unterscheiden: Fach-, Methoden-, Personal- und Sozialkompetenz.

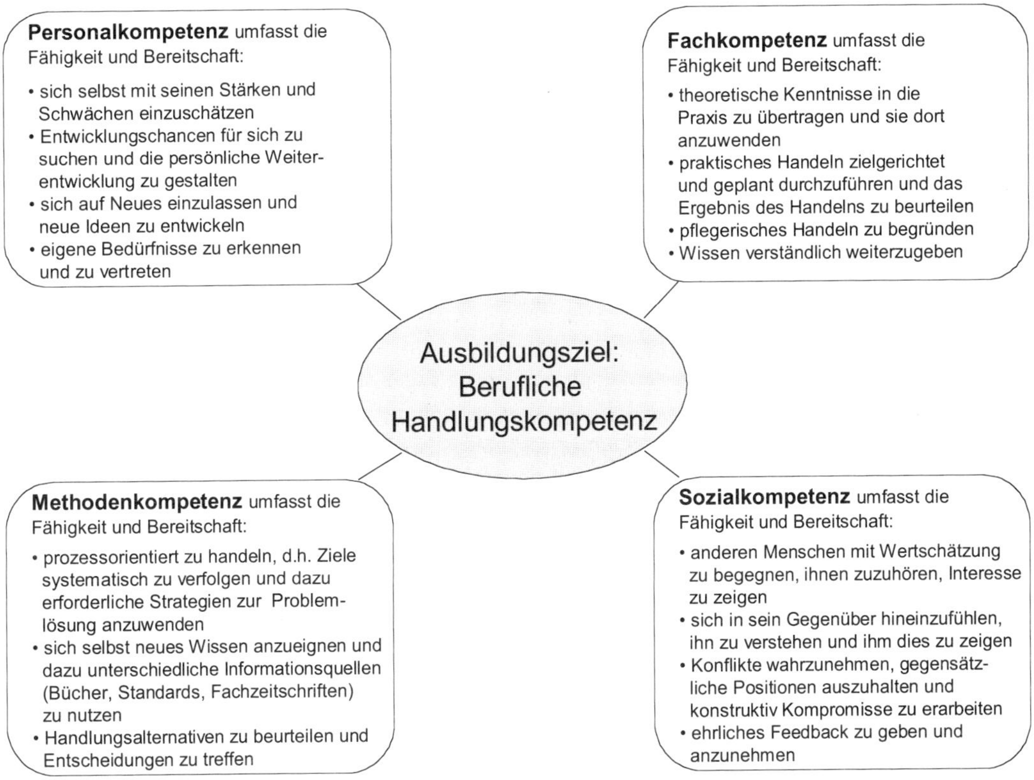
Personalkompetenz umfasst die Fähigkeit und Bereitschaft:
• sich selbst mit seinen Stärken und Schwächen einzuschätzen
• Entwicklungschancen für sich zu suchen und die persönliche Weiterentwicklung zu gestalten
• sich auf Neues einzulassen und neue Ideen zu entwickeln
• eigene Bedürfnisse zu erkennen und zu vertreten
Fachkompetenz umfasst die Fähigkeit und Bereitschaft:
• theoretische Kenntnisse in die Praxis zu übertragen und sie dort anzuwenden
• praktisches Handeln zielgerichtet und geplant durchzuführen und das Ergebnis des Handelns zu beurteilen
• pflegerisches Handeln zu begründen
• Wissen verständlich weiterzugeben
Ausbildungsziel: Berufliche Handlungskompetenz
Methodenkompetenz umfasst die Fähigkeit und Bereitschaft:
• prozessorientiert zu handeln, d.h. Ziele systematisch zu verfolgen und dazu erforderliche Strategien zur Problemlösung anzuwenden
• sich selbst neues Wissen anzueignen und dazu unterschiedliche Informationsquellen (Bücher, Standards, Fachzeitschriften) zu nutzen
• Handlungsalternativen zu beurteilen und Entscheidungen zu treffen
Sozialkompetenz umfasst die Fähigkeit und Bereitschaft:
• anderen Menschen mit Wertschätzung zu begegnen, ihnen zuzuhören, Interesse zu zeigen
• sich in sein Gegenüber hineinzufühlen, ihn zu verstehen und ihm dies zu zeigen
• Konflikte wahrzunehmen, gegensätzliche Positionen auszuhalten und konstruktiv Kompromisse zu erarbeiten
• ehrliches Feedback zu geben und anzunehmen

(aus Schneider 1999, 22; Landesfachbeirat Bremen 2000, 4-7)

Abb. 14: **Berufliche Handlungskompetenz und ihre Teilkompetenzen**

Alle Kompetenzdimensionen fördern

Für die Ausübung einer Pflegehandlung wird mehr als nur eine Kompetenz benötigt. Die Übergänge zwischen den Kompetenzbereichen sind fließend und lassen sich im Berufsalltag manchmal nur schwer trennen. Eine Gefahr ist es jedoch, überwiegend auf fachliche und methodische Anteile von Pflegehandeln zu achten und die personalen und sozialen Anteile zu vernachlässigen. Dabei sind letztere im Pflegeberuf besonders wichtig. Die gezielte Förderung einzelner Teilkompetenzen ist daher sinnvoll, damit nicht einzelne Bereiche verstärkt und andere weniger stark oder gar nicht vom Auszubildenden entwickelt werden.

Ziele (Kompetenzen) / Handlungsschritte	Fachkompetenz „Anwendung von Fachwissen“	Methodenkompetenz „Wissen über die Vorgehensweise“	Sozialkompetenz „Qualität der Zusammenarbeit, Kommunikation“	Personalkompetenz „Einschätzung des eigenen Handelns, persönliche Ziele“
Vorbereitung	• Vorhandene Unterlagen einsehen	• Stammblatt und weitere benötigte Dokumente für das Aufnahmegespräch vorbereiten	• Zeitpunkt für das Gespräch mit Klient und Pflegeteam absprechen	• Persönliche Einstellung zum Klienten (Gefühle, evtl. Vorurteile) bewusst machen
Durchführung	• Wesentliche Informationen erfragen • Für Klienten wichtige Informationen geben (z. B. über die Einrichtung, den Tagesablauf, …)	• Balance zwischen der eigenen Struktur und den Impulsen/dem roten Faden des Klienten anstreben • Informationen dokumentieren	• Gefühle und Situation des Klienten wahrnehmen • Während des Gesprächs eine ruhige und angenehme Atmosphäre schaffen • Eigene Sprache dem Klienten anpassen	• Eigene Gefühle, auch negative, während des Gesprächs wahrnehmen
Nachbereitung	• Informationen auf Vollständigkeit prüfen	• Informationen dokumentieren und im Team weitergeben	• Klären, ob Fragen des Klienten beantwortet sind	• Eigene Gesprächskompetenz reflektieren

Abb. 15: **Erforderliche Kompetenzen zur Durchführung eines Aufnahmegespräches**

Um ein Gespür dafür zu bekommen, welche Kompetenzen für eine Pflegehandlung erforderlich sind, bietet es sich an, eine Pflegehandlung genauer „unter die Lupe“ zu nehmen. Indem man sich zwingt, neben fachlichen Aspekten auch soziale und personale Kompetenzen herauszustellen, ergibt sich ein umfassendes Anforderungsprofil für eine Pflegehandlung (s. Abb. 15).

Für Pflegeexperten ist das Wissen über erforderliche Kompetenzen häufig so verinnerlicht, dass sie Probleme haben, dies in Worten auszudrücken. Dadurch fällt es ihnen auch schwer, Auszubildenden genau zu erklären, welche Kompetenzen in einer bestimmten Pflegehandlung gefragt sind. Die genaue Aufsplittung einer Pflegehandlung in die verschiedenen Kompetenzbereiche unterstützt dabei, dieses intuitive Wissen hervorzuholen. Selbstverständlich ist diese genaue Betrachtung einzelner Pflegehandlungen zeitaufwändig und nicht jedes Mal durchführbar. Wird sie jedoch einige Male beispielhaft angewendet, wächst die Fähigkeit, über Anforderungen – und damit benötigte Kompetenzen – für eine Pflegehandlung zu sprechen.
Dieser Schritt bietet sich besonders an, wenn Vorlagen für Lernaufgaben entwickelt werden (vgl. Kap. 7.3), z.B. im Rahmen eines Praxisanleiterkreises, eines Qualitätszirkels oder einer Arbeitsgruppe auf der Station. Die Ergebnisse der Analyse können dann gleich als Beobachtungs- und Bewertungskriterien für bestimmte Lernaufgaben und Anleitungssituationen verwendet werden.

Der Blick auf die Kompetenzbereiche kann die Auswahl und Gestaltung von kleineren Lernimpulsen und komplexen Lernaufgaben unterstützen, da bestimmte Aufgaben eine besondere Nähe zu einzelnen Kompetenzbereichen besitzen.

Förderung von Personal- und Sozialkompetenz

Insbesondere die Personal- und Sozialkompetenz laufen Gefahr, in Anleitungssituationen „zu kurz zu kommen" und sollte daher noch einmal besondere Beachtung finden. Dies kann über die Wahl der *Anleitungsform*, den *Inhalt* eines Lernimpulses/einer Lernaufgabe und vor allem durch eine gezielte *Reflexion* von Anleitungssituationen erfolgen.

Möglichkeiten der Förderung von Personal- und Sozialkompetenz

Anleitungsform:
Eine Möglichkeit, Sozial- und Personalkompetenz zu stärken, ergibt sich durch die gemeinsame Ausführung einer Pflegehandlung (beispielsweise die Durchführung einer Mobilisation oder Lagerung). Die gemeinsame Ausführung einer Aufgabe erfordert von einem Auszubildenden, dass er mit der Praxisanleiterin Absprachen trifft und seine Handlungsschritte auf ihre abstimmt. Darüber hinaus muss er seine eigene Handlungsfähigkeit und seinen Hilfebedarf realistisch einschätzen. Ebenfalls förderlich sind Gruppenanleitungen, Lernpaare/Lernteams unter den Auszubildenden („Schüler leiten Schüler an") bis hin zu Lernprojekten wie der Schulstation. Dabei kommen in der Regel Auszubildende aus unterschiedlichen Kursen zusammen.

Inhalt der Aufgaben:
Pflegehandlungen, die im direkten Kontakt mit dem zu pflegenden Menschen stehen, sprechen in der Regel alle Kompetenzbereiche (Fach-, Methoden-, Personal- und Sozialkompetenz) an. Dennoch erfordern bestimmte Pflegehandlungen in höherem Maße als andere die Personal- und Sozialkompetenz der Pflegeperson. Andere Aufgaben dagegen stellen in stärkerem Ausmaß die fachliche oder methodische Kompetenz in den Vordergrund. Aufgaben mit hohem Anteil an Personal- und Sozialkompetenz beinhalten in hohem Maße Kommunikation (verbal und nonverbal) und/oder Interaktion. Dabei steht nicht die Verrichtung einer bestimmten Aufgabe, sondern das Einfühlen in die individuelle Situation, das Erleben und die Bedürfnisse eines zu pflegenden Menschen im Vordergrund. Beispielsweise ist für die Unterstützung bei der Körperpflege einerseits fachliches Wissen über die Auswahl von Wasch- oder Hautlotionen, den Ablauf einer Körperpflege oder die Einhaltung hygienischer Maßstäbe erforderlich. Andererseits – und dies nimmt den bedeutenderen Anteil ein – erfordert die Unterstützung bei der Körperpflege Sensibilität für die Situation des zu pflegenden Menschen, die Achtung seiner Würde, den Schutz seiner Intimsphäre und den Aufbau einer förderlichen Beziehung, in welcher der gegenseitige Kontakt und die Nähe Platz finden können.

Pflegehandlungen mit hohem Anteil an Personal- und Sozialkompetenz

Beratende und begleitende Gespräche, z. B.

- Aufnahmegespräche
- Beratungsgespräche z. B. mit dem zu pflegenden Menschen oder seinen Angehörigen
- Gespräche oder „da sein" im Rahmen von Lebenskrisen, Trauer- oder Sterbebegleitung
- Kontaktaufnahme und „absichtsloses" zur Verfügung stellen

Unterstützende Handlungen zur Selbstpflege

- Körperpflege, Intimpflege
- Unterstützung bei Ausscheidungen
- Unterstützung bei der Nahrungsaufnahme

Gestaltende und spielerische Handlungen, z. B.

- Gemeinsames Singen, Spielen
- Einen Geburtstag oder ein Fest feiern

Obwohl Personal- und Sozialkompetenz nie ganz fehlen dürfen, gibt es Pflegehandlungen, die stärker die Fach- und Methodenkompetenz ansprechen:

Pflegehandlungen mit hohem Anteil an Fach- und Methodenkompetenz

Assessments, z. B.

- Schmerzassessment
- Einschätzung des Ernährungsstatus

Aufgaben der Mitwirkung bei Diagnostik und Therapie

- Vitalzeichenkontrolle
- Verabreichung von Infusionen und Injektionen

Dokumentationsaufgaben, z. B.

- Erstellen von Pflegeberichten
- Ausfüllen von Formularen, z. B. zur Pflegeüberleitung

Auszubildende messen den Pflegehandlungen mit hohem Anteil an fachlichen und methodischen Kompetenzen häufig einen höheren Stellenwert bei als Pflegehandlungen, die im besonderen Maße Personal- und Sozialkompetenz erfordern. Sie empfinden diese nicht selten aufgrund ihrer Nähe zur Medizin als „wichtiger“ und „interessanter“ und stellen die Technik der Ausführung in den Vordergrund. Dabei vergessen sie, welche Gefühle (z. B. Unsicherheit, Angst, Ungewissheit) betroffene Menschen mit der Ausübung verbinden können.
Als Praxisanleiterin können Sie das Bewusstsein der Auszubildenden dafür schärfen, dass auch bei diesen Pflegehandlungen personale und soziale Kompetenzen unbedingt eingebunden sein sollten. Dies erfolgt beispielsweise, indem die Auszubildenden ihre Aufmerksamkeit darauf richten, wie der Klient die entsprechende Pflegemaßnahme erlebt, welche Gefühle er empfindet und äußert und wie er auf die Situation reagiert.

Reflexion einer Lernaufgabe:

Reflexion als zentrales Element

Die kritische Betrachtung des eigenen Handelns ist das zentrale Element zur Förderung der Personalkompetenz. In der Reflexion vergleicht ein Auszubildender seine ursprünglichen Ziele mit dem tatsächlichen Handeln. Durch das Aufdecken und Anerkennen von Fehlern kann er diese zukünftig vermeiden und sein Handeln verändern. Deshalb darf die Reflexion in keiner Anleitung fehlen. Zu Beginn müssen Auszubildende und auch Praxisanleiterinnen die Reflexion jedoch erst Schritt für Schritt lernen. Dazu gehört, Selbst- und Fremdbewertung nebeneinander zu stellen sowie Feedbackregeln einzuhalten. (vgl. S. 41-43, 76)

4.4 Verschiedene Lernimpulse für Anleitungssituationen

Interesse und Motivation wecken

Anleitungssituationen interessant und motivierend zu gestalten, kann eine große Herausforderung sein. Damit dies gelingt, können einige grundlegende Prinzipien aus der Arbeits- und Motivationspsychologie helfen (Hacker 1998, 132; Deci & Ryan 1993, 229; Heckhausen 2003, 443).

1. **Lernimpulse/Lernaufgaben motivieren, wenn sie weder als zu leicht noch als zu schwer empfunden werden**

Schwierigkeitsgrad von Lernaufgaben

Ob eine Aufgabe zu leicht, zu schwer oder aber angemessen ist, hängt von vielen Faktoren ab: Ausbildungsstand, individuelle Entwicklung und Lernbereitschaft eines Auszubildenden, Möglichkeiten zur Begleitung während der Aufgabe und nicht zuletzt die Formulierung der Aufgabe spielen eine Rolle.
Beispielsweise stellt der Auftrag: *„Unterstütze bitte Frau B. heute morgen beim Duschen"* für einen Auszubildenden zu Beginn des ersten Praxiseinsatzes eine Überforderung dar, wenn er die Begleitung beim Duschen noch nie beobachtet oder geübt hat. Er enthält keine konkreten Hinweise darauf, wie er vorgehen kann und worauf er insbesondere achten sollte.
Die gleiche Aufforderung kann von einem fortgeschrittenen Auszubildenden als zu einfach empfunden werden. Dieser wäre nämlich in der Lage, nach Rücksprache mit Frau B. selbstständig zu entscheiden, welche Form der Körperpflege für sie angenehm ist und wie er Frau B. darin unterstützt.
Ein guter Weg, um Unter- oder Überforderung des Auszubildenden wahrzunehmen, ist es, sich im Anschluss durch eine Nachfrage rückzuversichern.

2. **Lernimpulse/Lernaufgaben motivieren, wenn sie Wahlmöglichkeiten bzw. Handlungsspielräume beinhalten**

Handlungsspielräume

Die Möglichkeit, zwischen mehreren Alternativen zu wählen, ergibt sich nahezu zwangsläufig aus dem Wesen von Pflegesituationen. Die beteiligten Menschen und ihre Individualität erzeugen in ähnlichen Situationen immer wieder andere Anforderungen z. B. hinsichtlich der Kommunikationsintensität und Kommunikationsinhalte. Daher ist es auch für Auszubildende bedeutsam zu lernen, dass sie nicht in eng begrenzten Räumen, nach „Schema F" pflegen, sondern situationsgemäß Entscheidungen treffen und diese vertreten. Um Handlungsspielräume zu nutzen, müssen Auszubildende jedoch erst lernen, wie sie dies tun können. Darum bietet es sich an, in Anleitungssituationen immer wieder auf die verschiedenen Möglichkeiten aufmerksam zu machen, wie eine Pflegehandlung ausgeführt werden kann. Beispielsweise können Praxisanleiterin und Auszubildender diskutieren, welche Vor- und Nachteile die Nahrungsaufnahme im Bett (alternativ am Tisch) für eine Klientin hat und welche Faktoren diese Entscheidung zudem beeinflussen. Allerdings muss die Praxisanleiterin auch aufzeigen, in welchen Situationen keine Alternativen bestehen (z. B. steriles Arbeiten beim Verbandwechsel).

In einem nächsten Schritt können Auszubildende lernen, selbst zwischen Alternativen abzuwägen, dabei den Klienten einzubeziehen und begründete Entscheidungen zu treffen.

3. Lernimpulse/Lernaufgaben motivieren, wenn sie zum Nachdenken und Problemlösen anregen

Problemaufgaben

Aufgaben, die einen Auszubildenden zum Nachdenken oder Problemlösen anregen, erfordern von der Praxisanleiterin ein gewisses Maß an Zurückhaltung. Obwohl sie die Antwort auf eine Frage oder die Lösung eines Problems kennt, stellt sie den Auszubildenden dennoch vor die Bewältigung dieser Aufgabe, ohne die Lösung einfach vorzugeben.
Zwei Aufgabenstellungen im Vergleich:
a) „Frau B. äußert zur Zeit wieder stärkere Rückenschmerzen. Bitte bereite feucht-warme Wickel für sie vor und lege sie ihr an.“
b) „Frau B. äußert zur Zeit wieder stärkere Rückenschmerzen. Bitte überlege mit ihr, welche Maßnahme zur Schmerzlinderung ihr gut tun würde und führe die Anwendung durch. Falls du bei den möglichen Maßnahmen unsicher bist, sprechen wir deine Ideen vorab nochmals gemeinsam durch.“

4. Lernimpulse / Lernaufgaben motivieren, wenn sie den Einsatz von Eigeninitiative unterstützen

Eigeninitiative und Verantwortung

Durch den Einsatz von Eigeninitiative beteiligt sich ein Auszubildender direkt an seinem Lernprozess und übernimmt Verantwortung dafür. Eigeninitiative ist beispielsweise im Erst- bzw. Zwischengespräch gefragt, wenn der Auszubildende aufgefordert wird, seinen Lernbedarf und seine Lernwünsche zu äußern. Ebenfalls einbringen kann sich der Auszubildende, wenn er an der Formulierung von Zielen und der Auswahl von möglichen Anleitungssituationen beteiligt wird. Nicht immer stimmen Lernangebot und Lernwünsche des Auszubildenden überein. Aufgabe für den Auszubildenden könnte hier sein, sich über das Lernangebot der Station zu informieren und aus diesem Lernangebot Vorschläge für Anleitungssituationen auszuwählen.
Auch im täglichen Arbeitsprozess kann die Eigeninitiative des Auszubildenden gefördert und eingefordert werden, indem er beispielsweise Beobachtungsaufträge erhält, die er in unterschiedlichen Pflegesituationen anwenden kann. Dies setzt jedoch die Bereitschaft voraus, die Beobachtungen und dabei auftauchenden Fragen des Auszubildenden gemeinsam zu besprechen.

Schritt für Schritt

Grundsätzlich gilt: Es ist die Aufgabe der Praxisanleiterin, den Auszubildenden schrittweise an komplexer werdende Aufgaben heranzuführen und sich selbst dabei immer mehr zurückzunehmen. Dabei muss sie den jeweiligen Ausbildungsstand sowie den individuellen Entwicklungsstand des Auszubildenden berücksichtigen. Durch eine prozessorientierte Vorgehensweise in der Praxisanleitung wird diese gezielte und auf die individuellen Bedürfnisse der Auszubildenden abgestimmte Förderung möglich.

Lernen nach dem Zyklus der vollständigen Handlung organisieren

Vollständige Handlung als Orientierung

Eine gute Orientierung bei der Gestaltung von Lernimpulsen bietet der Zyklus der vollständigen Handlung (s. Abbildung 16). Er unterteilt den bekannten Dreierschritt (Planung, Durchführung, Bewertung) nochmals in insgesamt sechs kleinere Handlungsschritte vom Informieren bis hin zum Bewerten. Bei näherer Betrachtung lässt sich sofort die Ähnlichkeit mit dem Pflegeprozess erkennen.

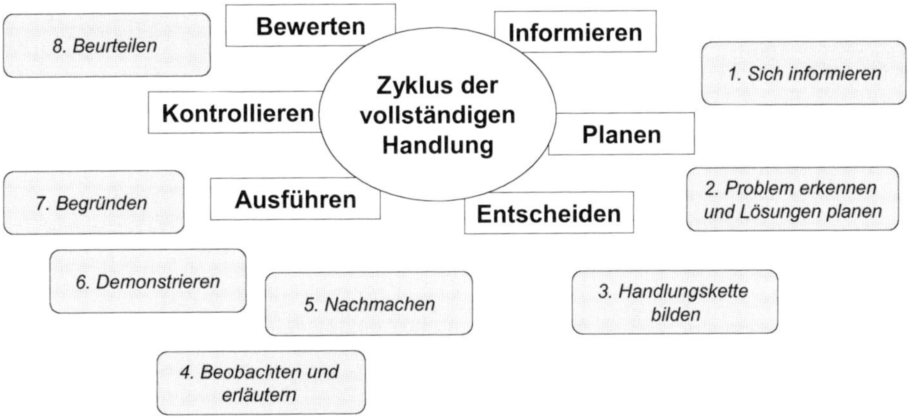
8. Beurteilen
Bewerten
Informieren
1. Sich informieren
Zyklus der vollständigen Handlung
Kontrollieren
Planen
7. Begründen
Ausführen
Entscheiden
2. Problem erkennen und Lösungen planen
6. Demonstrieren
5. Nachmachen
3. Handlungskette bilden
4. Beobachten und erläutern

Abb. 16: **Zyklus der vollständigen Handlung und zugeordnete Lernimpulse**

Im Folgenden werden acht verschiedene Arten von Lernimpulsen (angelehnt an Sander 1996, S. 151) vorgestellt, welche sich den verschiedenen Teilschritten einer vollständigen Handlung zuordnen lassen. Sie sind aus der Sicht des Auszubildenden formuliert, d. h. er ist es, der sich informiert, eine Handlung beobachtet und erläutert, demonstriert usw.

Für alle Lernimpulse/Lernaufgaben gilt, dass sie die Perspektiven der beteiligten Personen einbeziehen müssen:

Umfassender Blick auf jede Lernaufgabe

- die Perspektive des Auszubildenden mit seinen Lernwünschen und seinem Lernbedarf
- die Perspektive des zu pflegenden Menschen mit seinen Wünschen, Bedürfnissen und Pflegeerfordernissen
- die Perspektive der Anleiterin mit Blick auf die zu fördernden Kompetenzen des Auszubildenden und das mögliche Lernangebot entsprechend der individuellen Pflegesituation (vgl. Abb. 17).

Alle drei Perspektiven müssen in der Anleitungssituation miteinander in Einklang gebracht werden. Dies geschieht, indem vor der Umsetzung einer Anleitungssituation ein Informationsaustausch über die individuelle Situation eines zu pflegenden Menschen erfolgt und somit seine Perspektive in die Planung der Anleitung einbezogen wird. Bei der Reflexion der Pflegesituation wird der zu pflegende Mensch ebenfalls einbezogen.

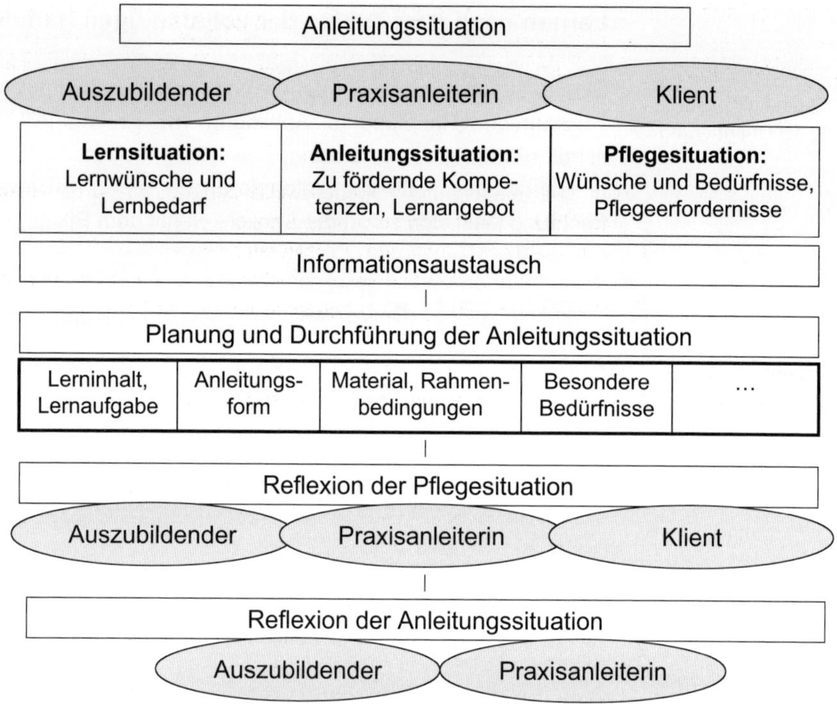
Anleitungssituation
Auszubildender
Praxisanleiterin
Klient
Lernsituation:
Lernwünsche und Lernbedarf
Anleitungssituation:
Zu fördernde Kompetenzen, Lernangebot
Pflegesituation:
Wünsche und Bedürfnisse, Pflegeerfordernisse
Informationsaustausch
Planung und Durchführung der Anleitungssituation
Lerninhalt, Lernaufgabe
Anleitungsform
Material, Rahmenbedingungen
Besondere Bedürfnisse
...
Reflexion der Pflegesituation
Auszubildender
Praxisanleiterin
Klient
Reflexion der Anleitungssituation
Auszubildender
Praxisanleiterin

Abb. 17: **Anleitungssituation als Lern- und Pflegesituation** (angelehnt an Sander 1996, 144)

Beispiele für Lernimpulse

Bandbreite an Aufgaben ermöglicht vielfältige Förderung

Zu allen acht Lernimpulsen (siehe Abb. 16) werden nachfolgend Beispiele dargestellt. Sie beschreiben auch, welche Kompetenzen durch die Lernaufgaben besonders gefördert werden. Diese Informationen sind hilfreich, um einen Auszubildenden gezielt, z. B. in seiner Methoden- oder Sozialkompetenz zu fördern.

Der Umfang einer Lernaufgabe muss immer auf die Bedürfnisse des Auszubildenden abgestimmt werden. Dazu gehört es zu bedenken, ob ein Auszubildender vollständiger Anfänger oder aber bereits Fortgeschrittener ist. Wichtig ist: Auch ein Auszubildender im dritten Ausbildungsjahr kann bezogen auf eine Pflegehandlung, die er vorher noch nie ausgeführt hat, ein Anfänger sein! Für Anfänger kann es hilfreich sein, die Aufgabe in kleinere Schritte zu unterteilen und während der Ausführung Hilfestellung zu bieten.

Die verschiedenen Aufgabenarten können natürlich auch miteinander kombiniert werden, wie dies im beruflichen Handeln automatisch passiert. Die hier vorgenommene Trennung dient lediglich als Hilfe zur Vereinfachung bzw. zum Herauslösen einzelner Lernhandlungen.

Lernimpuls 1: Sich informieren	
Aufgabenstellung und Beispiel	☞ Auszubildender informiert sich über einen Sachverhalt oder eine Pflegehandlung; Praxisanleiterin gibt ggf. Hilfestellung in Bezug auf das methodische Vorgehen und Informationsquellen Beispiel: Sich über Wirkung und Vorgehensweise der Mundpflege bei einem Menschen, der keine orale Nahrung aufnimmt, informieren, dazu • Standard zur Mundpflege / Fachliteratur lesen • Eine Pflegefachkraft zu Besonderheiten bei der speziellen Mundpflege befragen • Klienten/Angehörige zu besonderen Wünschen im Rahmen der speziellen Mundpflege befragen
Schwerpunktmäßig geförderte Kompetenzen	**Sozialkompetenz** • Klient/Angehörige in die Informationssammlung einbeziehen • Fragen stellen **Methodenkompetenz** • Gezielt Informationen (hier über die Mundpflege) suchen, unterschiedliche Quellen (z. B. Standards, eigene Unterrichtsmaterialien, Literatur, Dokumentation) nutzen • Informationen lesen, erfassen • Evtl. Notizen machen
Hilfestellung für Lernanfänger	Gemeinsam mit dem Auszubildenden besprechen: • Welche Fragen er zu einer Pflegehandlung hat/welche Informationen er genau sucht • Welche Quellen für die Informationssammlung geeignet sind (z. B. Pflegestandards, Inter- oder Intranet, Bücher, Fachzeitschriften, Pflegefachkräfte, Klienten, Angehörige)
Sinnvolle Kombinationen	• Sich informieren + ein Problem erkennen und Lösungen planen • Sich informieren + Handlungskette bilden • Sich informieren + demonstrieren

Lernimpuls 2: Problem erkennen und Lösungen planen	
Aufgabenstellung und Beispiele	☞ Ein Problem (z. B. Schmerzäußerung eines Klienten) erkennen, Ziele formulieren und geeignete Maßnahmen zur Problemlösung planen Beispiele: ☞ Im Gespräch mit einem Menschen mit Schmerzen die aktuelle Schmerzsituation einschätzen, bisherige Pflegemaßnahmen (Pflegeplanung) überprüfen und aktualisieren (alternativ: eine Pflegeplanung für einen Menschen mit Schmerzen erstellen)
Schwerpunktmäßig geförderte Kompetenzen	**Personal-/Sozialkompetenz** • Ein eigenes oder fremdes Problem erkennen und beschreiben • Gemeinsam mit dem Klienten mögliche Lösungen für ein Problem besprechen **Fachkompetenz** • Ziele und geeignete Maßnahmen zur Lösung eines Problems (hier: bei Schmerzen) formulieren **Methodenkompetenz** • Prozess der Problemlösung berücksichtigen (Informationen, hier über den Schmerz, sammeln, Ziele formulieren, verschiedene Maßnahmen prüfen und geeignete auswählen)
Hilfestellung für Lernanfänger	• Schritte der Problemlösung (des Pflegeprozesses) in Erinnerung rufen bzw. aufzeigen • Zielformulierung und das Auffinden geeigneter Maßnahmen zur Problemlösung gemeinsam vollziehen (dabei können Auszubildender und Praxisanleiterin gegenseitig voneinander lernen)
Sinnvolle Kombinationen	• Ein Problem erkennen und Lösungen planen + begründen • Ein Problem erkennen und Lösungen planen + demonstrieren + beurteilen

Lernimpuls 3: Handlungskette bilden	
Aufgabenstellung und Beispiele	☞ Eine pflegerische Handlung in ihre einzelnen Schritte (Vorbereitung, Durchführung, Nachbereitung) gliedern, dabei mögliche Veränderungen/Abweichungen einschätzen Beispiele: • Eine Handlungskette mit Vorbereitung, Durchführung und Nachbereitung für eine Ganzkörperwaschung (im Bett oder alternativ am Waschbecken) erstellen • Eine Handlungskette für ein Beschäftigungsangebot erstellen Tipps: Die Komplexität von Pflegesituationen erfordert von Auszubildenden, in der Pflegesituation flexibel zu sein und von der ursprünglichen Planung abzuweichen. Indem der Auszubildende während der Planung einschätzt, durch welche möglichen klienten- bzw. situationsspezifischen Bedingungen sich Veränderungen ergeben könnten, behält er eine gedankliche Offenheit für die Situation. Bei wenig Zeit oder einem fortgeschrittenen Auszubildenden kann das Bilden der Handlungskette auch mündlich erfolgen. Falls die Pflegehandlung im Anschluss durchgeführt werden soll, kann gleichzeitig die Aufgabe gestellt werden, die benötigten Materialien zu richten.
Schwerpunktmäßig geförderte Kompetenzen	**Sozial- und Personalkompetenz** • Situation des Klienten bei der Planung berücksichtigen • klienten- und situationsspezifische Bedingungen, die ein Abweichen vom geplanten Vorgehen erfordern könnten, gedanklich einschätzen **Fachkompetenz** • Einzelne Handlungsschritte und benötigte Materialien, z. B. für die Ganzkörperwaschung oder das Beschäftigungsangebot benennen **Methodenkompetenz** • Sinnvolle Reihenfolge für den Ablauf, z. B. der Ganzkörperwaschung planen
Hilfestellung für Lernanfänger	• Das Prinzip einer Handlungskette (Vorbereitung, Durchführung, Nachbereitung) erklären • Leeres Raster/Vorlage für eine Handlungskette zeigen bzw. aushändigen (s. S. 61). • Eine Handlungskette gemeinsam erstellen
Sinnvolle Kombinationen	• Handlungskette bilden + demonstrieren • Handlungskette bilden und begründen

Handlungskette zum Thema: ______________________________

bei Frau/Herrn: ____________________

Vorbereitung

	Handlungsschritte		Begründungen
	allgemeine	spezielle	
a) Pflege-person			
b) Klient			
c) Raum			
d) Material			

Durchführung

Klient	Pflegeperson	Begründung

Nachbereitung

	Handlungsschritte		Begründungen
	allgemeine	spezielle	
a) Klient			
b) Pflege-person			
c) Raum			
d) Material			

Lernimpuls 4: Beobachten und erläutern	
Aufgabenstellung und Beispiel	☞ Praxisanleiterin demonstriert und erklärt eine pflegerische Handlung, Auszubildender beobachtet, macht sich ggf. Notizen und erläutert anschließend das Beobachtete Beispiel: • Die Durchführung einer subcutanen Injektion beobachten und anschließend erläutern Tipp: Durch Ihre Erklärungen können Sie die Schwierigkeit für den Auszubildenden steuern. Erklären Sie z.B. anfänglich genau, *was* Sie tun und *warum* Sie dies tun. Erklären Sie später nur noch das Was und lassen Sie den Auszubildenden das Warum selbst erläutern.
Schwerpunktmäßig geförderte Kompetenzen	**Sozialkompetenz** • Das subjektive Erleben des Klienten (z. B. Angst, Verunsicherung, Schmerz) während der Pflegehandlung wahrnehmen und beobachten **Fachkompetenz** • Die Wirkung einer Pflegehandlung auf den Klienten beobachten und einschätzen • Das Beobachtete in verständlichen Worten erläutern, dabei Fachtermini einbinden **Methodenkompetenz** • Gezielt beobachten, „Suchraster“ für die Beobachtung nutzen (z. B. welche Schritte beinhaltet die Injektion in der Vorbereitung, Durchführung und Nachbereitung) • Informationen erfassen und dokumentieren
Hilfestellung für Lernanfänger	• Vorab Schwerpunkte für die Beobachtung festlegen, z. B. Kommunikation der Pflegeperson, Reaktionen des Klienten, Handlungsabläufe, hygienische Maßnahmen, ... • Auszubildenden bestärken: Es ist unmöglich, alles zu beobachten! („Beobachte so viel, wie du kannst“) • Beobachtetes und eigenes Wissen in Worte zu fassen kann sehr schwer fallen! Evtl. Auszubildendem Zeit zur Vorbereitung zwischen Beobachtung und Erläuterung geben
Sinnvolle Kombinationen	• Beobachten/erläutern + begründen • Beobachten/erläutern + nachmachen • Beobachten/erläutern + Handlungskette bilden + nachmachen

Lernimpuls 5: Nachmachen	
Aufgabenstellung und Beispiel	☞ Eine pflegerische Handlung nachmachen Beispiel: • Einen Verbandwechsel nach vorheriger Beobachtung/Erläuterung nachmachen
Schwerpunktmäßig geförderte Kompetenzen	**Alle Kompetenzbereiche**, je nach Aufgabenstellung unterschiedlich stark, hier z. B. **Personalkompetenz** • Eigene Kompetenz zur Ausübung der Handlung einschätzen, bei Bedarf Hilfe der Praxisanleiterin einfordern (z. B. zum Anreichen) **Sozialkompetenz** • Während des Verbandwechsels auf die Reaktionen des zu pflegenden Menschen achten, evtl. Schmerz, Abwehr etc. wahrnehmen und darauf reagieren **Fachkompetenz** • Pflegehandlung fachlich richtig umsetzen, hier z. B. Bedingungen des sterilen Arbeitens berücksichtigen, Kriterien zur Beobachtung und Beurteilung einer Wunde einbeziehen **Methodenkompetenz** • Verbandwechsel unter sterilen Bedingungen durchführen, dazu Materialien entsprechend vorbereiten
Hilfestellung für Lernanfänger	• Handlung in Teilschritte untergliedern, Handlungskette bilden • Handlung zu Beginn gemeinsam durchführen • Wenn erforderlich, mehrmalige Beobachtungen ermöglichen • Auszubildendem versichern, dass er jederzeit Hilfe in Anspruch nehmen kann

Sinnvolle Kombinationen	• Beobachten/erläutern + nachmachen • Beobachten/erläutern + begründen + nachmachen • Nachmachen + beurteilen

Lernimpuls 6: Demonstrieren	
Aufgabenstellung und Beispiele	☞ Eine pflegerische Handlung demonstrieren <u>Beispiele:</u> • Anleitung eines Menschen im Umgang mit seinem Stoma demonstrieren • Die Anleitung eines Menschen mit Diabetes mellitus zur Durchführung der Fußpflege demonstrieren
Schwerpunktmäßig geförderte Kompetenzen	**Alle Kompetenzbereiche**, je nach Aufgabenstellung unterschiedlich stark, hier z. B. **Personalkompetenz** • Evtl. bestehende negative Gefühle (Ekel, Unsicherheit) erkennen und aushalten **Sozialkompetenz** • Ein dem Gesprächspartner angemessenes Tempo für die Anleitung wählen **Fachkompetenz** • Die individuelle Situation und das Erleben des Klienten wahrnehmen und in die Anleitung einbeziehen • Dem Klienten die Maßnahmen zur Fußpflege seinem Bedarf entsprechend erläutern und begründen • Die Akzeptanz des Klienten in Bezug auf die Maßnahme einschätzen **Methodenkompetenz** • Materialien zur Demonstration in das Gespräch einbinden (z. B. Bilder, Gegenstände)
Hilfestellung für Lernanfänger	• Unsicherheit des Auszubildenden abbauen: Positive Lernatmosphäre (keine Prüfungssituation!) herstellen; der Auszubildende macht eine Handlung vor, um daran zu lernen • Klienten darüber informieren, dass der Auszubildende die Handlung durchführen wird und die Praxisanleiterin die korrekte Ausführung sicherstellt (Offenheit ermöglicht Eingreifen in der Situation und baut Unsicherheit des Klienten ab)
Sinnvolle Kombinationen	• Vormachen + beurteilen • Vormachen + begründen • Vormachen + ein Problem erkennen und Lösungen planen

Lernimpuls 7: Begründen	
Aufgabenstellung und Beispiel	☞ Auszubildender begründet die Wirkung und Bedeutung einer pflegerischen Handlung (z. B. gegenüber der Praxisanleiterin, einem Auszubildenden, einem zu pflegenden Menschen oder Angehörigen); Praxisanleiterin stellt ggf. Fragen oder ergänzt <u>Beispiel :</u> • Die Bedeutung der verbalen und nonverbalen Kontaktaufnahme bei einem Menschen mit Demenz begründen
Schwerpunktmäßig geförderte Kompetenzen	**Fachkompetenz** • Theoretische Kenntnisse nutzen, um das pflegerische Handeln (hier die verbale und nonverbale Kontaktaufnahme) zu begründen **Sozialkompetenz** • Den individuellen Informationsbedarf des Gesprächspartners erkennen • Eine dem Gesprächspartner (z. B. Angehöriger, Auszubildender) angemessene Sprache wählen
Hilfestellung für Lernanfänger	• Erfragen, ob sich der Auszubildende bezüglich der Wirkung/Bedeutung einer Handlung sicher fühlt, ansonsten Zeit zur vorherigen Information einräumen (besonders wenn die

	Aufgabe mit einem Klienten, Angehörigen oder einem anderen Auszubildenden durchgeführt wird) • Anregen, anschauliche Hilfsmittel (z. B. eine kleine Skizze, ein Bild, eine eingenommene Körperhaltung o. ä.) in die Begründung einzubeziehen • Gemeinsam überlegen, welche Fachbegriffe/welche Sprache dem Gesprächspartner angemessen sind
Sinnvolle Kombinationen	• Begründen + demonstrieren • Begründen + demonstrieren + beurteilen

Lernimpuls 8: Beurteilen	
Aufgabenstellung und Beispiel	☞ Die Wirkung einer Pflegehandlung einschätzen, kritisch betrachten und Konsequenzen für das weitere Handeln daraus ableiten Beispiel: ☞ Das Prinzip und die Wirkung der Bobath-Lagerung (z.B. Lagerung auf der stärker betroffenen Körperseite) auf einen Menschen mit Schlaganfall beurteilen
Schwerpunktmäßig geförderte Kompetenzen	**Personalkompetenz** • Das eigene Handeln (hier die Lagerung) kritisch hinterfragen • Konsequenzen für weiteres Handeln ableiten, ggf. neue Ziele formulieren **Fachkompetenz** • Das subjektive Empfinden des Klienten, z. B. auf die Lagerung, erfragen bzw. einschätzen • Die erwartete Wirkung mit der tatsächlichen abgleichen
Hilfestellung für Lernanfänger	• Dem Auszubildenden Beobachtungskriterien nennen, anhand derer er Hinweise auf die Wirksamkeit und Akzeptanz einer Pflegehandlung durch den Klienten erhält (hier z. B. Muskelspannung, Ruhe oder Unruhe/Anspannung oder Entspannung des Klienten, Pulsfrequenz)
Sinnvolle Kombinationen	• Sich informieren + beurteilen • Beurteilen + ein Problem erkennen und Lösungen planen

Beispiele für Anleitungssituationen

Nachfolgend werden beispielhaft drei mögliche Aufgabenstellungen für Anleitungssituationen ausformuliert. Das erste Beispiel bezieht sich auf den Lernimpuls „Beobachten und erläutern“, das zweite Beispiel auf „Handlungskette bilden“. Im dritten Beispiel sind mehrere Lernimpulse miteinander kombiniert; dadurch wird die Anleitungssituation komplexer und beansprucht auch mehr Zeit bei ihrer Umsetzung.
In jeder Aufgabenstellung wird zunächst das Ziel benannt. Anschließend folgt eine detaillierte Erläuterung des Vorgehens. Die Aufgabenstellungen enthalten Hinweise zur Planung, Durchführung und Reflexion der Aufgaben. Somit eignen sie sich besonders für Anfänger im Lernprozess. Im fortschreitenden Lernprozess sollten Sie als Praxisanleiterin die Selbstständigkeit des Auszubildenden fördern, indem Sie ihm Anregung und Zeit zur eigenen Planung des Vorgehens bieten und selbst stärker in den Hintergrund treten.

Beobachten und erläutern

Beispiel 1: Ein Aufnahmegespräch beobachten

„Ziel dieser Aufgabe ist es, dass Sie den Ablauf eines Aufnahmegespräches beobachten und anschließend erklären. Damit bereiten Sie sich darauf vor, selbst ein Aufnahmegespräch zu führen.

Falls der Klient Sie noch nicht kennt, stellen Sie sich kurz vor und erklären Sie, warum Sie bei dem Gespräch dabei sein möchten. Fragen Sie den Klienten um Erlaubnis.

Beobachten Sie bitte besonders,

- wie das Gespräch beginnt bzw. endet
- wie ich Fragen stelle bzw. in welcher Weise sich ein wirkliches Gespräch zwischen mir und dem Klienten ergibt
- ob es Fragen oder Teile des Gespräches gibt, die dem Klienten unangenehm sind und wenn ja, wie das Gespräch weiter verläuft
- ob es Fragen oder Teile des Gespräches gibt, in denen der Klient besonders lebhaft ist und gerne über sich spricht

Machen Sie sich bei der Beobachtung Notizen.

Das Gespräch wird ca. 30 Minuten dauern. Im Anschluss an das Gespräch haben Sie einige Minuten Zeit, Ihre Beobachtungen nochmals zu lesen.

Erläutern Sie mir dann, welche Beobachtungen Sie gemacht haben. Formulieren Sie auch Fragen, die sich für Sie ergeben haben."

Handlungskette bilden

Beispiel 2: Handlungskette für den Verbandwechsel bei chronischer Wunde bilden

„Ziel dieser Aufgabe ist es, dass Sie das Verbinden einer chronischen Wunde planen. Damit überprüfen Sie, ob Sie den Verbandwechsel vom Ablauf und von den benötigten Materialien her kennen. Dieser Schritt ist wichtig, wenn Sie die Handlung später unter sterilen Bedingungen durchführen.

1. Überlegen Sie, welche Handlungsschritte und Materialien für den Verbandwechsel notwendig sind:
   - in der Vorbereitung
   - in der Durchführung
   - in der Nachbereitung.

   Dokumentieren Sie Ihre Handlungskette schriftlich in Stichworten.
2. Gehen Sie Ihre Handlungskette gedanklich noch einmal durch und stellen Sie sich eine entsprechende Pflegesituation bildlich vor. Überlegen Sie, ob und wenn ja welche Veränderungen sich durch persönliche Bedingungen des Klienten (Wünsche, Befinden, Erleben) oder situationsspezifische Besonderheiten in der Vorgehensweise ergeben könnten. Schätzen Sie ein, in welcher Form Sie auf notwendige Abweichungen von Ihrer Planung reagieren könnten.

Für die Bearbeitung haben Sie 20 Minuten Zeit, im Anschluss werden wir Ihre Handlungskette und Ihre weiteren Überlegungen gemeinsam besprechen."

Wenn die Zeit zur Verfügung ist und gerade ein Verbandwechsel ansteht, kann der Auszubildende im Anschluss die Materialien vorbereiten und Sie beim Verbandwechsel beobachten bzw. diesen ausführen."

Kombination mehrerer Lernaufgaben

Beispiel 3: Die Wirkung medizinischer Thromboseprophylaxestrümpfe erläutern, MTS anpassen und Klienten im Umgang mit ihnen anleiten; Handlung beurteilen

„Ziel dieser Aufgabe ist es, dass Sie die Wirkung von medizinischen Thromboseprophylaxestrümpfen begründen, einem Klienten die MTS anpassen und ihn im Umgang mit ihnen anleiten. Darüber hinaus reflektieren Sie die Umsetzung der Pflegehandlung und leiten für Sie wichtige Konsequenzen ab.
Insgesamt haben wir für diese Anleitung 60 Minuten Zeit.

Gehen Sie nacheinander in folgenden Schritten vor:

„begründen"

1. Erläutern Sie mir die Wirkweise und Bedeutung von medizinischen Thromboseprophylaxestrümpfen. Erklären Sie auch, welche Bedingungen für die Wirksamkeit der Strümpfe gegeben sein müssen. Überlegen Sie, welche Argumente Frau M. gegen das Tragen vorbringen könnte und wie Sie darauf eingehen.

Falls notwendig, werde ich Ihre Begründungen ergänzen oder korrigieren.

„demonstrieren"

2. Passen Sie Frau M. neue MTS an.
   - Informieren Sie Frau M. über die geplante Maßnahme. Erläutern Sie ihr die Wirkweise der MTS und begründen Sie, warum das (für die Klientin möglicherweise unangenehme) Tragen erforderlich ist.
   - Führen Sie dazu die notwendigen Messungen durch und wählen Sie geeignete Strümpfe aus.
   - Leiten Sie Frau M. beim Anziehen der Strümpfe an und verwenden dabei geeignete Hilfsmittel (Überzieher). Achten Sie auf Ihre eigene Körperhaltung und Anstrengung.
   - Leiten Sie Frau M. dazu an, auf den korrekten Sitz der Strümpfe zu achten. Informieren Sie sie darüber, welche Komplikationen möglich sind und was dabei zu tun ist.
   - Vergewissern Sie sich, ob Frau M. Sie verstanden hat und momentan keine weiteren Fragen offen sind.

„beurteilen"

3. Überprüfen Sie Ihr eigenes Handeln.
   - Waren Sie gut auf die Maßnahme vorbereitet? Reichte Ihr theoretisches Wissen, um die Notwendigkeit von MTS zu begründen? Hatten Sie alle erforderlichen Materialien gerichtet?
   - Ist es Ihnen gelungen, sprachlich angemessen mit Frau M. über die Maßnahme und den Umgang mit MTS zu sprechen? Denken Sie, dass Frau M. zur Übernahme der gezeigten Maßnahmen in der Lage ist und die MTS toleriert?
   - Verlief das Anpassen der MTS nach Ihrem Plan? Gab es Schwierigkeiten und wenn ja, warum? Würden Sie beim nächsten Mal etwas anders machen und wenn ja, was und warum?"

Rollen der Praxisanleiterin in Anleitungssituationen

Rollen der Anleiterin in verschiedenen Anleitungssituationen

In konkreten Anleitungssituationen übernimmt eine Praxisanleiterin unterschiedliche Rollen, in denen sie selbst mal stärker, aber auch mal weniger stark Einfluss auf die Anleitungssituation nimmt und diese lenkt. Anleitung kann damit *weniger* sein, als nach dem traditionellen Verständnis angenommen. Eine Praxisanleiterin führt Auszubildende schrittweise an die Wahrnehmung ihrer beruflichen Aufgaben heran. Das bedeutet aber keineswegs, dass sie stets einen aktiven Part und damit die Rolle einer **Wissensvermittlerin** einnimmt. Diese Rolle existiert zwar nach wie vor, wenn die Anleiterin z. B. eine Pflegehandlung erklärt oder demonstriert. Dies wird vor allem bei Anfängern vorkommen. Zusätzlich kommen aber neue und möglicherweise zunächst noch ungewohnte Rollen und Aufgaben hinzu. Als **Lernbegleiterin** oder **Lernberaterin** ist die Praxisanleiterin stärker im Hintergrund als bisher. Sie stößt Lernprozesse an, indem sie eine Aufgabe stellt, evtl. punktuell unterstützt und die Reflexion lenkt. Welcher Part in einer Anleitungssituation zum Tragen kommt, hängt stark von der **Anleitungsform** ab, für die sich die Beteiligten gemeinsam entscheiden (s. Abb. 18).

Anleitungs-formen	**Rolle der Praxisanleiterin**	**Selbstorganisation des Auszubildenden**
Praxisanleiterin führt die Aufgabe durch, Auszubildender hört zu, beobachtet, stellt Fragen	• Stößt den Lernprozess an oder reagiert auf ein spontanes Lernbedürfnis des Auszubildenden • Gibt den genauen Lernauftrag (z.B. zuhören, beobachten, kritisch betrachten und eigene Meinung dazu bilden) • Vermittelt Wissen • Antwortet auf Fragen • Überprüft und bewertet den Lernerfolg	gering ↓
Praxisanleiterin und Auszubildender führen die Aufgabe gemeinsam durch	• Stößt den Lernprozess an oder reagiert auf ein spontanes Lernbedürfnis des Auszubildenden • Gibt den genauen Lernauftrag (z.B. etwas nachmachen, ein Problem erkennen und Lösungen planen) oder spricht ihn gemeinsam mit dem Auszubildenden ab • Begleitet den Lernprozess und berät den Auszubildenden direkt während der Ausführung der Aufgabe • Vermittelt Wissen falls erforderlich • Bewertet das Ergebnis • Überprüft und bewertet den Lernerfolg	↓
Auszubildender führt die Aufgabe durch, Praxisanleiterin hört zu, beobachtet, bewertet	• Stößt den Lernprozess an oder reagiert auf ein spontanes Lernbedürfnis des Auszubildenden • Spricht den Lernauftrag gemeinsam mit dem Auszubildenden ab (z. B. informieren, Handlungskette bilden, vormachen) • Beobachtet und begleitet falls erforderlich den Auszubildenden bei der selbstständigen Planung, Durchführung und Reflexion der Aufgabe (wahlweise, evtl. nur Ergebnisbewertung) • Bewertet das Ergebnis und reflektiert den Lernprozess gemeinsam mit dem Auszubildenden	↓ hoch

Abb. 18: **Anleitungsformen und Rolle der Praxisanleiterin**

5. Lernprozess gestalten – Leistungen bewerten

„In Prüfungssituationen fiebere ich jedes Mal ein Stück weit mit den Auszubildenden mit. Ich mache mir Gedanken, ob ich alles richtig wahrnehme und überlege, wie ich mich selbst in der Rolle als Prüferin am besten verhalte. Da ist es schon eine Entlastung, dass wir ein Prüfungsteam aus Praxisanleiterin und Lehrerin sind, und uns gegenseitig abgleichen und ergänzen können, was ich beim Reflexionsgespräch sehr wichtig finde."
G. Sch.

Dieses Kapitel unterstützt Sie dabei, die Leistungen Ihrer Auszubildenden zu beurteilen, Auszubildende zur Selbsteinschätzung anzuregen und gemeinsam über Ihre Beurteilungsergebnisse zu sprechen.

5.1 Herausforderung Leistungsbewertung

Die Tätigkeit anderer, aber vor allem auch das eigene Handeln richtig einschätzen zu können, ist eine für das private wie das berufliche Leben unverzichtbare Fähigkeit. Da eine solche Fähigkeit leider nicht angeboren ist, müssen wir sie mühsam entwickeln. Eine Chance dazu besteht während des schwierigen Akts der Beurteilung.

Schwierigkeiten der Leistungsbewertung

Die Leistungsbeurteilung erscheint vielen Anleitenden als ein unangenehmes Übel. Es ist verständlich, wenn Sie sich als Praxisanleiterin bei der Beurteilung von Auszubildenden „nicht ganz wohl" fühlen. Schließlich arbeiten Sie über eine längere Zeit als Teamkollegin mit einem Auszubildenden zusammen, sind im Team sogar häufig auf seine Arbeitsleistung angewiesen. Dafür dann Noten – insbesondere wenn es sich um weniger gute handelt - zu geben, kommt Ihnen möglicherweise nicht richtig vor.

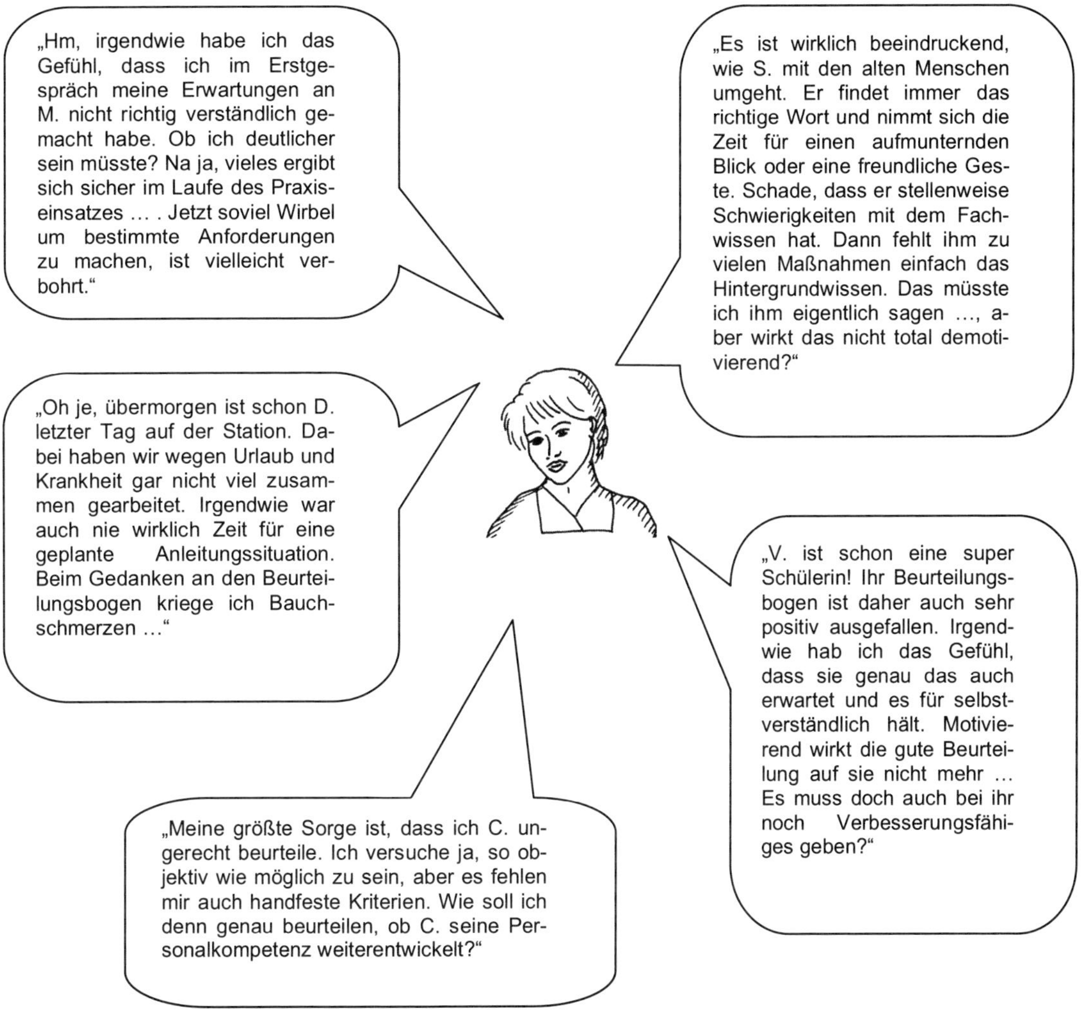
„Hm, irgendwie habe ich das Gefühl, dass ich im Erstgespräch meine Erwartungen an M. nicht richtig verständlich gemacht habe. Ob ich deutlicher sein müsste? Na ja, vieles ergibt sich sicher im Laufe des Praxiseinsatzes … . Jetzt soviel Wirbel um bestimmte Anforderungen zu machen, ist vielleicht verbohrt."
„Es ist wirklich beeindruckend, wie S. mit den alten Menschen umgeht. Er findet immer das richtige Wort und nimmt sich die Zeit für einen aufmunternden Blick oder eine freundliche Geste. Schade, dass er stellenweise Schwierigkeiten mit dem Fachwissen hat. Dann fehlt ihm zu vielen Maßnahmen einfach das Hintergrundwissen. Das müsste ich ihm eigentlich sagen …, aber wirkt das nicht total demotivierend?"
„Oh je, übermorgen ist schon D. letzter Tag auf der Station. Dabei haben wir wegen Urlaub und Krankheit gar nicht viel zusammen gearbeitet. Irgendwie war auch nie wirklich Zeit für eine geplante Anleitungssituation. Beim Gedanken an den Beurteilungsbogen kriege ich Bauchschmerzen …"
„V. ist schon eine super Schülerin! Ihr Beurteilungsbogen ist daher auch sehr positiv ausgefallen. Irgendwie hab ich das Gefühl, dass sie genau das auch erwartet und es für selbstverständlich hält. Motivierend wirkt die gute Beurteilung auf sie nicht mehr … Es muss doch auch bei ihr noch Verbesserungsfähiges geben?"
„Meine größte Sorge ist, dass ich C. ungerecht beurteile. Ich versuche ja, so objektiv wie möglich zu sein, aber es fehlen mir auch handfeste Kriterien. Wie soll ich denn genau beurteilen, ob C. seine Personalkompetenz weiterentwickelt?"

Die Leistungsbewertung birgt tatsächlich einige Stolpersteine. Diese bestehen jedoch vor allem dann, wenn sie nicht offen thematisiert und bearbeitet werden. Leistungsbewertung erschwert sich, wenn ihre Notwendigkeit und Problematik unbewusst „verdrängt“ wird. Die Beispiele auf der vorigen Seite veranschaulichen einige Schwierigkeiten. Viele der dort benannten Unsicherheiten ergeben sich daraus, dass über Leistungsbewertung nicht offen nachgedacht und gesprochen wird. Dadurch werden häufig auch die Formen und Instrumente der Leistungsbewertung (z. B. schriftliche Beurteilungsbögen) von den Beurteilenden als nicht praktikabel empfunden. Es fehlen nachvollziehbare und anwendbare Beurteilungskriterien. Im Extremfall füllen Praxisanleitende eine „Durchschnittsbeurteilung“ zur Pflichterfüllung aus oder die Schule spricht der Praxis die Kompetenz zur Leistungsbewertung ab. Solche Extreme müssen aber nicht sein. Eine Leistungsbewertung mit Qualität kann zum Normalfall werden, wenn

Bedingungen für eine gute Leistungsbewertung

- ihre positive Wirkung allen Beteiligten bewusst ist
- Austausch zwischen Schule und Praxis über die Form und Handhabung der Leistungsbewertung besteht
- offen zwischen Anleiterin und Auszubildendem über die notwendige Bewertung gesprochen wird
- Beurteilungskriterien von Beginn an für den Auszubildenden deutlich sind
- Feedback und konstruktive Kritik im Pflegeteam erwünscht sind und praktiziert werden.

Zunächst stellt sich natürlich die Frage: Welche Erwartungen verbinden unterschiedliche Beteiligte mit einer realistischen Leistungsbewertung der Auszubildenden in der Praxis?

Auszubildender	Praxisanleiterin	Lehrender	Ausbildungsträger	Pflegeempfänger
• realistische Einschätzung des persönlichen Lernstandes • Anerkennung positiver Leistungen durch die Praxisanleiterin • Erleben von Wertschätzung • Erkennen von Defiziten und Entwicklungsmöglichkeiten • Schwerpunktsetzung für zukünftige Ziele • Motivation • Übernahme von Verantwortung für den eigenen Lernprozess	• Übernahme von Verantwortung, besonders gegenüber den Empfängern der Pflege und dem Auszubildenden • Unterstützung des Auszubildenden bei der realistischen Selbsteinschätzung • Aufzeigen von Stärken und Schwächen • Hilfestellung durch Vereinbarung konkreter Ziele und gemeinsame Planung der nächsten Schritte • Motivation des Auszubildenden • Frühzeitiges Aufzeigen anderer Perspektiven, falls das Ausbildungsziel nicht erreicht werden kann	• Information über die praktische Leistung des Auszubildenden • Abgleich zwischen eigener Wahrnehmung und der Wahrnehmung anderer in der Bewertung • Unterstützung bei der Ausstellung von Jahreszeugnissen durch die Praxisbeurteilungen • Evtl. Feedback bezogen auf den Theorieunterricht	• Personalentwicklung • Hilfestellung für Personalentscheidungen • Gewährleistung der Qualität der Ausbildung • Gewährleistung der Pflegequalität • Steigerung der Unternehmensleistung • …	• Gewährleistung von Pflegequalität und Sicherheit: Auszubildende übernehmen die Aufgaben, die ihrem Lernstand entsprechen • Verantwortung bei der Ausübung der Pflegeleistungen und realistische Einschätzung des eigenen Könnens

Abb. 19: **Erwartungen an die Leistungsbewertung aus unterschiedlichen Perspektiven**

5.2 Schritte auf dem Weg der Leistungsbewertung

Leistungsbewertung als Prozess

Um die vielfältigen Erwartungen an die Leistungsbewertung zu erfüllen, reicht das Beurteilungsgespräch am Ende eines Praxiseinsatzes nicht aus. Eine einseitige Beurteilung des Auszubildenden durch die Praxisanleiterin wäre ebenfalls nicht förderlich. Auch hier ist wie beim Pflegeprozess oder dem Anleitungsprozess in ein gemeinsames Tun einzusteigen, wie es die Abbildung unten zeigt.

Der Beurteilungsprozess beginnt bereits im Erstgespräch mit dem Auszubildenden. Dort werden gemeinsam die Ziele vereinbart, die angestrebt und letztlich dann auch auf ihr Erreichen hin überprüft werden.
Während der Auszubildende in seinem Praxiseinsatz immer wieder Pflegehandlungen plant, umsetzt und sich selbst bewertet, übernimmt die Praxisanleiterin die Rolle der Beobachterin. Sie beobachtet, beschreibt und bewertet den Lernerfolg des Auszubildenden. Am Ende stehen das gemeinsame Gespräch und die Reflexion über eine Pflegehandlung bzw. über den gesamten Praxiseinsatz.

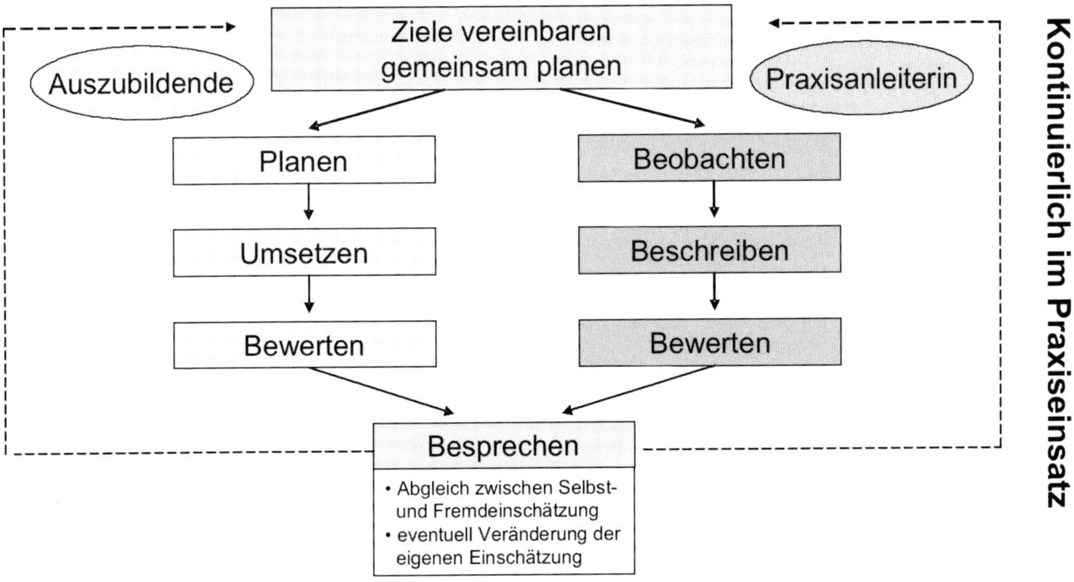
Ziele vereinbaren
gemeinsam planen
Auszubildende
Praxisanleiterin
Planen
Umsetzen
Bewerten
Beobachten
Beschreiben
Bewerten
Besprechen
• Abgleich zwischen Selbst- und Fremdeinschätzung
• eventuell Veränderung der eigenen Einschätzung
Kontinuierlich im Praxiseinsatz

Abb. 20: **Beurteilung als Prozess**

1. Zielvereinbarung und gemeinsame Planung

Überprüfbare Ziele als Ausgangspunkt von Leistungsbewertung

Zielvereinbarungen
- sind der Ausgangspunkt und eine wesentliche Voraussetzung für die Leistungsbewertung
- zeigen eine angestrebte Sollsituation / ein Ergebnis auf, das überprüft werden kann
- werden gemeinsam formuliert und stellen für alle Beteiligten verbindliche Absprachen dar
- wirken motivierend, wenn sie auf ihre Einhaltung hin geprüft werden
- sind innerhalb eines Teams „eingespielt", für neue Teammitglieder und Auszubildende aber nicht selbstverständlich

Damit die angestrebten Ziele auch tatsächlich für die Leistungsbewertung genutzt werden können, müssen sie **überprüfbar** sein, d.h. sie müssen anschaulich und nachvollziehbar formuliert werden. Dabei kann es hilfreich sein, die einzelnen Teilkompetenzen (Fach-, Methoden-, Personal- und Sozialkompetenz) genauer unter die Lupe zu nehmen (vgl. Kap. 4.3).

<u>Zielformulierungen in standardisierten Beurteilungsbögen</u>

Nachteile von Standard-Beurteilungsbögen

Die Zielformulierungen in schriftlichen Beurteilungsbögen sind viel allgemeiner gehalten als Zielformulierungen für einzelne Pflegehandlungen (s. S101). Das liegt an dem Versuch, die gesamte Leistung des Auszubildenden während des Praxiseinsatzes auf wenigen Seiten abzufragen bzw. zu dokumentieren. Die Nachteile einer solchen standardisierten Beurteilung liegen auf der Hand: Einzelne Beobachtungen müssen verallgemeinert werden, eine grobe Gesamteinschätzung wird erforderlich. Da standardisierte Beurteilungsbögen in der Regel nicht benennen, welche Ziele ein Auszubildender im ersten, zweiten oder dritten Ausbildungsjahr erreichen sollte, obliegt es darüber hinaus dem Beurteiler, ob eine weniger gute Leistung im ersten Ausbildungsjahr trotzdem – dem Entwicklungsstand entsprechend – als gut beurteilt werden kann und muss.

Vorteile von Standard-Beurteilungsbögen

Allerdings hat die standardisierte Beurteilung auch Vorteile. Sie gibt eine Richtung vor und macht eine Vereinheitlichung der Zielformulierung und Beurteilung ermöglicht. Zudem unterstützen die Vorgaben des Beurteilungsbogens Praxisanleiterin und Auszubildenden dabei, bereits zu Einsatzbeginn die zu erreichenden Ziele in den Blick zu nehmen. Beurteilungsbögen stellen deshalb, trotz ihrer Schwächen, eine sinnvolle Hilfe für die Leistungsbewertung dar.

Aus den vereinbarten Zielen für den Praxiseinsatz ergeben sich der weitere Verlauf und die Planung einzelner Lernaufgaben. Sicherlich entwickelt sich eine Reihe von Lernprozessen ganz spontan im täglichen Arbeitsprozess. Für die Leistungsbewertung ist es aber wichtig, dass in regelmäßigen Abständen (z. B. einmal pro Woche oder alle zwei Wochen) eine geplante Anleitungssituation umgesetzt wird, in der die Praxisanleiterin den Auszubildenden ganz gezielt beobachten und bewerten kann. An dieser Stelle wird deutlich, wie sehr Anleitung und Beurteilung miteinander verknüpft sind.

2. Beobachten

Viele Einzelbeobachtungen ergeben ein Gesamtbild

Je häufiger beobachtet wird, also je mehr Einzelbeobachtungen zur Verfügung stehen, desto leichter fällt die Leistungsbewertung während und am Ende des Praxiseinsatzes. Allerdings ist es unmöglich und auch wenig sinnvoll, kontinuierlich mit gleich bleibender Aufmerksamkeit zu beobachten.
Bei der Beobachtung geht es stets um Selbst- und Fremdbeobachtung, d.h. ebenso wie die Praxisanleitenden beobachten, sollte auch der Auszubildende von Zeit zu Zeit inne halten und einen bewussten Blick auf sich richten.

Hilfsregeln für das Beobachten:

- Legen Sie bestimmte Zeitpunkte, z. B. eine geplante Anleitungssituation fest, zu denen Sie besonders intensiv beobachten wollen. Schaffen Sie sich ebenso „beobachtungsfreie" Zeiträume.
- Erinnern Sie sich im täglichen Arbeitsprozess hin und wieder daran, für einen Moment genauer hinzuschauen, was der Auszubildende tut und wie er vorgeht
- Es ist unmöglich, in einer konkreten Situation alles zu beobachten. Beobachten Sie einfach so viele Aspekte, wie Sie können.
- Überlegen Sie vorab, welche Beobachtungskriterien Sie in Anleitungssituationen zugrunde legen wollen. Nutzen Sie wenn möglich Lernaufgaben, die bereits Beobachtungskriterien enthalten.
- Sprechen Sie mit dem Auszubildenden gemeinsam ab, zu welchen Schwerpunkten eine Beobachtung sinnvoll ist.
- Machen Sie sich bewusst, wenn Sie einem Auszubildenden gegenüber Vorurteile haben. Vorurteile trüben den Blick und verhindern „objektive" Beobachtungen.
- Unterscheiden Sie zwischen vereinzelten und typischen Beobachtungen. Fragen Sie sich, ob Sie ein bestimmtes positives oder negatives Handeln bei einem Auszubildenden regelmäßig beobachten oder ob Sie dies nur einmalig beobachtet haben, diese Beobachtung aber besonders eindrücklich war. Diese Unterscheidung hilft Ihnen dabei, die Gesamtleistung eines Auszubildenden in den Blick zu nehmen.
- Beziehen Sie neue Beobachtungen mit ein. Beobachten Sie aufmerksam, ob ein Auszubildender sein Handeln verändert. Sie vermeiden damit, dass ein einmal getroffenes Urteil unveränderlich bleibt.

3. Beschreiben

Beobachtungen in Worte fassen

In der täglichen Praxis gehen die Schritte „beobachten", „beschreiben" und „bewerten" in der Regel ineinander über. Um sich dessen bewusst zu sein und Fehler in der Beurteilung zu vermeiden, ist es trotzdem sinnvoll, die einzelnen Schritte nacheinander zu betrachten. Das „in Worte fassen" eigener Beobachtungen wird besonders dann wichtig, wenn diese anderen mitgeteilt werden sollen, wie dies in einem gemeinsamen Reflexionsgespräch mit dem Auszubildenden der Fall ist oder aber im Anschluss an eine Prüfungssituation bei der Verständigung der Fachprüfenden über ihre jeweiligen Eindrücke.

Hilfsregeln für das Beschreiben:

- Beschreiben Sie so genau und detailliert wie möglich, dabei aber kurz und knapp (auf den Punkt gebracht)
- Vermeiden Sie während des Beschreibens Interpretationen und Werturteile. Dies erhöht die Nachvollziehbarkeit der späteren Urteilsbildung. Ein Beispiel: „A. wendet sich während des Gesprächs mit der Klientin häufig ab, schaut in andere Richtungen und erledigt nebenbei andere Aufgaben“ ist die Beschreibung der späteren Bewertung: „A. ist während der Kommunikation unaufmerksam und nicht wertschätzend“. Würden Sie nur die Bewertung formulieren, erhält der Auszubildende keinen Hinweis darauf, wie Sie zu diesem Urteil kommen.
- Nehmen Sie sich nach einer Anleitungs- oder Prüfungssituation einige Minuten Zeit, um über Ihre Beobachtungsnotizen nachzudenken. Ergänzen Sie Informationen, die Ihnen nachträglich noch einfallen.
- Üben Sie so häufig wie möglich, Beobachtungen in Worte zu fassen. Diese Übung können Sie „spielerisch“ in Ihren Arbeitsalltag einbinden. Beobachten Sie beispielsweise Klienten oder Kollegen und beschreiben Sie in Gedanken, was Sie beobachten.
- Machen Sie sich in regelmäßigen Abständen einige Notizen zu einem Auszubildenden. Wie häufig „regelmäßig“ ist, entscheiden Sie selbst, z.B. einmal pro Woche oder alle zwei Wochen bei längeren Praxisphasen.

4. Bewerten

Bei der Bewertung fließen alle vorherigen Beobachtungen zu einem Urteil über die Leistung zusammen. Es ist unmöglich, Beobachtung und Beurteilung vollständig voneinander zu trennen. Allerdings birgt die vorschnelle Urteilsbildung Fehlerquellen, die sich gerne in die Bewertung einschleichen.

Hilfsregeln für das Bewerten:

- Sprechen Sie offen im Pflegeteam und mit dem Auszubildenden über die Kriterien für die Bewertung, also über die Ziele und Anforderungen, die Sie von Auszubildenden erwarten.
- Gestalten Sie die Bewertung als bewusste und systematische Urteilsfindung. Dies tun Sie, indem Sie mehrere Eckpunkte, z. B. das Erstgespräch, einzelne Anleitungssituationen und das Zwischengespräch mit einbeziehen.
- Nutzen Sie verschiedene Dokumente, die Sie bei der Bewertung unterstützen, z.B. Planungs- und Beobachtungsprotokolle von Anleitungssituationen, Beurteilungsbögen, aber auch Pflegestandards oder Expertenstandards wie z.B. den Expertenstandard Schmerzmanagement.
- Begründen Sie Ihre Bewertung durch anschauliche Beschreibungen und Beispiele. Auf diese Weise wird Ihre Bewertung für den Auszubildenden nachvollziehbar. Hier helfen während des Einsatzzeitraumes geschriebene Beobachtungsnotizen.
- Wenden Sie das Mehrfachprinzip an: Bewerten Sie immer mit Hilfe mehrerer

Regelmäßige aussagekräftige Notizen erleichtern die Beurteilung am Einsatzende

Beobachtungen, bewerten Sie mehrere Verhaltensweisen und – sofern möglich – beziehen Sie mehrere Personen in die Bewertung mit ein. Letzteres geht natürlich nur dann, wenn auch wirklich mehrere Personen (z. B. zwei Praxisanleiterinnen) für die Anleitung eines Auszubildenden verantwortlich waren.
- Bleiben Sie offen für eventuelle Urteilsrevisionen. Möglicherweise schätzt der Auszubildende seine Leistung anders ein und begründet diese Meinung auch nachvollziehbar. Kirchner (1996) drückt dies so aus: „Wer A sagt, muss nicht B sagen. Sollte er bemerken, dass B falsch ist, kann er auch C sagen!"

Leistungsbewertungen bleiben trotz aller Vorsätze zur Objektivität immer auch ein Ergebnis menschlicher Entscheidungen. Subjektive Einflüsse auf die Urteilsbildung sind daher nie auszuschließen. Sie können aber verringert werden, wenn die Bewertenden sich selbst kritisch einschätzen und ihren persönlichen Beurteilungsstil überprüfen. Folgende Beurteilungsfehler treten häufig auf:

Eigenen Beurteilungsstil unter die Lupe nehmen

- Beurteilung aus Sympathie oder Antipathie
- Gleichbleibender, eingefahrener Beurteilungsstil: Milde bzw. Strenge oder Tendenz zur Mitte
- Verallgemeinerung: von einzelnen Beobachtungen auf generelle Merkmale schließen
- Fixierung auf den Anfang oder das Ende eines Beurteilungszeitraumes
- Macht der negativen Erwartung (ein Mensch leistet das, was ihm zugetraut wird)
- Angst vor negativer Beurteilung

5. Besprechen

Den letzten Schritt im Beurteilungsprozess bildet das gemeinsame Besprechen der Beurteilungsergebnisse. Dieser Schritt ist enorm wichtig und beinhaltet viel Lernpotenzial für den Auszubildenden. Hier schließt sich für den Lernenden der Kreis, es findet ein Abgleich zwischen den gesteckten Zielen und den erreichten Ergebnissen statt. Ebenfalls kommt es zum Vergleich zwischen Selbsteinschätzung des Auszubildenden und Fremdwahrnehmung der Praxisanleiterin. Dies alles erfolgt im Rahmen des Beurteilungsgespräches (vgl. Kap. 5.3).

5.3 Das Beurteilungsgespräch

Anregungen zum Beurteilungs- oder Abschlussgespräch:

- Geben Sie dem Auszubildenden zunächst Gelegenheit, sich selbst und seine Leistungen einzuschätzen, bevor Sie konstruktives Feedback geben. Sprechen Sie über Unterschiede in der Selbst- und Fremdeinschätzung.
- Legen Sie Schwerpunkte für das Gespräch fest. Das „Abarbeiten" des Beurteilungsbogens ist zeitintensiv und sehr kleinschrittig. Sinnvoll ist es, mehrere übergeordnete Bereiche zusammen anzusprechen.
- Erläutern Sie dem Auszubildenden, wie Sie zu Ihrem Urteil gekommen sind. Stützen Sie Ihr Urteil durch konkrete Beispiele.
- Geben Sie dem Auszubildenden Gelegenheit, zu Ihrer Einschätzung Stellung zu nehmen und seine Sichtweise zu begründen. Letzteres ist besonders bei unterschiedlicher Selbst- und Fremdeinschätzung bedeutsam.
- Revidieren Sie Ihr Urteil, wenn Sie dies für gerechtfertigt halten, aber vertreten Sie Ihren Standpunkt, wenn Sie nach wie vor davon überzeugt sind. Wenn ein Zwischengespräch und mehrere geplante Anleitungssituationen im Praxiseinsatz stattgefunden haben, wird eine Urteilsrevision kaum erforderlich.
- Zeigen Sie während des Gesprächs konkrete Lösungswege für Probleme auf bzw. erarbeiten Sie diese gemeinsam mit dem Auszubildenden. Treffen Sie feste Absprachen, wann neue Ziele erreicht sein sollen bzw. neu überprüft werden.
- Bitten Sie den Auszubildenden, Ihnen eine Rückmeldung zu Ihrer Anleitungsarbeit und zum Einsatzbereich zu geben. Nehmen Sie dieses Feedback wichtig.
- Beachten Sie wichtige Regeln zum Geben und Annehmen von Feedback

Feedback annehmen erfordert:	Feedback geben erfordert:
☑ Aktiv zuhören, den Gesprächspartner aussprechen lassen ☑ Dem Gesprächspartner Wertschätzung entgegenbringen ☑ Überprüfen, ob man das Gesagte verstanden hat, evtl. rückfragen ☑ Ergebnisse nochmals zusammenfassen ☑ Das Gesagte aufnehmen und verarbeiten ohne eine Verteidigungs- oder Rechtfertigungshaltung einzunehmen ☑ Eigene Gefühle angesichts des Feedbacks bewusst machen ☑ Nach angemessenem Zeitraum reagieren ☑ In der Reaktion sachlich bleiben ☑ …	☑ Möglichst zeitnah und direkt Rückmeldung geben ☑ Äußere Bedingungen beachten (günstiger Zeitpunkt, ruhige Atmosphäre) ☑ Alle zu äußernden Aspekte und Gefühle klar und sachlich formulieren ☑ Positives wertschätzend hervorheben ☑ Verbesserungsmöglichkeiten einbringen ☑ Konkrete und situationsspezifische Aspekte benennen anstelle von Verallgemeinerungen ☑ Beschreibende, nicht wertende Äußerungen machen ☑ Äußerungen begründen ☑ Konstruktive und informative Mitteilungen formulieren ☑ Ich-Botschaften anstelle von Du-Botschaften geben ☑ Mitteilen, warum die einzelnen Aspekte von persönlicher Bedeutung sind ☑ Offen und ehrlich auftreten ☑ Gesprächspartner integrieren, gemeinsam Alternativen für Probleme entwickeln

Phase	Arbeitsschritte für das Führen eines Beurteilungs- bzw. Abschlussgesprächs
Vor-bereitung	✓ Termin für das Abschlussgespräch frühzeitig (am besten beim Zwischengespräch) festlegen. Der Termin sollte einige Tage vor Einsatzende liegen. ✓ Ca. eine Woche vor dem Gespräch den Termin bestätigen und den Auszubildenden bitten, sich auf das Gespräch vorzubereiten (Selbstbeurteilung anhand des Beurteilungsbogens) ✓ Alle während des Einsatzzeitraumes entstandenen schriftlichen Dokumente nochmals durchsehen und die jeweiligen Situationen in Erinnerung rufen ✓ Beurteilung des Auszubildenden anhand des Beurteilungsbogens vornehmen. Tipp: Füllen Sie den Bogen zunächst mit Bleistift aus. Überprüfen Sie anschließend bei allen Kreuzen / Formulierungen, ob Sie Ihr Urteil ausreichend begründen können. So haben Sie die Möglichkeit, nochmals Änderungen vorzunehmen ✓ Schwerpunkte aus dem Beurteilungsbogen/aus der Gesamtbeurteilung für das Gespräch festlegen: Welche Stärken will ich besonders hervorheben, welche Probleme intensiver bearbeiten? ✓ Perspektivenwechsel vornehmen: sich in den Auszubildenden hineinversetzen (z. B. was erwartet er vom Beurteilungsgespräch, wie wird er sich selbst beurteilen, wie ist seine körperliche und seelische Verfassung, wie ist sein Verhältnis zur Anleiterin?) ✓ Die Teammitglieder über das anstehende Beurteilungsgespräch informieren ✓ Einen geeigneten Ort für das Gespräch auswählen und Platz schaffen. Es soll deutlich werden, dass das Beurteilungsgespräch nicht „so zwischen Tür und Angel“ verläuft, sondern wichtig ist und entsprechend Raum bekommt ✓ Bei sehr schlechtem Beurteilungsergebnis oder einem „schwierigen“ Auszubildenden evtl. eine neutrale Person (Lehrperson, Betriebsrat) zum Gespräch dazu bitten
Durch-führung	✓ Eine positive Anfangsatmosphäre schaffen, z. B. durch aufmunternden Blickkontakt, offene Körperhaltung und gleichberechtigte Sitzposition ✓ Zu Beginn Gegenstand, Ziele und den groben Ablauf des Gesprächs erläutern ✓ Dauer des Gesprächs fest vereinbaren (z. B. 30 Minuten), während des Gesprächs „Zeitwächter“ sein. Damit das Gespräch für den Auszubildenden förderlich ist, darf es nicht bei der Ist-Situation bleiben. Im Gespräch muss auf jeden Fall Zeit sein, um konkrete Maßnahmen bzw. Lösungsschritte für Probleme zu besprechen. ✓ Die Beurteilung anhand des Beurteilungsbogens besprechen (Selbsteinschätzung des Auszubildenden und Fremdeinschätzung der Anleiterin), dabei Schwerpunkte setzen (Stärken <u>und</u> Schwächen des Auszubildenden, erreichte Ziele, Entwicklungsmöglichkeiten); Beurteilungsaspekte durch konkret beobachtetes Verhalten begründen; darauf achten, dass alle wichtigen Beurteilungsaspekte angesprochen werden ✓ Während des Gesprächs auf Körperhaltung, Mimik und Gestik des Auszubildenden achten; bei Ablehnung (z. B. Stirnrunzeln) nachfragen, sicherstellen, dass der Auszubildende seine Sichtweise auch wirklich äußert. Ansonsten ist es möglich, dass er nur vordergründig zustimmt, aber das Feedback innerlich ablehnt ✓ Bei gegensätzlicher Position Auszubildenden auffordern, seine Sichtweise zu begründen und über die unterschiedliche Wahrnehmung sprechen ✓ Neue, konkrete Ziele für die Weiterentwicklung des Auszubildenden vereinbaren und auf dem Beurteilungsbogen protokollieren. Der Auszubildende übernimmt damit Verantwortung für seinen Lernprozess und die nachfolgende Anleiterin kann ebenfalls davon profitieren. Zudem wirken Ziele motivierend, wenn sie auf ihre Einhaltung überprüft werden

	✓ Besondere Schwächen und Probleme gezielt bearbeiten, indem konkrete Maßnahmen/Hilfestellungen zur Problemlösung vereinbart werden ✓ Die wichtigsten Ergebnisse und Absprachen des Beurteilungsgesprächs am Ende noch einmal zusammenfassen ✓ Das Gespräch mit positiven Worten beenden. Dem Auszubildenden wird so gezeigt, dass er trotz der Kritik akzeptiert ist und das Anleiter-Schüler-Verhältnis nicht gelitten hat
Nachbereitung	✓ Wenn möglich, eine Kopie des Beurteilungsbogens für den Auszubildenden anfertigen (oder Auszubildenden bitten, dies in der Schule zu tun). Dieser Schritt ist wichtig, damit der Auszubildende seinen eigenen Lernprozess vor Augen hat und zunehmend selbstständig Verantwortung für seine Ausbildung übernimmt ✓ Den Verlauf und das Ergebnis des Beurteilungsgesprächs reflektieren und die eigene Gesprächskompetenz einschätzen (siehe dazu z. B. folgende Seite) ✓ Nach sehr schwierigen Beurteilungsgesprächen (z. B. starke Selbstunter- oder überschätzung des Auszubildenden oder Gefährdung des Ausbildungsziels) Kontakt mit der begleitenden Lehrperson in der Schule aufnehmen
Unterstützende Materialien/Dokumente: Protokolle von Erst- und Zwischengespräch, Notizen von Anleitungssituationen, während des Einsatzzeitraumes erstellte Beobachtungsnotizen, Protokolle von Praxisbegleitungen durch die Schule, Beurteilungsbogen, …	

Abb. 21: **Checkliste zum Führen eines Beurteilungs- bzw. Abschlussgesprächs**

Einschätzung der eigenen Gesprächskompetenz

Insbesondere Praxisanleitende, die ihre Aufgabe erst seit kurzer Zeit ausüben, fragen sich möglicherweise nach einem Beurteilungsgespräch noch länger, wie dieses Gespräch verlaufen ist und ob sie und ihr Gesprächspartner mit dem Gesprächsergebnis zufrieden sein können. Der folgende Selbsteinschätzungsbogen (Abb. 22) ist eine Anregung dafür, die eigene Gesprächskompetenz zu überprüfen. Er bietet dabei sowohl die Gelegenheit, auf positive Erfolge stolz zu sein als auch an kritischen Aspekten in Zukunft zu arbeiten.

Selbsteinschätzungsbogen für Beurteilungsgespräche

Einschätzungsskala / Fragestellungen	ja sehr	recht gut	gering-fügig	gar nicht	Weiß nicht	Persönliche Gedanken
Habe ich dem Auszubildenden für seine Stärken Anerkennung gezeigt und seine Zuversicht in seine Fähigkeiten geweckt?						
Habe ich ehrlich mit ihm über seine Schwächen und Entwicklungspotenziale gesprochen?						
Habe ich dem Auszubildenden genügend Zeit gegeben, seine persönliche Einschätzung auszudrücken?						
Habe ich mit dem Auszubildenden konkrete Maßnahmen besprochen, die er realisieren kann?						
Denke ich, dass der Auszubildende weiß, was ich von ihm erwarte?						
Haben wir gemeinsam einen zeitlichen Rahmen festgelegt, bis wann die Ziele erreicht werden sollen?						
Habe ich offen mit dem Auszubildenden über Leistungskontrollen gesprochen?						
Habe ich den Willen des Auszubildenden geweckt, mit mir zusammenzuarbeiten?						
Habe ich den Auszubildenden sicherer gemacht?						
Habe ich Widerstand erzeugt?						
Bin ich mit meiner Gesprächsführung zufrieden?						
Bin ich mit dem Ergebnis des Gesprächs zufrieden?						

Abb. 22: **Reflexionsbogen für Beurteilungsgespräche** (angelehnt an Kirchner 1996, 156)

5.4 Aufgaben der Praxisanleiterin im Rahmen der praktischen Prüfung

	Altenpflege	Gesundheits- und Krankenpflege / Gesundheits- und Kinderkrankenpflege
Prüfungsort	• Pflegeeinrichtung (auch teilstationär, wenn es sich um eine Einrichtung für ältere Menschen handelt) • In der Wohnung einer pflegebedürftigen Person, die von einer ambulanten Pflegeeinrichtung betreut wird, in der die Schülerin ausgebildet worden ist • Mit Zustimmung der zuständigen Behörde an der Altenpflegeschule im Rahmen einer simulierten Pflegesituation, wenn die ordnungsgemäße Durchführung gewährleistet ist	• Stationäre Einrichtung • Fachgebiet des Differenzierungsbereiches, in dem der Prüfling zur Zeit der Prüfung an der praktischen Ausbildung teilnimmt (Innere Medizin, Chirurgie, Psychiatrie bzw. Pädiatrie, Neonatologie, Kinderchirurgie, Neuropädiatrie, Kinder- und Jugendpsychiatrie)
Prüfungsform	• Einzelprüfung	• Einzelprüfung
Aufgabenstellung	• Umfassende und geplante Pflege einschließlich: o schriftliche Ausarbeitung einer Pflegeplanung o Durchführung der Pflege einschließlich Beratung, Betreuung und Begleitung eines alten Menschen o Abschließende Reflexion • Bezogen auf die Lernbereiche „Aufgaben und Konzepte in der Altenpflege“ und „Unterstützung alter Menschen bei der Lebensgestaltung“	• Eigenverantwortliche Pflege einer Gruppe von höchstens vier Menschen • Übernahme aller anfallenden Aufgaben einer prozessorientierten Pflege einschließlich der Dokumentation und Übergabe • Erläuterung und Begründung des Pflegehandelns und Reflexion der Prüfungssituation
Dauer	• Vorbereitung, Durchführung und Abnahme der Prüfung innerhalb eines Zeitraumes von höchstens zwei Werktagen • Der Prüfungsteil der Durchführung der Pflege soll die Dauer von 90 Minuten nicht überschreiten	• In der Regel sechs Stunden • Verteilung auf zwei aufeinander folgende Tage möglich
Fachprüfer	• Abnahme der Prüfung durch mindestens zwei Fachprüfer (Lehrkräfte) • Eine Praxisanleiterin oder ein Praxisanleiter kann zur Abnahme und Benotung der Prüfung in beratender Funktion hinzugezogen werden • Vorsitzendes Mitglied des Prüfungsausschusses (Vertreter der zuständigen Behörde) ist berechtigt, selbst zu prüfen	• Abnahme der Prüfung durch mindestens eine Lehrkraft sowie durch eine Praxisanleiterin oder einen Praxisanleiter • Als Fachprüfer sollten die Personen bestellt werden, die den Prüfling überwiegend ausgebildet haben
Aufgabe der Praxisanlei terin	• Möglichkeit zur Teilnahme an der Abnahme und Benotung der Prüfung in beratender Funktion, dies erfordert: o Beobachtung der Schülerin/des Schülers und Bildung eines eigenen Bewertungsurteils inklusive eines Notenvorschlages o Dialog mit allen Fachprüfern über die Leistung der Schülerin und die zu vergebende Note • *Vorbereitung der praktischen Abschlussprüfung (Standard zur berufspädagogischen Weiterbildung Praxisanleitung in der Altenpflege in NRW)*	• Teilnahme an der Prüfung als gleichberechtigter Fachprüfer, dies erfordert: o Beobachtung der Schülerin/des Schülers und Bildung eines eigenen Bewertungsurteils inklusive einer Note o Dialog mit allen Fachprüfern über die Leistung der Schülerin und die zu vergebende Note
Notengebung / Bestehen der Prüfung	• Der Vorsitzende des Prüfungsausschusses bildet aus den Noten der Fachprüfer und der Vornote die Note für den praktischen Teil der Prüfung • Die Vornote ergibt sich aus den Jahreszeugnissen über die praktische Ausbildung (erstellt von der Altenpflegeschule im Benehmen mit dem Träger der praktischen Ausbildung), sie fließt mit 25% in die Examensnote ein • Die Prüfung ist bestanden, wenn die Prüfungsnote mindestens „ausreichend“ beträgt	• Der Vorsitzende des Prüfungsausschusses (Vertreter der zuständigen Behörde) bildet aus den Noten der Fachprüfer im Benehmen mit den Fachprüfern die Prüfungsnote • Die Prüfung ist bestanden, wenn die Prüfungsnote mindestens „ausreichend“ beträgt

Abb. 23: **Praktische Prüfung in den Pflegeberufen** (Inhalte aus AltPflAPrV 2002, KrPflAPrV 2003)

Gesetzliche Vorgaben zur praktischen Prüfung

Die Ausbildungs- und Prüfungsverordnungen in der Altenpflege sowie in der Gesundheits- und Krankenpflege/Gesundheits- und Kinderkrankenpflege geben die Rahmenbedingungen für die Gestaltung der praktischen Prüfung vor. Praxisanleitende nehmen an der Vorbereitung und in der Regel auch an der Durchführung der praktischen Prüfung teil. Aus diesem Grund werden die Vorgaben der Prüfungsverordnungen hier dargestellt. Dabei bietet sich auch die Möglichkeit des Vergleichs zwischen den Bedingungen in der Altenpflege bzw. in der Gesundheits- und Krankenpflege / Gesundheits- und Kinderkrankenpflege (s. Abb. 23).

Unterschiedliche Bedingungen in den Pflegeberufen

In den wesentlichen Aspekten zur Prüfung, z. B. in der Aufgabenstellung, unterscheiden sich die Pflegeausbildungen kaum voneinander. In allen drei Ausbildungen geht es darum, dass der Prüfling eigenverantwortlich seine Pflege plant, diese durchführt und anschließend sein Pflegehandeln reflektiert. Trotzdem finden sich Unterschiede, die je nach Auslegung der Vorgaben stärker oder schwächer gegeben sind. So besteht z. B. in der Altenpflege die Möglichkeit, die Prüfung mit Genehmigung der zuständigen Behörde im Rahmen einer simulierten Pflegesituation in der Altenpflegeschule durchzuführen. Ebenfalls ist die Teilnahme einer Praxisanleiterin an der Prüfung in der Altenpflege nicht zwingend vorgeschrieben, sondern lediglich als „Kann"-Regelung erwähnt. Damit ist die Funktion der Praxisanleiterin wesentlich schwächer als in der Gesundheits- und Krankenpflege / Gesundheits- und Kinderkrankenpflege. Dennoch: In beiden Fällen entscheiden Altenpflegeschule und Praxisstätte, welchen „Kurs" sie einschlagen wollen. Aus Sicht des Auszubildenden erscheint die Teilnahme einer Praxisanleiterin bei der praktischen Prüfung als unbedingt geboten: Sie ist die Expertin für die praktische Pflegeausbildung und steht in der Prüfung stellvertretend für alle an der praktischen Ausbildung Beteiligten. Darüber hinaus ist sie dem Auszubildenden im System Praxis vertraut, ein Aspekt, der sich besonders auf die Prüfungsatmosphäre positiv auswirkt.

Reflexion bei der Notengebung berücksichtigen

Vergleicht man die Vorgaben zur Prüfung mit den früheren gesetzlichen Regelungen, dann sticht besonders ein Aspekt sehr deutlich hervor: Als neuer, fester Bestandteil der praktischen Prüfung ist hinzugekommen, dass der Auszubildende nach Abschluss des Durchführungsteils der Pflege sein Handeln erläutert, begründet und reflektiert. Diese Reflexionsfähigkeit des Auszubildenden fließt ebenfalls mit in die Notengebung ein. Damit greift die Gesetzesvorgabe eine wichtige Bedingung auf: Handeln vollzieht sich immer als ein Prozess. Nach Abschluss einer Handlung erfolgt ihre kritische Prüfung und Bewertung und die Ableitung von Konsequenzen für zukünftiges Handeln. Auf diese Weise wird und bleibt Lernen möglich. Nur wer sich selbst und sein Handeln einer kritischen Prüfung unterziehen kann und gegebenenfalls bereit ist, notwendige Änderungen zu erkennen und zu vollziehen, wird langfristig unter sich verändernden beruflichen Anforderungen ein kompetenter Akteur bleiben. Vor diesem Hintergrund rechtfertigt sich die große Bedeutung der Reflexion in der praktischen Prüfung. Sie muss sich auch in der Notengebung niederschlagen.

Aufgaben der Praxisanleiterin

Vorbereitung der Auszubildenden auf die Prüfungssituation

Prüfungsvorbereitung

- Besprechen Sie mit dem Auszubildenden die Aufgabenstellung und den groben Ablauf der Prüfungssituation. Geben Sie ihm Gelegenheit, Fragen zur Prüfung zu stellen und mögliche Nervosität abzubauen.
- Sprechen Sie gemeinsam über die Anforderungen der Prüfung und die Kriterien, die zur Notenfindung im Vordergrund stehen. Gut geeignet dafür sind die Beobachtungsbögen, die im Rahmen der praktischen Prüfung eingesetzt werden (Prüfungsprotokolle). Falls Sie Rückfragen zum Prüfungsprotokoll haben, klären Sie diese frühzeitig mit der Schule.
- Fragen Sie, in welchen Bereichen der Auszubildende sich sicher fühlt und wo er noch Schwierigkeiten sieht. Nutzen Sie die verbleibende Zeit besonders, um Reflexionsgespräche mit dem Auszubildenden zu führen.
- Unterstützen Sie den Auszubildenden dabei, eine Reflexion zielgerichtet durchzuführen. Günstig ist, wenn der Auszubildende selbst eine Struktur für die Reflexion nutzt (siehe z. B. Reflexionsvorschlag im Anhang). Wenn Sie dies für erforderlich halten, unterstützen Sie durch Leitfragen, z.B. nach *Struktur* (wie waren die organisatorischen Bedingungen, Zeit und Material), *Prozess* (wie verlief die Pflegehandlung, welche Reaktionen zeigte der Klient, wo gab es Schwierigkeiten) und *Ergebnis* (waren Klient und Pflegeperson bzw. Auszubildender mit dem Ergebnis zufrieden? Wenn nein, warum nicht?). Fragen Sie den Auszubildenden, was er beim nächsten Mal verändern würde.
- Bestärken Sie den Auszubildenden in der eigenverantwortlichen und geplanten Pflege für eine Gruppe von zu pflegenden Menschen. Dies ist nicht nur im Hinblick auf die praktische Prüfung, sondern auch mit Blick auf das Ausbildungsende wichtig!
- Überlegen Sie, ob Sie eine Prüfungsvorbereitung für mehrere Auszubildende gleichzeitig, als Gruppenvorbereitung, anbieten können. Die Vorbereitung in der Gruppe stärkt die Sicherheit der Auszubildenden und gibt Ihnen Gelegenheit zum Austausch. Gleichzeitig bietet sie Ihnen die Chance, zeitsparend anzuleiten.

Auswahl von Klienten für die Prüfungssituation

Geeignete Klienten vorschlagen

Die Auswahl der zu pflegenden Menschen für die Prüfung erfolgt in Absprache der Fachprüfer mit dem für diese Klienten zuständigen Fachpersonal. Praxisanleitende schätzen ein, welche Klienten sich für eine Prüfungssituation eignen und schlagen diese vor. Hier gilt es zu berücksichtigen, dass die bei den ausgewählten Klienten durchzuführende Pflege möglichst ein Spektrum an beruflicher Kompetenz abbildet und Pflegeaufgaben wie bspw. Anleitung und Beratung einschließt (siehe dazu ausführlicher: Forum Ausbildung, Ausgabe 2, 2008: Praktische Prüfungen, Brake: Prodos).
In Absprache mit anderen Pflegefachkräften und den Lehrenden in der Schule informieren die Praxisanleitenden mögliche Klienten über die Prüfungssituation und holen die Erlaubnis der Klienten oder ihrer Angehörigen ein.

Organisatorische Vorbereitung der Prüfung im Einsatzbereich

Organisatorische Absprachen

Eine Voraussetzung für einen reibungslosen Ablauf der Prüfung ist es, dass alle Mitarbeiter im Pflegeteam und weitere im Einsatzbereich tätige Berufsgruppen über die Prüfung informiert sind und sich organisatorisch darauf einstellen. Dabei soll es nicht darum gehen, eine abgeriegelte, virtuelle Prüfungssituation zu schaffen. Vielmehr sollten soweit möglich die üblichen Routinen (z.B. Teilnahme an Visite oder interdisziplinärer Fallbesprechung) gewährleistet bleiben. Eine genaue organisatorische Absprache ist dennoch erforderlich, z.B. zur Freistellung der Praxisanleiterin für die Prüfung.

Herstellen einer positiven Prüfungsatmosphäre

Auszubildenden positiv bestärken

Eine angenehme Prüfungsatmosphäre kann viel zur Entlastung beitragen. Dazu gehören eine freundliche Begrüßung und Kontaktaufnahme ebenso wie aufmunternde Blicke und Gesten. Insbesondere diejenigen Prüflinge, die ihre Leistung eher herunter spielen und ein geringes Selbstbewusstsein besitzen, werden bestärkt, wenn sie das Gefühl erhalten, dass ihnen die Leistung zugetraut wird.
Wichtig für Praxisanleitende ist, dass sie sich nicht von der Prüfungsnervosität anstecken lassen. Nicht sie, sondern die Auszubildenden absolvieren ihr Examen.

Teilnahme an der Prüfung und Bewertung des Auszubildenden

Beobachtung und Beurteilung der Prüfungsleistungen

In der Regel erfüllen Praxisanleitende eine Doppelfunktion während der Prüfung. Einerseits stehen sie für den Auszubildenden als Assistenz für bestimmte Pflegehandlungen, z.B. bei Lagerung oder Mobilisation, zur Verfügung. Dazu sollte der Auszubildende konkrete Instruktionen geben, welche Hilfe er erwartet bzw. welche Aufgaben er delegieren möchte. Gleichzeitig sind Praxisanleitende in der Rolle der Beobachtenden und Bewertenden. Dazu machen sie im Laufe der Prüfung Beobachtungsnotizen und schätzen die Leistung des Auszubildenden anhand eines vorab festgelegten Kriterienkatalogs (Beobachtungsprotokoll / Prüfungsprotokoll) ein.
Zwischen Durchführungsteil der Prüfung und Reflexionsgespräch sollte ausreichend Zeit sein, um Beobachtungsnotizen auf Vollständigkeit zu prüfen und nachträgliche Gedanken zu ergänzen. Die Praxisanleitenden bilden sich eine eigene Meinung über die Prüfungsleistung inklusive eines Vorschlags für eine Prüfungsnote.

Gemeinsame Reflexion über die Prüfungsleistung

Eine wichtige Neuerung in der praktischen Prüfung ist die Reflexion des Auszubildenden über seine Prüfungsleistung (s.o.). Da die Reflexion über die Prüfung zur Prüfung selbst gehört, fließt auch dieser Prüfungsteil in die Notengebung ein. Auf diese Weise besteht die Möglichkeit, dass ein Prüfling eine befriedigende Prüfungsleistung durch die kritische Selbstreflexion nachträglich noch verbessert. Vergleichen Sie Ihr eigenes Urteil mit der Selbsteinschätzung des Auszubildenden. Überprüfen Sie, ob Ihr gebildetes Urteil auch nach der Selbstreflexion des Auszubildenden für Sie stimmig ist.

Austausch und gemeinsame Notenfindung im Prüfungsteam

Nach der Selbsteinschätzung des Auszubildenden bilden die Fachprüfer eine gemeinsame Prüfungsnote. Für dieses Gespräch ist es wichtig, dass Sie die Prüfung aus Ihrer Perspektive betrachten und Ihre Sichtweise mit Hilfe Ihrer Beobachtungsnotizen begründen. Je weiter die Meinungen der Fachprüfer auseinander gehen, desto wichtiger ist eine gute Urteilsbegründung.

🕮 Literaturtipp

Forum Ausbildung, Ausgabe 2/2008, Schwerpunkt „Praktische Prüfungen":
→ ausführliche Informationen zu allen drei Prüfungsteilen der praktischen Examensprüfung, Vorschläge für die Auswahl von Klienten, Beobachtungs- und Beurteilungsbögen u.a. Weitere Informationen und Bestellung unter www.prodos-verlag.de

6. Theorie und Praxis verbinden – gemeinsam ausbilden

> „Bis ich meine Rolle in der Lernortkooperation gefunden habe, hat es schon einige Zeit gedauert. Wenn ein Lehrender zur Praxisbegleitung kam, habe ich mich gefühlt, als ob mein Handeln oder Wissen überprüft würde. Das hat mich verunsichert und geärgert. Inzwischen weiß ich, dass es auf beiden Seiten den Wunsch gibt, im Sinne einer guten Ausbildung möglichst gut zusammen zu arbeiten, sich auszutauschen und sich gemeinsam weiterzuentwickeln."
> L. Z.

Dieses Kapitel will Sie anregen, sich mit der Verbindung von Theorie und Praxis auseinanderzusetzen und Ihnen mögliche Wege der Zusammenarbeit aufzeigen.

6.1 Stellenwert der Lernortkooperation

Die Pflegeausbildung findet an zwei unterschiedlichen **Lernorten** statt, dem Lernort Schule und dem Lernort Praxis mit ihren jeweils besonderen Merkmalen und Lernmöglichkeiten für Auszubildende. Damit sich theoretische und praktische Pflegeausbildung sinnvoll ergänzen, ist eine Zusammenarbeit der Lernorte wichtig. Die Bedeutung dieser unter dem Begriff der **Lernortkooperation** beschriebenen Zusammenarbeit ist in den letzten Jahren immer stärker in das Bewusstsein von Praxisanleiterinnen, Lehrenden und Auszubildenden gerückt. Doch die Ausgestaltung der Zusammenarbeit zwischen Schule und Praxis in einer Lernortkooperation wirft viele Fragen zur konkreten Umsetzung auf: Wer organisiert die Lernortkooperation? Wie häufig sollten sich die Beteiligten treffen? Was kann gemeinsam erarbeitet werden? Was trägt zum Gelingen der Kooperation bei? Bei allen Fragen ist die organisierte Zusammenarbeit zwischen Schule und Praxis in einer Lernortkooperation ein zentraler Qualitätsfaktor für eine umfassende und gelingende Ausbildung und es lohnt sich für alle Beteiligten, sich dieser Herausforderung zu stellen.

Das Bremer Modellprojekt „Wissenstransfer in der Pflege“ hat gezeigt, dass bei der Umsetzung von innovativen Lernkonzepten und Lernortkooperation weniger das „Was“ entscheidend ist, als vielmehr die Art und Weise, in der sich die Beteiligten gegenseitig anerkennen und wertschätzen. Nicht selten sei im Verhältnis von Schule und Praxis ein Ungleichgewicht festzustellen, bei dem Lehrende annehmen, über ein „umfassendes und wahres (Pflege-) Wissen“ und die Definitionsmacht über Pflege zu verfügen (Roes 2004, 14; 2005, 272). Um die gemeinsame Arbeit auf Augenhöhe gestalten zu können, ist es hilfreich, eine Vorstellung vom jeweils anderen Lernort und seinen Potenzialen zu haben.

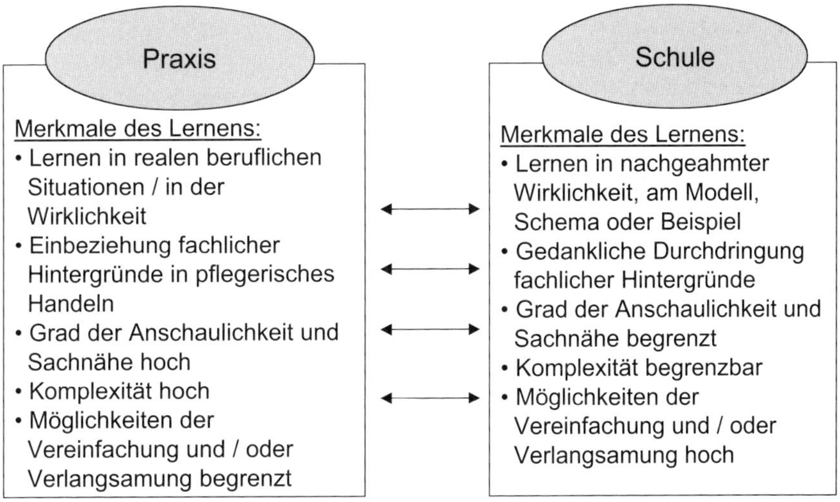
Praxis
Merkmale des Lernens:
• Lernen in realen beruflichen Situationen / in der Wirklichkeit
• Einbeziehung fachlicher Hintergründe in pflegerisches Handeln
• Grad der Anschaulichkeit und Sachnähe hoch
• Komplexität hoch
• Möglichkeiten der Vereinfachung und / oder Verlangsamung begrenzt
Schule
Merkmale des Lernens:
• Lernen in nachgeahmter Wirklichkeit, am Modell, Schema oder Beispiel
• Gedankliche Durchdringung fachlicher Hintergründe
• Grad der Anschaulichkeit und Sachnähe begrenzt
• Komplexität begrenzbar
• Möglichkeiten der Vereinfachung und / oder Verlangsamung hoch

Abb. 24: **Merkmale des Lernens in Praxis und Schule**

Besonderheiten der Lernorte

Der Lernort Praxis bietet die Möglichkeit, an realen beruflichen Situationen zu lernen und besitzt damit eine Sachnähe, wie sie die Schule nur ansatzweise gewährleisten kann. Aufgabe der Praxis ist es, den Auszubildenden die Anwendung und Vertiefung ihres Wissens zu ermöglichen bzw. den Erwerb von neuem Erfahrungswissen zu fördern. Dies geschieht über das gezielte Lernen von Pflegeexperten und das Lernen im realen Arbeitsprozess. Dabei bildet jeweils der zu pflegende Mensch in der realen Pflegesituation den Mittelpunkt.
Bei allen aktuellen Anforderungen des Berufsalltags sollte die Praxis als Lernort offen bleiben für neue (pflege-) wissenschaftliche Erkenntnisse und – im Rahmen der zur Verfügung stehenden Ressourcen – Räume schaffen, um die Persönlichkeitsentwicklung der Auszubildenden in den Blick zu nehmen.

Die Schule muss bestrebt sein, Auszubildende auf die beruflichen Anforderungen der Praxis vorzubereiten sowie Erfahrungen aus der Praxis zu reflektieren. Sie ermöglicht den Lernenden, exemplarisch und vertieft an beruflichen Aufgaben- und Problemstellungen zu arbeiten. Sie kann komplexe Situationen und damit auch zu lernendes Wissen vereinfachen, einzelne Aspekte herauslösen und deren Hintergründe aus den Naturwissenschaften, der Psychologie oder anderen Disziplinen gezielt in den Blick nehmen.

Beide Lernorte besitzen damit ein für sie spezifisches Lernangebot und können sich gegenseitig gut ergänzen (siehe Abb. 24), wenn sie aufeinander zugehen. Wichtige Voraussetzungen für die Lernortkooperation sind:

- Kennen lernen des jeweils anderen Lernortes (Schule bzw. Praxis) mit seinen Stärken und Begrenzungen
- Akzeptanz der unterschiedlichen Systeme und ihrer Schwerpunkte (Bildung versus Arbeit)
- Klarheit über die Rollen der jeweiligen Personen (Lehrende, Praxisanleiterinnen)
- Austausch und Beratung bei der (gemeinsamen) Entwicklung von Lernsituationen in Theorie und Praxis
- Gegenseitige persönliche und berufliche Anerkennung

Besonders die Aspekte der gegenseitigen Anerkennung und Akzeptanz sind für eine funktionierende Lernortkooperation bedeutend. Widersprüchliche Interessen ergeben sich zwangsläufig immer noch aus dem Wesen von Schule und Praxis. Diese müssen jedoch nicht zu Missverständnissen, Tabuisierung von Problemen und gegenseitiger Ablehnung führen. Im Idealfall werden sie innerhalb der Lernortkooperation zum Thema gemacht. Ein guter Start für diesen Weg ist die Verständigung über die jeweiligen Aufgabenbereiche von Praxisanleitung und Praxisbegleitung. Hier bietet der Gesetzgeber Spielräume, die von den Beteiligten gedeutet und definiert werden müssen (siehe Kapitel 6.2).

6.2 Aufgabenbereiche Praxisanleitung und Praxisbegleitung

Unterschiedliche Aufgaben

Der Gesetzgeber unterscheidet begrifflich zwischen Praxis*anleitung* und Praxis*begleitung*. Beide Begriffe beziehen sich auf den praktischen Teil der Ausbildung. Für die Praxisanleitung sind qualifizierte Pflegefachkräfte im Arbeitsfeld verantwortlich, Lehrende aus der Schule für die Praxisbegleitung. Durch die Benennung beider Aufgabenbereiche im Gesetz wird die Bedeutung der Verknüpfung von Theorie und Praxis besonders hervorgehoben.
Die in den Ausbildungs- und Prüfungsverordnungen (APrV) von Altenpflege und Gesundheits- und Krankenpflege/Gesundheits- und Kinderkrankenpflege formulierten Anforderungen weisen zwar Unterschiede auf, sind aber weitgehend ähnlich (Abb. 25).

	Altenpflege	**Gesundheits- und Krankenpflege / Gesundheits- und Kinderkrankenpflege**
	Praxisanleitung	
Qualifikation der Praxisanleiter/innen	Altenpfleger/in mit mind. 2 Jahren Berufserfahrung und berufspädagogischer Zusatzqualifikation (Fort- oder Weiterbildung – *keine Stundenangabe)*	Gesundheits- und Krankenpfleger/in, Gesundheits- und Kinderkrankenpfleger/in mit mind. 1 Jahr Berufserfahrung und 200 Std. berufspädagogischer Zusatzqualifikation
Aufgabenbereiche der Praxisanleitung	▪ schrittweise Heranführung der Auszubildenden an die Wahrnehmung ihrer beruflichen Aufgaben auf der Grundlage eines Ausbildungsplanes ▪ Gewährleistung des Kontaktes mit der Altenpflegeschule ▪ Beurteilung der Auszubildenden und jährliche Ausstellung einer Bescheinigung über die durchgeführten Ausbildungsabschnitte ▪ ggf. Teilnahme und beratende Funktion bei der praktischen Prüfung	▪ Verbesserung der Qualität der praktischen Ausbildung ▪ schrittweise Heranführung der Auszubildenden an die Wahrnehmung ihrer beruflichen Aufgaben ▪ Verknüpfung zwischen theoretischem Wissen und beruflichen Anforderungen ▪ Gewährleistung der Verbindung mit der Schule ▪ Teilnahme an der praktischen Prüfung inklusive Beurteilung
	Praxisbegleitung	
Qualifikation der Praxisbegleiter/innen	Lehrer für Pflegeberufe/Pflegepädagogen	Lehrer für Pflegeberufe/Pflegepädagogen
Aufgabenbereiche Praxisbegleitung	▪ Betreuung und Beurteilung der Auszubildenden in den praktischen Lernorten durch ▪ begleitende Besuche in den Einrichtungen (*keine Angabe zur Häufigkeit)* ▪ Beratung der für die Praxisanleitung zuständigen Fachkräfte	▪ Beratung und Begleitung der Auszubildenden in den praktischen Lernorten ▪ Beratung der für die Praxisanleitung zuständigen Fachkräfte ▪ regelmäßige persönliche Anwesenheit in den Einrichtungen *(keine Angabe zur Häufigkeit)*

Abb. 25: **Aufgabenbereiche der Praxisanleitung und Praxisbegleitung laut APrV**

Konkrete Umsetzung von Anleitung und Begleitung offen

Bezogen auf die Aufgabenbereiche der Praxis*anleitung* benennen beide Ausbildungs- und Prüfungsverordnungen die schrittweise Heranführung der Auszubildenden an die Wahrnehmung ihrer beruflichen Aufgaben sowie die Gewährleistung des Kontaktes zur Schule. Dabei bleibt offen, in welcher Art bzw. in welchem Umfang beide Aufgabenbereiche auszufüllen sind. Ähnlich ist es im Bereich der Praxis*begleitung*: Sowohl in der Altenpflege als auch in der Gesundheits- und Krankenpflege/Gesundheits- und Kinderkrankenpflege gehören begleitende Besuche/regelmäßige Anwesenheit in den Praxiseinrichtungen zu den Aufgaben der Lehrenden. Angaben über die Ausgestaltung dieser Besuche sind sehr offen formuliert. Genannt werden die Schwerpunkte Beratung, Begleitung und Beurteilung der Auszubildenden sowie die Beratung der für die Praxisanleitung zuständigen Fachkräfte. Auch hier bleibt offen, in welcher Häufigkeit bzw. in welchem Umfang Besuche stattfinden sollten.

Qualifikation der Praxisanleiterinnen

Unterschiede in den Pflegeausbildungen finden sich bzgl. der Qualifikation der Praxisanleiterinnen. Während in der Altenpflege zwei Jahre Berufserfahrung und eine berufspädagogische Zusatzqualifikation – ohne Angabe des Stundenumfangs dieser Qualifikation – gelten, sind für die Gesundheits- und Krankenpflege/ Gesundheits- und Kinderkrankenpflege lediglich ein Jahr Berufserfahrung, dafür aber eine berufspädagogische Zusatzqualifikation von 200 Stunden gefordert. Bezüglich der inhaltlichen Ausrichtung der Zusatzqualifikation empfiehlt der Deutsche Bildungsrat für Pflegeberufe (2004, 13), die 200 Stunden ausschließlich auf berufspädagogische Inhalte auszurichten und das Auffrischen pflegefachlicher Themen in gesonderten Fortbildungen zu ermöglichen.

frühere Mentoren und Praxisanleiter

Die Ausbildung von Mentoren und Praxisanleitern war in der Krankenpflege bereits vor der gesetzlichen Neuregelung stärker etabliert als in der Altenpflege, die begrifflichen Veränderungen führten daher zu einiger Verwirrung: Die mit der Anleitung betrauten „Mentoren" besaßen in der Regel eine Zusatzqualifikation von 160 Stunden, während Praxisanleiter mit bis zu 480 Stunden weit darüber hinaus qualifiziert wurden und in einem gesonderten Anstellungsverhältnis stationsübergreifend die Anleitungsarbeit übernahmen. Inzwischen holen viele ehemalige Mentoren die fehlenden 40 Stunden Qualifikation zur Praxisanleitung nach, beispielsweise im Rahmen der gemeinsamen Entwicklung von Lernkonzepten für die Praxis.

Die Funktion der stationsübergreifend tätigen Praxisanleiter mit höherer Qualifikation ist auch zukünftig für Einrichtungen mit höherer Schülerzahl sinnvoll. Da sie bereichsübergreifend wirken, können sie diejenigen Ausbildungsorte abdecken, an denen es (noch) keine Praxisanleiter gibt. Weiterhin können sie die umfassende und koordinierte Anleitungsarbeit übernehmen (z. B. Steuerung von Projekten, Koordination von Praxisaufgaben anhand eines Ausbildungsplans, gezielte Anleitungen oder Beurteilungen, z. B. im Rahmen von Probezeitprüfungen) (Quernheim 2004, 544f).

Umsetzungsvorschläge durch Länder / Berufsverbände

Aufgrund der Offenheit der gesetzlichen Vorgaben herrscht vielerorts Verunsicherung darüber, wie die jeweiligen Anforderungen an Praxisanleitung und Praxisbegleitung konkret umzusetzen sind. Dabei befinden sich alle an der Ausbildung Beteiligten im Spannungsfeld zwischen der gewünschten qualitativ hochwertigen Ausbildung und den unter aktuellen finanziellen und personellen Ressourcen leistbaren Möglichkeiten. Bisher haben sowohl einige Bundesländer als auch der Deutsche Bildungsrat für Pflegeberufe näher umschriebene Empfehlungen erarbeitet, ohne allerdings alle Fragen zu klären. Dennoch liefern sie wichtige Hinweise auf die inhaltliche und organisatorische Ausgestaltung von Praxisanleitung und Praxisbegleitung. Beispielhaft werden hier die Ausführungen des Landes Baden-Württemberg für die Gesundheits- und Krankenpflege/Gesundheits- und Kinderkrankenpflege wiedergegeben (Abb. 26).

Aufgabenbereiche Praxisanleitung	Aufgabenbereiche Praxisbegleitung
• Primäre Ansprechperson des Lernortes Schule und verantwortlich für den Informationsfluss innerhalb ihrer Einrichtung bzw. Station • Vertretung ihres Standpunktes gegenüber der Praxis wie auch gegenüber der Schule • Multiplikatoren und Koordinatoren der praktischen Anleitung • Bereitstellung des Lernangebotes, so dass Schüler in der Praxis Themen und Probleme bearbeiten können, die vermehrt Eingang in die Praxis finden sollten *[z. B. Beratung und Anleitung von Angehörigen, Gesundheitsförderung, Anmerkung der Verf.]* • Verantwortung für das Erreichen der Ausbildungsziele (Befähigungsauftrag in Anlage 1 der KrPflAPrV) nach curricularer Maßgabe der Schule • Ermittlung des stationsspezifischen Lernangebotes • Einführung der Schüler in das Haus • Standortgespräche (Erst-, Zwischen-, Auswertungsgespräch) • Durchführung von gezielten Anleitungen • Beratung der Schüler für die Bewältigung spezifischer Lernsituationen • Praktische Prüfung • Weiterentwicklung der hausspezifischen Anleitungssituationen • Kontinuierliche pflegefachliche sowie berufspädagogische Fortbildung	• Festlegen von Inhalten und Anforderungen der Praktikumseinsätze • Mitverantwortung für die Auswahl und Qualifizierung der Praxisanleiter • Beratung und Unterstützung der Praxisanleiter auch in regelmäßigen Treffs • Generierung von Lernsituationen und Lernarrangements • Durchführung von Gruppen- oder Einzelunterricht gemeinsam mit dem zu pflegenden Menschen [im Original: „am Krankenbett"] (Fallbesprechungen, Coaching, ...) • Unterstützung und Förderung der Lernenden für das Erreichen der Ausbildungsziele (Lernberatung) • Definition von Standards für die Begleitung der Lernenden im Praxiseinsatz (z. B. Erst-, Zwischen- und Auswertungsgespräche) • Organisation und Durchführung von (Zwischen- und Abschluss-) Prüfungen (in Kooperation mit den Praxisanleiterinnen) • Überwachung der Ausbildungsqualität • Rückmeldungen an alle an der Ausbildung Beteiligten • Pflegen eines engen Kontaktes zur Praxis, insbesondere um die Urteilsfähigkeit bei praktischen Prüfungen zu erhalten

Abb. 26: **Aufgabenbereiche von Praxisbegleitung und Praxisanleitung** in der Gesundheits- und Krankenpflege/Gesundheits- und Kinderkrankenpflege (Sozialministerium Baden-Württemberg 2003, 14)

Komplexität der Anleitungsarbeit

Die Übersicht zeigt, wie komplex das Zusammenspiel von Schule und Praxis und deren Vertretern an der Schnittstelle zwischen theoretischer und praktischer Ausbildung ist. Sie kann dazu anregen und ermutigen, sich über den Aufgabenbereich des jeweils anderen Lernortes genauer zu informieren und gegenseitige Anknüpfungspunkte aufzudecken. Letztendlich geht es auch darum, sich über das jeweilige Verständnis einzelner Ziele und Aufgabenbereiche auszutauschen. Von diesem Austausch können Lehrende und Praxisanleitende profitieren.

Wichtig für eine gelingende Lernortkooperation ist, dass von beiden Seiten Fragen, Probleme, Ideen und Verbesserungsvorschläge offen angesprochen werden. Ein guter „Aufhänger" für den gemeinsamen Austausch sind die verschiedenen Dokumente, die im Zusammenhang mit der theoretischen und praktischen Ausbildung verwendet werden, wie beispielsweise Gesprächsprotokolle oder Beurteilungsbögen.

6.3 Wege und Instrumente zur Theorie-Praxis-Vernetzung

Die Zusammenarbeit zwischen Praxiseinrichtung und Schule kann auf viele Arten organisiert werden. Unterschiedliche Wege und Instrumente eignen sich, um mehr Informationsaustausch zwischen beiden Lernorten zu gewährleisten.

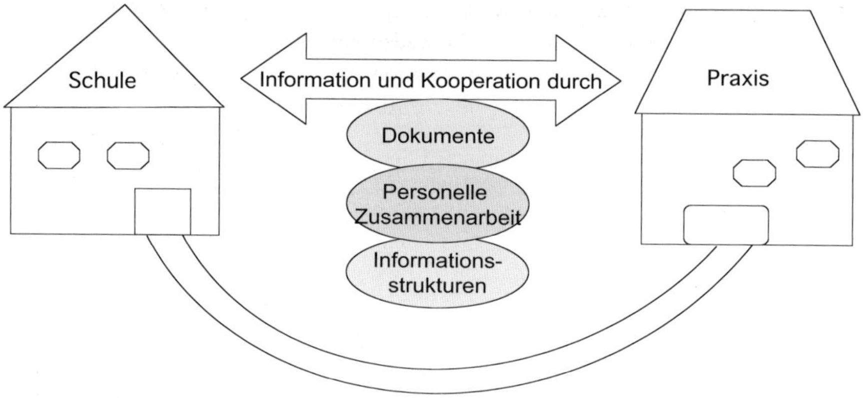
Schule
Information und Kooperation durch
Praxis
Dokumente
Personelle Zusammenarbeit
Informations-strukturen

Abb. 27: **Information und Kooperation zwischen Schule und Praxiseinrichtung**

1. Ausbildungsrelevante Dokumente

Einen Informationsweg bieten die unterschiedlichen Dokumente, welche innerhalb der theoretischen und praktischen Ausbildung zum Einsatz kommen, z. B. Gesprächsprotokolle, Lernaufträge oder Beurteilungsbögen. Wenn diese von allen Beteiligten genutzt und den jeweiligen Ausbildungspartnern zugänglich gemacht werden, können viele Informationen rund um die Ausbildung und den einzelnen Auszubildenden weitergegeben werden. Nicht in jeder Schule bzw. Praxiseinrichtung existieren gleiche Dokumente. Die Kurzübersicht auf der folgenden Seite liefert Vorschläge zu Dokumenten, die für den Praxisgebrauch sinnvoll sind. Die einzelnen Dokumente wurden zum Teil im Rahmen des Anleitungsprozesses (vgl. Kap. 3) bereits erwähnt, zum Teil sind sie im Anhang mit Beispielen dargestellt.

In Literatur und Praxis finden sich häufig noch so genannte „Tätigkeits- oder Lernzielkataloge". Diese bestehen aus umfassenden Auflistungen pflegerischer Handlungen, meist gegliedert in einzelne Arbeitsbereiche (z. B. Lernzielkatalog für die internistische, chirurgische, gynäkologische Abteilung). Praxisanleitende dokumentieren per Handzeichen, welche der Tätigkeiten vom Auszubildenden durchgeführt wurden. Einige Kataloge unterscheiden dabei noch zwischen „beobachtet", „assistiert" und „selbstständig durchgeführt". Ursprüngliche Idee dieser Listen war sicherzustellen, dass der Auszubildende mit allen im Beruf anfallenden Tätigkeiten während der Ausbildung in Berührung kommt.

Lernort Schule

Blocktagebuch (s. S. 143)
- gibt einen Überblick über die Inhalte des Theorieblockes
- bildet eine Basis für die Auswahl von Lernaufgaben in der Praxis

Leistungsnachweise / Beurteilungen
- geben einen Überblick über die theoretischen und im Rahmen von Praxisbegleitungen erbrachten praktischen Leistungen des Auszubildenden
- bilden eine Grundlage für die Formulierung von Zielen und Schwerpunkten für den Lernprozess des Auszubildenden im Praxiseinsatz

Lerntagebuch
- persönliches Tagebuch, in dem der Auszubildende seinen Lernprozess, evtl. auch Inhalte, Leistungsnachweise etc. dokumentiert
- privates Dokument des Auszubildenden zur Förderung seines selbstorganisierten Lernens; wird evtl. freiwillig öffentlich gemacht

Lernaufträge für die Praxis (s. S. 98, 151)
- beinhalten eine vom Auszubildenden zu bearbeitende Aufgabenstellung für den Praxiszeitraum
- erfordern während der Durchführung in der Praxis die Beratung und Begleitung von Seiten der Praxisanleitenden
- werden alternativ in der Praxis (durch Praxisanleiter oder Lehrende) oder in der Schule (z.B. im nächsten Theorieblock) ausgewertet

Ausbildungsbegleitmappe (s. S. 37)
- Ordner zur Sammlung aller entstehenden Dokumente, Protokolle, Leistungsnachweise etc., z.B. Blocktagebücher, Gesprächsprotokolle
- bietet Übersichtlichkeit durch einheitlichen Aufbewahrungsort der Dokumente in der Mappe
- fordert und fördert die Selbstverantwortung der Auszubildenden

Lernort Praxis

Gesprächsprotokolle (s. S. 155 - 158)
- Vorlagen für Erst-, Zwischen- und Abschlussgespräche
- unterstützen und dokumentieren den Verlauf der Gespräche
- Auszubildender und Praxisanleiterin erhalten je ein Exemplar

Lernangebotskatalog (s. S. 36, 153)
- wird von jedem praktischen Einsatzbereich (Station/Wohnbereich) erstellt (wenn gewünscht und möglich mit Unterstützung der Schule)
- dokumentiert das allgemeine und das spezifische Lernangebot eines Einsatzbereiches
- enthält Vorlagen für Lernaufgaben mit konkreten Hinweisen für die Umsetzung entsprechender Anleitungssituationen
- bietet Auszubildenden und Praxisanleiterinnen Orientierung bei der Formulierung von Zielen für den Praxiseinsatz und bei der Auswahl von Lernaufgaben und Anleitungssituationen

Beobachtungs- und Bewertungsbögen (s. S. 101)
- Vorlagen zur Beobachtung und Bewertung von Anleitungssituationen
- Bewertung erfolgt als Fremd- und Selbstbewertung

Ausbildungsplan (s. S. 38, 141ff)
- gliedert die praktische Ausbildung zeitlich und inhaltlich
- gibt Hinweise darauf, welche Lernaufgaben/ Anleitungssituationen in den einzelnen Praxiseinsätzen durchgeführt werden
- ist abgestimmt auf das Lernangebot der einzelnen Einsatzbereiche

Durch die Entwicklungen innerhalb der Pflegeberufe und innerhalb der Berufspädagogik geraten solche Lernzielkataloge zunehmend in die Kritik:

Kritik an Lernzielkatalogen

- Die Komplexität der Berufsrealität und die Unterschiedlichkeit von Pflegesituationen und Einsatzbereichen lässt eine für alle Auszubildenden identische praktische Ausbildung nicht zu
- Aber: Exemplarisches Lernen ermöglicht, an ausgewählten Handlungen gleichzeitig auf viele berufliche Anforderungen vorzubereiten
- Die Auflistung vieler Einzeltätigkeiten enthält keine Hinweise auf die methodische Umsetzung / die Gestaltung von Anleitungssituationen
- Anleitende geraten durch die Kataloge unter Druck, nicht selten werden die Listen ohne Bezug zur wirklichen Ausbildungssituation „abgehakt“

Im Hinblick auf eine gezielte und qualitativ hochwertige praktische Ausbildung erscheint es demnach sinnvoller, Formen der Dokumentation zu finden, die Auszubildende und Anleitende bei der Umsetzung von Lernaufgaben und Anleitungssituationen unterstützen, anstatt sie lediglich zu kontrollieren. Spezifische Lernangebotskataloge einzelner Einsatzbereiche, exemplarische Lernaufgaben für Anleitungssituationen oder Ausbildungspläne könnten diese Anforderungen erfüllen.

Anwendung der Dokumente

Eine häufige Feststellung von Lehrenden ist: „Eigentlich sind alle Dokumente da, die gebraucht werden, aber in der Praxis werden die Bögen einfach nicht benutzt.“ Praxisanleiterinnen äußern dagegen: „Viele Bögen sind zu realitätsfern und zu kompliziert. Sie zu benutzen ist umständlich und zu zeitaufwändig.“

Nichtanwendung von Dokumenten als Signal

Auch wenn dies nur ein Beispiel ist, macht es deutlich: Jedes der oben genannten Dokumente kann seinen Nutzen nur dann entfalten, wenn es von den Adressaten, den Praxisanleiterinnen, Lehrenden und Auszubildenden, wirklich angewendet wird. Für die Ablehnung und/oder stille Anwendungsverweigerung von einzelnen Dokumenten kann es sehr vielfältige Gründe geben. Klar ist, dass die Nichtanwendung ein Signal darstellt: Es gibt ein Problem! Lehrende und Praxisanleitende sollten dieses Problem innerhalb der Lernortkooperation ansprechen ohne gegenseitig Vorwürfe und Schuldzuweisungen auszusprechen. Am Ende geht es um das Produkt, das sich in den meisten Fällen durch eine gezielte kritische Diskussion verbessern und anwendungsfreundlicher gestalten lässt.

Selbstverständlich sollte in diesem Zusammenhang sein, dass ein einmal erstelltes Dokument nicht „fertig“ ist. In der Anwendung werden sich immer wieder Verbesserungsmöglichkeiten zeigen, die Überarbeitungen erforderlich machen.

Literaturtipp

Das Netzwerk „Gesundheits- und Pflegeschulen“ der Robert Bosch Stiftung hat ein **umfangreiches Lernbegleitbuch** entwickelt, das die Vernetzung von theoretischer und praktischer Ausbildung unterstützt. Es enthält Lernaufgaben, Beurteilungsbögen und viele weitere Dokumente zur Ausbildung in der Praxis. Das Lernbegleitbuch ist online verfügbar unter www.akademie-klinikum-muenchen.de, Stichworte „Projekte“/„Lernbegleitbuch“.

2. Personelle Zusammenarbeit

Einrichtungsspezifische Wege

Eine weitere wichtige Form der Kooperation ist die personelle Zusammenarbeit zwischen Schule und Praxis, wie sie beispielsweise in gemeinsamen Arbeitsgruppen und Besprechungen der Fall ist. Diese Zusammenarbeit kann organisatorisch und strukturell unterschiedlich angelegt sein. Allerdings ist der für die gemeinsame Arbeit zur Verfügung stehende Zeitrahmen in der Regel eng begrenzt und muss im schlechtesten Fall sogar erst hart erkämpft werden. Die nachfolgende Abb. 28 gibt Anregungen, welche möglichen (!) Wege der Zusammenarbeit denkbar sind. In jeder Einrichtung muss individuell geprüft werden, welche Kooperationsformen bereits bestehen und welche evtl. darüber hinaus noch sinnvoll sein können. Dabei spielen viele Faktoren eine Rolle, wie beispielsweise die Größe der ausbildenden Einrichtung, die Anzahl der Auszubildenden oder die Anzahl der Kooperationspartner in der Ausbildung.

Realistische Zielvereinbarungen

Zu Beginn einer gezielten Lernortkooperation ist es günstig, sich nicht zu viel auf einmal vorzunehmen. Alle Beteiligten sollten gemeinsam festlegen, welche Formen der Zusammenarbeit leistbar und sinnvoll sind, entsprechende Ziele formulieren und regelmäßige und realistische Zeitabstände für die geplanten Aktivitäten planen. Bei der Zeitplanung muss auch die Vor- und Nachbereitungszeit von Arbeitssitzungen bedacht werden. Verantwortlichkeiten für einzelne Aktivitäten sollten möglichst auf mehrere Personen verteilt sein, um Überlastungen einzelner zu vermeiden. Allerdings sollte der Informationsfluss zwischen den einzelnen Aktivitäten gewährleistet sein. Hierbei helfen gute Informationsstrukturen.

Direkte und persönliche Wege

Neben den formalen Formen der Zusammenarbeit stellen persönliche Kontakte und kurzfristige Klärungen per Telefon oder E-Mail eine wichtige Ressource der Zusammenarbeit dar. Viele Ideen oder Fragen rund um das Lernen in Schule und Praxis entstehen aus dem täglichen Arbeitsprozess heraus: Steht kurzfristig ein Demoraum für eine Gruppenanleitung zur Verfügung? Kann der Praxisbesuch wie geplant stattfinden? Welche Expertin aus Schule oder Praxis könnte zu einem bestimmten Problem berichten? Wann findet der Unterricht zur evidenzbasierten Pflege statt und wie viele Praxisanleitende könnten teilnehmen?
Solche und viele andere Fragen können unmittelbar aufgegriffen und besprochen werden. Das persönliche Gespräch ist dabei nicht nur zeitsparender, es ermöglicht auch einen direkten Kontakt zum Gegenüber.
Eine gute Infrastruktur, z. B. ein Büro mit Telefon und Internetzugang, unterstützt die Erreichbarkeit und Ruhe für organisatorische und inhaltliche Absprachen.

Zu Beginn gemeinsamer Aktivitäten fühlen sich die an der Lernortkooperation beteiligten Personen möglicherweise unsicher und sind sich ihrer Rolle und ihrer Kompetenzen nicht bewusst, insbesondere wenn sie ihre Aufgaben in Schule bzw. Praxis neu ausüben. Auch hier kann die Lernortkooperation einen wichtigen Beitrag leisten, wenn sich die Beteiligten gegenseitig Feedback geben, sich bestärken, dass ihre Mitarbeit in gemeinsamen Projekten wichtig ist und wenn sie erfahren, dass sie durch ihr jeweiliges Expertenwissen aus Praxis und Schule zum Gelingen der Lernortkooperation beitragen.

Form der Zusammenarbeit	Beteiligte	Ziele	Verantwortliche	Häufigkeit	Tipps
Theorie-Praxis-Tage	▪ Praxisanleiterinnen der kooperierenden Praxisstätte(n) ▪ Lehrende	▪ Beurteilung der bestehenden Zusammenarbeit und Planung konkreter zukünftiger Maßnahmen ▪ Diskussion von Konflikten und offenen Fragen ▪ Gegenseitiges Öffnen von Schule und Praxiseinrichtung nach außen ▪ Feststellung des Fortbildungs- und Beratungsbedarfs und ggf. Entwicklung entsprechender Angebote	▪ L. in der Vorbereitung; ▪ L. und P. in der Durchführung und Nachbereitung (Informationsweitergabe)	Regelmäßig in realistisch umsetzbaren Abständen z. B. alle 3-6 Monate	▪ Evtl. kombinieren mit einer Fortbildungsveranstaltung ▪ Evtl. nutzen, um bestehende Dokumente (z. B. Beurteilungsbögen) zu überarbeiten
Theorie-Praxis-AG (Lernortkooperationsgruppe)	▪ Vertreter der Praxisanleiterinnen ▪ Vertreter der Lehrenden ▪ Evtl. Auszubildende und PDL	▪ Gemeinsames Arbeiten an der Entwicklung von Lernsituationen in Theorie und Praxis: ▪ Klärung über zu fördernde Kompetenzen ▪ Grobplanung/Verteilung von Lernsituationen in Theorie und Praxis ▪ Planung gemeinsamer Lernsituationen / Projekte	▪ L. in der Vorbereitung; ▪ L. und P. in der Durchführung und Nachbereitung (Informationsweitergabe)	Regelmäßig, z. B. alle 2 Monate	▪ Gruppengröße begrenzen, um arbeitsfähig zu bleiben, z. B. max. 6 TN ▪ Bei konkreten Projekten Aufgaben an weitere Personen verteilen
Praxisanleiterkreis	▪ Praxisanleiterinnen der verschiedenen Praxisstätten bzw. Einsatzbereiche	▪ Austausch über die Anleitungsarbeit ▪ Rückmeldung zu positiven Erfahrungen, gegenseitige Anregung ▪ Austausch über besondere Herausforderungen in der Anleitungsarbeit ▪ Gegenseitige Unterstützung, ggf. gemeinsames Einfordern von Hilfe (z. B. von Team, Stationsleitungen, PDL, Schule)	▪ Ein oder zwei verantwortliche P. in der Vorbereitung ▪ Alle Beteiligten in der Durchführung und Nachbereitung (Informationsweitergabe)	In festen, regelmäßigen Zeitabständen, z. B. alle 3 Monate	▪ Strukturiert vorgehen (z. B. Themenliste vorab festlegen) ▪ Gemütliche Atmosphäre schaffen ▪ „Killerphrasen", unproduktive Diskussionen vermeiden
Teambesprechungen In Schule bzw. Praxis	▪ Lehrende des Schulteams bzw. ▪ Pflegefachkräfte einer Station	▪ Im Rahmen von Schulkonferenzen bzw. Teambesprechungen Zeit einräumen, um alle im Team über die Ausbildungsaktivitäten und die Lernortkooperation zu informieren ▪ Stärkung der Akzeptanz im Team, Vorbeugung von Unsicherheit und Ablehnung	▪ L. bzw. P., die als Vertreter in den Arbeitsgruppen tätig sind	Im Rahmen der stattfindenden Sitzungen	▪ Anregungen und Fragen des Teams in die LOK weitergeben
Qualitätszirkel	▪ Pflegefachkräfte, Auszubildende, evtl. Lehrende und Praxisanleiterinnen	▪ Bearbeitung unterschiedlicher Aufgabenbereiche zur Qualitätsentwicklung und –prüfung innerhalb von Schule und Pflegeeinrichtung ▪ Bei Bedarf Bearbeitung von Teilaspekten der Lernortkooperation	▪ Individuell unterschiedlich, je nach Arbeitsgruppe	In regelmäßigen Abständen entsprechend der Vorgaben des Qualitätsmanagements	▪ Überschneidungen zwischen QM und Lernortkooperation nutzen

Abb. 28: **Möglichkeiten der personellen Zusammenarbeit in Theorie und Praxis**

3. Informationsstrukturen

Schaffung und Einhaltung fester Informationsstrukturen

Eine besondere Herausforderung innerhalb der Lernortkooperation ist es, Informationen für alle Beteiligten schnell, umfassend und zuverlässig zur Verfügung zu stellen. Dies bezieht sich auf Informationen aller Art : Termine, Absprachen, Ansprechpartner, Ergebnisse von Arbeitsgruppen, Neuregelungen u.a., denn sowohl Praxisanleiterinnen und Pflegefachkräfte in den verschiedenen Praxiseinrichtungen als auch Lehrende, vor allem Teilzeitkräfte und Gastdozenten, sind bei einem Informationsdefizit schnell handlungsunfähig.
Damit alle an der Ausbildung Beteiligten einen Überblick über laufende Aktivitäten und Informationsmöglichkeiten behalten, bietet es sich an, diese schriftlich darzustellen und gut sichtbar auszuhängen. Der Vorteil einer solchen Dokumentation ist, dass sich die Verantwortlichen auf feste (Informations-) Strukturen (z.B. feste Termine, feste Ansprechpartner, feste Informationswege) einigen und diese anschließend auch einhalten. Eine mögliche Struktur könnte aussehen, wie es die Abbildung 29 wiedergibt.

Schnittstellen zum Qualitätsmanagement

Die Entwicklung einer guten Informationsstruktur erfordert Zeit, allerdings sollten die Vorteile, zu denen wiederum die Zeitersparnis bei der Informationsbeschaffung zählt, nicht unterschätzt werden. Darüber hinaus gibt es Überschneidungspunkte zu anderen Aufgabenbereichen wie dem Qualitätsmanagement, das ebenfalls für die Transparenz von Prozessen sorgt. Mögliche Schnittstellen könnten hier genutzt werden: Innerhalb des Qualitätszirkels wird z. B. eine Arbeitsgruppe „Lernortkooperation" gebildet, welche die Entwicklung einer Informationsstruktur zur Aufgabe hat.

Aktivität	Termine und Treffpunkte	Beteiligte	Ergebnisberichte	Ansprechpartner
Theorie-Praxis-AG	04.03.2009 Schule, Raum 106 01.04.2009 Praxiseinrichtung, Besprechungsraum 1 ...	Vertreter der Praxisanleitenden, Lehrenden und Auszubildenden (evtl. Namen, wenn sinnvoll)	Protokolle und andere Ergebnisse einsehbar: Büro Schulleitung Infoveranstaltung: im Rahmen der Stationsleiterkonferenz am 08.04.2009	Schule: Frau Heilman Tel. ... Sprechzeit Mo von ... bis ...
Usw.				

Abb. 29: **Dokumentation der Aktivitäten zur Lernortkooperation (LOK)**

6.4 Lernortübergreifendes Lernen

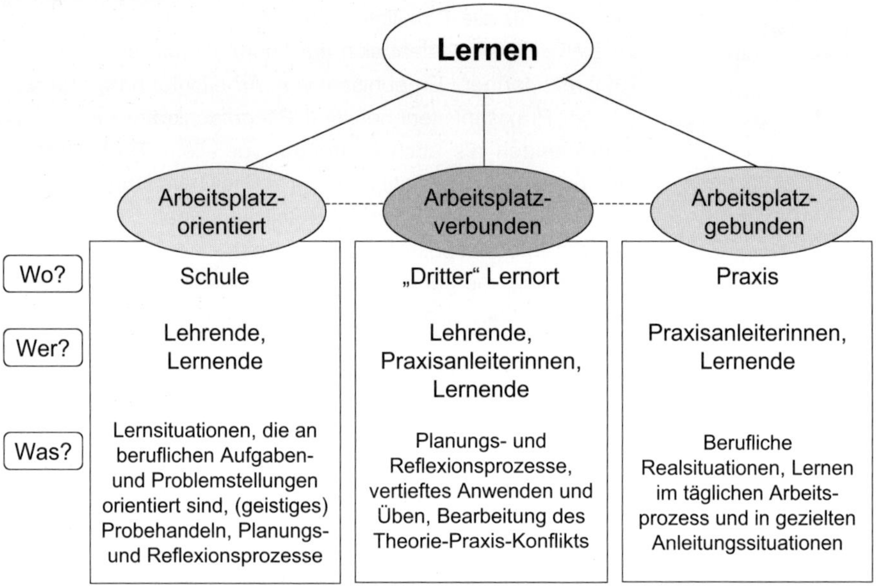
Lernen
Arbeitsplatz-
orientiert
Arbeitsplatz-
verbunden
Arbeitsplatz-
gebunden
Wo?
Wer?
Was?
Schule
„Dritter“ Lernort
Praxis
Lehrende,
Lernende
Lehrende,
Praxisanleiterinnen,
Lernende
Praxisanleiterinnen,
Lernende
Lernsituationen, die an beruflichen Aufgaben- und Problemstellungen orientiert sind, (geistiges) Probehandeln, Planungs- und Reflexionsprozesse
Planungs- und Reflexionsprozesse, vertieftes Anwenden und Üben, Bearbeitung des Theorie-Praxis-Konflikts
Berufliche Realsituationen, Lernen im täglichen Arbeitsprozess und in gezielten Anleitungssituationen

Abb. 30: **Lernen in Schule, „Drittem“ Lernort und Praxis** (Inhalte angelehnt an Roes 2004, 267; Dehnbostel 1992, 12f).

Arbeitsplatzorientiertes Lernen

Grundsätzlich verbinden sowohl die Lernaufgaben in der Schule als auch diejenigen in der Praxis zwischen beiden Lernorten. In der Schule geschieht dies durch mehr oder weniger starkes „Hereinholen“ der Praxis in Form von Falldarstellungen, Demonstrationen, Rollenspielen und vielem anderen mehr. Der Lernort ist in diesem Fall nicht gleichzeitig Arbeitsort, aber das Lernen erfolgt *arbeitsplatzorientiert* (vgl. Abb. 30).

Arbeitsplatzgebundenes Lernen

In der Praxiseinrichtung ist das Lernen stark von der Realsituation geprägt, da Lern- und Arbeitsort identisch sind. Bei diesem *arbeitsplatzgebundenen* Lernen hat häufig die anfallende Arbeit größeres Gewicht als der individuelle Lernprozess des Auszubildenden und ein großer Teil des Lernens findet informell statt. Trotzdem können in der Anleitung Verbindungen zur Theorie hergestellt werden, z. B. durch Planungsüberlegungen oder die Reflexion der Arbeit vor dem Hintergrund des theoretischen Wissens.

Arbeitsplatzverbundenes Lernen, „Dritter Lernort“

Darüber hinaus gibt es die Möglichkeit, Lernsituationen in direkter Zusammenarbeit beider Lernorte zu gestalten. Für dieses *arbeitsplatzverbundene* Lernen spielt einerseits der Ort des Lernens eine Rolle, er wird hier zunächst „dritter Lernort“ genannt. In der Dualen Berufsausbildung gibt es eine Vielzahl unterschiedlicher Konzepte für einen solchen Lernort, z. B. in Form von „dezentralen Lernräumen“, „Lernwerkstätten“, „Lerninseln“. Aufgrund der Fülle fällt es schwer, die Orientierung zu behalten bzw. einzelne Ansätze klar voneinander abzugrenzen. Daher soll hier besonders auf die zentralen Ziele eingegangen werden.

Vorteile eines „Dritten Lernortes"

Allen gemeinsam ist, dass sich der „dritte" Lernort in unmittelbarer Nähe des Arbeitsplatzes befindet, jedoch als gesonderter Raum aus den unmittelbaren Arbeitsprozessen ausgelagert ist. Damit besitzt der Lernort entscheidende Vorteile gegenüber den Lernorten Schule bzw. Praxis: Durch die räumliche Nähe zur Praxis ist die Berufswirklichkeit leichter greifbar als in der Schule. Dies gilt beispielsweise bezogen auf Arbeitsmaterialien und Hilfsmittel, aber auch bezogen auf Personen (Klienten, Pflegefachkräfte, Vertreter anderer Berufsgruppen). Die dennoch vorhandene Trennung vom realen Arbeitsgeschehen ermöglicht es, gezielt berufliche Situationen in den Blick zu nehmen, sie zu verlangsamen, zu wiederholen und zu reflektieren (Schneider 2000, 17), wie es im Fertigkeitentraining (Skillslab) geschieht.

Probleme eines dritten Lernortes

In verschiedenen Modellprojekten wurde ein solcher dritter Lernort erprobt. Erfahrungen aus diesen Projekten zeigen, dass die Umsetzung nicht immer problemlos gelingt. Zumindest anfänglich bestehen bei Auszubildenden, Praxisanleiterinnen und Lehrenden große Schwierigkeiten, den neuen Lernort als solchen zu akzeptieren und tatsächlich zu nutzen. Auszubildende berichteten beispielsweise, dass sie sich auf der Lerninsel vom Pflegealltag ausgegrenzt fühlten und möglichst schnell wieder auf ihre Station/ihre Abteilung zurück wollten.
Eine weitere, nicht zu unterschätzende Herausforderung ist, dass die Auszubildenden ihre praktischen Einsätze nicht in einer Einrichtung, sondern je nach Ausbildungsträger und -konzept in vielen unterschiedlichen Einrichtungen absolvieren. Dies nimmt insbesondere in der Gesundheits- und Krankenpflege/ Gesundheits- und Kinderkrankenpflege durch neue Arbeitsfelder zu. Hier stellt sich die Frage, wo ein dritter Lernort angesiedelt werden kann und von wem dieser dann genutzt wird.

Kreative Alternativen

Auch wenn die momentane Situation in der Pflegeausbildung die räumliche Einbindung eines dritten Lernortes schwierig erscheinen lässt, so kann dennoch der Gedanke des arbeitsplatzverbundenen Lernens und die gemeinsame Gestaltung von Lernprozessen durch Schule und Praxis aufrecht erhalten bleiben. Denn die Frage nach dem „Wo?" gemeinsamer Lernsituationen deckt ja nur einen Teilbereich ab. Ebenso wichtig zu klären ist, was Gegenstand solcher gemeinsamer Lernsituationen sein kann, wer für die Umsetzung verantwortlich ist und wie diese organisatorisch möglich ist. Hierzu sind Praxiseinrichtungen sowie die Schule gefragt, für sie gangbare Wege aufzudecken und nach kreativen Formen der Zusammenarbeit zu suchen, beispielsweise im Rahmen von Projektpräsentationen oder Lernerfolgsüberprüfungen. Der Umfang gemeinsam gestalteter Lernsituationen kann stark variieren: Ausgangspunkt können einzelne Pflegehandlungen sein, aber auch umfangreiche Praxisprojekte, in denen Auszubildende selbstständig eine Station/einen Wohnbereich übernehmen.
Aufgrund der strukturellen Gegebenheiten ist es sicherlich die Schule, die wesentliche Vorarbeit für die gemeinsame Gestaltung von Lernsituationen leistet. In jedem Fall sollten aber Vertreter der Praxis (z. B. über eine Theorie-Praxis-AG) einbezogen sein.

Beispiele für lernortübergreifendes Lernen

Beispiel 1: Lernaufträge für die Praxis

Lernaufträge für die Praxis stellen eine Verbindung zwischen theoretischem Unterricht und praktischer Ausbildung her. Sie können einerseits an Gelerntes aus den Theorieblöcken anknüpfen und Lernende dadurch bei der Anwendung und Vertiefung ihres Wissens unterstützen. Andererseits können sie im Sinne von Erkundungsaufträgen die Aufmerksamkeit der Lernenden in der Praxis lenken und somit eine Basis für den Lernprozess in der Schule legen.

Entwicklung von Praxisaufträgen

Die Entwicklung der Praxisaufträge (Aufspüren geeigneter Aufgabenstellungen, Bestimmung der geförderten Kompetenzen, Planungsüberlegungen) sollte durch Lehrende und Praxisanleiterinnen gemeinsam erfolgen, z. B. innerhalb einer Theorie-Praxis-AG. Die Ausformulierung der Lernaufträge übernehmen in Hinblick auf die Ressourcen in der Regel die Lehrenden in der Schule. Bei der Umsetzung in der Praxis begleiten die Praxisanleiterinnen je nach Selbstorganisation der Auszubildenden die Bearbeitung. Die Reflexion der Lernaufträge kann wahlweise in der Praxis, an einem dritten Lernort oder in der Schule erfolgen.

Wichtige Voraussetzung für das Gelingen solcher Praxisaufträge ist, dass sie strukturiert aufgebaut sind und ausreichend Hilfestellung für die Bearbeitung bieten. Letzteres gilt besonders für Auszubildende im Anfängerstadium. Häufig zu beobachtende Fehler sind, Lernaufträge für Anfänger zu offen zu formulieren oder den Auszubildenden eine zu große Anzahl an Lernaufträgen mit in die Praxis zu geben. In beiden Fällen werden die Praxisanleiterinnen vor Ort bei der Unterstützung der Auszubildenden allein gelassen und fühlen sich mit Recht überfordert.

Strukturvorgabe

Lernaufgaben für die Praxis sollten daher möglichst nach einer einheitlichen Struktur erstellt und dokumentiert werden, welche den Praxisanleiterinnen vorab vorgestellt oder besser gemeinsam entwickelt wurde. Im Lernauftrag sollte der Schwerpunkt der Aufgabe ebenso deutlich werden wie die dadurch geförderten Kompetenzen und die Kriterien für die Bewertung der Leistung des Auszubildenden. Hinweise zur Vorgehensweise bei der Bearbeitung und zur Unterstützung durch die Praxisanleiterin ermöglichen, dass Auszubildende und Praxisanleiterinnen genau wissen, welche Anforderungen zu erfüllen sind.
Besonders von Vorteil ist ein Pool von Lernaufträgen für verschiedene Einsatzbereiche. Auszubildende können diesen Pool von Aufgaben in ihrer Ausbildungsbegleitmappe sammeln und je nach Einsatzbereich einzelne Lernaufträge bearbeiten.

Die folgende Beschreibung zu Aufbau und Erstellung von Lernaufgaben und das Beispiel einer Lernaufgabe wurde von der Zentralschule für Gesundheitsberufe St. Hildegard in Münster entwickelt und freundlicherweise für den Abdruck zur Verfügung gestellt.

Lernaufträge für die Praxis –
Ein Beispiel aus der Zentralschule für Gesundheitsberufe in Münster

Konzept der Lernaufträge

Um Theorie und Praxis zu vernetzen nutzt die Zentralschule für Gesundheitsberufe (ZfG) „St. Hildegard" Lernaufgaben, die aufeinander aufbauen. Sie folgen den Schritten des Pflegeprozesses und werden zunehmend komplexer. In der ersten Lernaufgabe führen die Schüler ein **Anamnesegespräch** durch. In der zweiten muss vor dem Schreiben der **Pflegeplanung** auch das Anamnesegespräch geführt werden. Anamnesegespräch und Pflegeplanung sind Schritte, die zur dritten Lernaufgabe, dem **Übergabegespräch,** gehören. Anamnesegespräch, Pflegeplanung und Übergabegespräch schließlich sind Anteile der 4. Lernaufgabe „**Pflege eines Patienten planen, durchführen und evaluieren**".

Aufbau der Lernaufgaben:

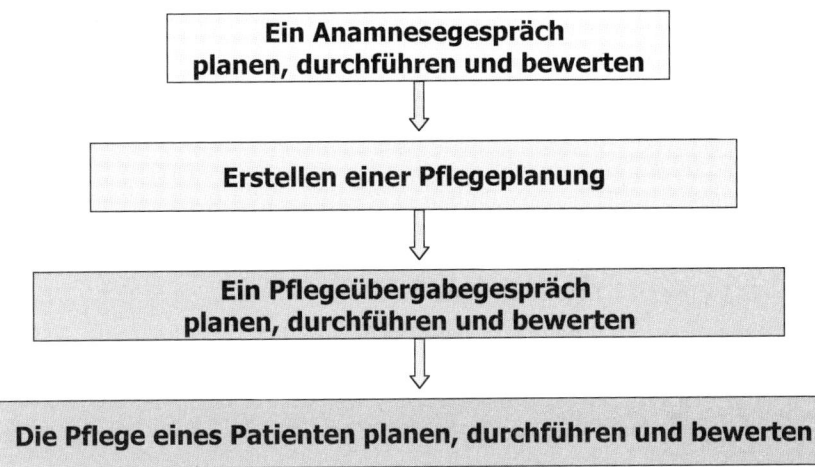

Ein Anamnesegespräch planen, durchführen und bewerten

⇩

Erstellen einer Pflegeplanung

⇩

Ein Pflegeübergabegespräch planen, durchführen und bewerten

⇩

Die Pflege eines Patienten planen, durchführen und bewerten

Die theoretischen Hintergründe jeder Lernaufgabe werden zeitnah im Vorfeld in entsprechenden Lernsituationen aufgegriffen. Im folgenden praktischen Einsatz führt jeder Schüler die Aufgabe durch. Begleitet werden die Schüler dabei durch Praxisanleiter und Lehrer. Grundsätzlich beinhalten die Lernaufgaben den Handlungszyklus. Der Schüler hat die Möglichkeit, die Aufgabe mit dem Praxisanleiter zu üben und sie dann selbständig zu planen und durchzuführen. Ein Schwerpunkt der Lernaufgabe ist die Evaluation. Der Schüler reflektiert sich selbst anhand ausgewählter, vorab feststehender Kriterien und gleicht diese mit der Fremdbeurteilung von Praxisanleiter und Lehrer ab. Zu Beginn des nächsten Theorieblockes werden die Erfahrungen der Schüler mit den Lernaufgaben nochmals aufgegriffen. Beispielsweise bereiten die Schüler eine Kurzpräsentation zu ihrer Lernaufgabe vor oder reflektieren in Kleingruppen bestimmte Aspekte der Aufgaben.

3. Lernaufgabe: „Ein Pflegeübergabegespräch planen, durchführen und bewerten“

Ziele: Der Schüler gestaltet anhand des aktuellen Pflegebedarfes eines Patienten ein Übergabegespräch. Er ist in der Lage, pflegerische Schwerpunkte fachsprachlich darzustellen.

Voraussetzung:

- Pflegesituation „Die Arbeit im multiprofessionellen Team planen, durchführen und bewerten“
- relevante Lernsituationen aus Theorieblock I + II + III (insbesondere Pflegeprozess)
- Lernaufgaben I + II

Einführung in die Lernaufgabe und Benennung der Lernmaterialien:

- Vordruck ATL
- Vordruck Pflegeplanung
- Dokumentationsformulare der Praxis

Schüler über eingeplantes Lernzeitkontingent (0,5 Std. pro Theorieblockwoche = 3 Std.) für die Lernaufgabe informieren (Dokumentation der Stunden ins Klassenbuch).

Ablauf:

- Im praktischen Einsatz übt der Schüler umfassende Übergabegespräche. Zur Vorbereitung dieser Gespräche ist es notwendig Pflegeplanungen zu erstellen. *(Bei Einsatz in Funktionsbereichen liegt es im besonderen Verantwortungsbereich des PA Situationen zu schaffen, die Umsetzung der Lernaufgabe ermöglichen (z.B. eine Pflegeanamnese bei einer Neuaufnahme erheben, eine Pflegeplanung dazu erstellen und das Pflegeübergabegespräch durchführen).*
- Der Praxisanleiter wählt gemeinsam mit dem Schüler den Patienten für die Lernaufgabe aus / der Pflegebedarf des ausgewählten Patienten muss dem Ausbildungsstand des Schülers entsprechen. Anamneseerhebung und Pflegeplanung werden vom Schüler selbständig gestaltet.
- Der Schüler führt ein Übergabegespräch mit dem Lehrer im Beisein des Praxisanleiters. Gespräch bedeutet in diesem Kontext, dass der Schüler strukturiert berichtet. Lehrer und Praxisanleiter nehmen die Informationen wahr und stellen ggf. Fragen.
- Schüler, Lehrer und Praxisanleiter reflektieren getrennt voneinander das durchgeführte Übergabegespräch anhand des Selbst- und Fremdeinschätzungsbogens (s. nächste Seite).

In einem gemeinsamen Gespräch gleichen Schüler, Praxisanleiter und Lehrer ihre Beurteilungen ab. Der Schüler beginnt mit dem Reflexionsgespräch, Praxisanleiter und Lehrer ergänzen.

- Als zusätzliches Lernangebot kann die erstellte Pflegeplanung vom Lehrer begutachtet werden.
- L. sammelt die Fremd- und Selbsteinschätzungsbögen ein und erstellt eine Kopie für die Schule (Schülerakte);
- der Schüler heftet die Originale (Anamnesebögen, Pflegeplanung und Reflexionsbögen) im persönlichen Ordner (Lernjournal) ab.

Evaluation der 3. Lernaufgabe

Am ersten Tag des vierten Theorieblocks reflektieren die Schüler in Kleingruppen den Stellenwert und die Gestaltung (Organisation, Ziele, Inhalte...) von Übergabegesprächen in der Praxis. Sie erstellen eine Checkliste für die Gestaltung von Pflegeübergabegesprächen und stellen diese der Klasse vor.

Die Schritte des Pflegeprozesses können als Handlungsstruktur des Evaluationstages dienen.

Selbst- und Fremdeinschätzungsbogen zur 3. Lernaufgabe:

Ein Pflegeübergabegespräch planen, durchführen und bewerten

SchülerIn:	**Ausbildungsjahr:**	**Datum:**
PraxisanleiterIn:	**Station:**	**LehrerIn:**

Einschätzungen / **Pflegetätigkeiten**	++	+	+/-	-	--	Konkretisierung/ Anmerkungen
Benötigte Unterlagen vollständig						
Unterlagen sinnvoll genutzt (Überblick)						
Pflegerelevante Inhalte vollständig						
Fachsprache situationsgerecht angewandt						
Gespräch selbständig gestaltet						
Logische Gesprächsstruktur eingehalten						
Freie Formulierungen gewählt						
Reaktionen des Gesprächspartners beachtet						
Blickkontakt gehalten						
Wertschätzend kommuniziert						
Klar und deutlich ausgedrückt						
Zeitlicher Rahmen den übergebenen Inhalten angemessen						
Mit Kritik vom Gesprächpartner entsprechend umgegangen						
Auf eigene Unsicherheiten entsprechend reagiert						
In unvorhergesehenen Situationen flexibel reagiert						

Beispiel 2: Lernsituationen im Teamteaching

Bestimmte berufliche Handlungen bieten sich besonders dafür an, zum Gegenstand gemeinsamer Lernsituationen zu werden, in denen die Expertise von Lehrenden und Fachkräften aus der Praxis zusammen fließt:

Beispiele für gemeinsame Lernsituationen

- Umsetzung pflegerischer Konzepte, z. B. Bewegung und Lagerung nach kinästhetischen Prinzipien oder Bobath-Konzept
- Gestaltung interdisziplinärer Fallbesprechungen oder kollegialer Beratung
- Umsetzung von Qualitätsentwicklungsprozessen oder der Ablauf von Qualitätsprüfungen durch den MDK

Die Organisation des Teamteachings kann auf verschiedenen Wegen erfolgen:

- Einbindung einer Praxisanleiterin in den theoretischen Unterricht
- Aufsuchen einzelner Stationen / Wohnbereiche in der Praxisstätte (z.B. in Gruppen von 2-4 Auszubildenden pro Station / Wohnbereich und Praxisanleiterin)
- Aufsuchen eines „dritten“ Lernortes (Lernraum, Lerninsel) in der Praxisstätte mit einer größeren Gruppe von Auszubildenden

Voraussetzung für die Gestaltung gemeinsamer Lernsituationen sind verbindliche Absprachen. Diese betreffen einerseits die Organisation (Zeit, Stundenanzahl, Einbindung der Stunden in die Theorie- oder Praxisphase, zeitliche und personelle Ressourcen, Klientel) und andererseits die inhaltliche Ausgestaltung der Lernsituation (fachliche Übereinstimmung zwischen Lehrenden und Praxisanleiterinnen, Verständigung aller Beteiligten, was von ihnen gefordert wird).

Planungsüberlegungen für gemeinsame Lernsituationen

Planung:

- Welche Inhalte werden/wurden im Theorieunterricht vermittelt?
- Welche Kompetenzen sollen gefördert werden? Welche Schwerpunkte bzw. kleinere Lerneinheiten sollen herausgegriffen werden?
- Welche langfristigen Vorbereitungen sind erforderlich?

Durchführung:

- Wer ist an der Durchführung beteiligt (abhängig von: Kompetenzen der Praxisanleiterinnen/ Lehrenden und organisatorischen Bedingungen)?
- Welche kurzfristigen Vorbereitungen sind erforderlich?
- Welche Dokumentationsform wird gewählt?
- Wird die Lernsituation bewertet? Wenn ja, welche Kriterien gelten für die Beobachtung und Bewertung in der Lernsituation?

Evaluation:

- Wie wird der Lernzuwachs der Auszubildenden eingeschätzt?
- Wie fließen Selbst- und Fremdbewertung ein?
- Wird die Lernsituation schriftlich fixiert und wenn ja, wie (Ausbildungsbegleitmappe / Unterlagen zur Bildung der (Jahres-)Abschlussnote)?

Die erforderlichen Planungsabsprachen können zwischen einzelnen Personen getroffen werden. Sie können allerdings auch innerhalb der Arbeit einer Theorie-Praxis-AG geschehen. Eine diesbezügliche Vorgehensweise zeigt Beispiel 3.

Beispiel 3: Organisation der Zusammenarbeit von Schule/Praxis

Auszubildende, Praxisanleitende und Lehrende profitieren

Das folgende Beispiel zeigt nur *eine mögliche* organisatorische Vorgehensweise bei der Entwicklung von Lernsituationen für die Praxis auf. Grundlegend ist, dass in einer gemeinsamen Arbeitsgruppe Lehrende und Praxisanleiterinnen punktuell zusammenkommen, um Lernsituationen gemeinsam vor- und nachzubereiten. Dazwischen liegt eine Phase, in der beide Lernorte getrennt voneinander arbeiten. Praxisanleiterinnen können auf diese Weise bei der Entwicklung von Lernsituationen unterstützt werden. Lehrende profitieren, indem die Vertreter der Praxis ihre Sichtweise der Berufswirklichkeit einbringen. Bei der Erprobung dieser Vorgehensweise zeigte sich, dass sie zwar anfänglich zeitintensiv ist, aber sehr produktive Arbeitsergebnisse hervorbrachte. Ein wichtiges Nebenprodukt war die besondere Wertschätzung von Lehrenden, Praxisanleiterinnen und Auszubildenden untereinander.

Organisationschritte von Lehrenden und Praxisanleitern (Bohrer, Ermert 2004, 43)		
Nr.	**Arbeitsschritte Lehrende (Schule)**	**Arbeitsschritte Praxisanleiter (Praxis)**
1	Planung eines Theorieblockes (oder einzelner schulischer Lernsituationen): welche beruflichen Handlungen werden thematisiert?	Entwicklung eines Lernangebotskatalogs (Lernprofils) auf den einzelnen Abteilungen
2	Vorbereitung der gemeinsamen Arbeitssitzung „Theorie-Praxis-AG“ (Teilnehmer der Arbeitssitzung: Vertreter der Lehrenden, der Praxisanleiterinnen und der Auszubildenden)	
3	Arbeitssitzung „Theorie-Praxis-AG“ ▪ Klärung: Welche Kompetenzen sind für die Ausübung der im Theorieblock vorkommenden beruflichen Handlungen erforderlich? ▪ Welche Kompetenzen werden im Lernort Schule, welche im Lernort Praxis gefördert? ▪ Kompetenzerwerb im Lernort Praxis: wer ist für die Gestaltung der Lernsituationen verantwortlich? **Lehrende** (Praxisbegleitung), **Praxisanleiter** (Praxisanleitung) oder **beide** (gemeinsam gestaltete Lernsituation)?	
4	Dokumentation der Ergebnisse Information des gesamten Lehrerteams	Weitergabe der Informationen an alle Stationen/Praxisanleiter
5	*Je nach Absprache:* *Entwicklung einer Lernsituation/Lernaufgabe für die Praxis*	Entwicklung einer oder mehrerer Lernsituationen
6	*Ggf. Begleitung der Lernsituation/der Lernaufgabe in der Praxis (evtl. inkl. Prüfung)*	Durchführung der Lernsituation(en) (evtl. inkl. Prüfung)
7	*Evaluation und Dokumentation*	Evaluation und Dokumentation
8	Weitergabe der Evaluationsergebnisse an die Vertreter der Theorie-Praxis-AG	Weitergabe der Evaluationsergebnisse an die Vertreter der Theorie-Praxis-AG
9	Gemeinsame Evaluation der durchgeführten Lernsituation(en) und ggf. Planungskorrektur	
10	In weiteren Ausbildungsjahren: Überprüfung und ggf. Anpassung der Planung an sich verändernde Bedingungen (z. B. neue pflegewissenschaftliche Erkenntnisse, neue Praxisfelder).	

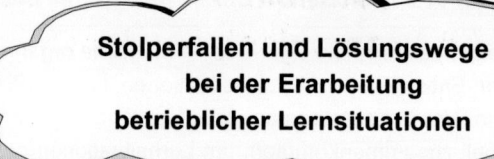

Stolperfallen und Lösungswege bei der Erarbeitung betrieblicher Lernsituationen

Wichtig sind ... 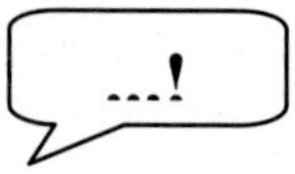 ...!	**Vorsicht** 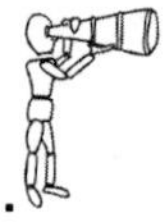 **Stolperfalle ...**	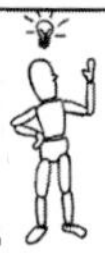 **Wege zum Ziel ...**
... berufliche Handlungen als Ausgangspunkt für betriebliche **und** schulische Lernsituationen!	• Keine ausreichende Berücksichtigung der beruflichen Handlungen im theoretischen Unterricht	• Bei der Gestaltung zukünftiger Lernsituationen schrittweise berufliche Handlungen in den Mittelpunkt stellen (angefangen mit Insellösungen, Projekten, ...)
... der regelmäßige Austausch zwischen Schule und Praxis in Form von Lernortkooperation!	• Unsystematischer und eher zufälliger Austausch • Geringer Informationsfluss in Schule und Praxis	• Feste Arbeitsgruppe, regelmäßige Treffen • Systematische Vorbereitung und Durchführung der Treffen • Dokumentation der Arbeitsergebnisse • Festgelegtes Prozedere zur Informationsweitergabe
... ein gemeinsam getragenes Lehr- und Ausbildungsverständnis!	• Keine Transparenz bezüglich der Differenzen zwischen einzelnen Personen oder zwischen Schule und Praxis	• Gemeinsamer Austausch und schriftliche Fixierung (z.B. in einer Ausbildungsbegleitmappe)
... die Offenheit für veränderte Rollen als Lehrende und Praxisanleiter!	• Festhalten an alten Denkstrukturen • Angst vor Veränderung	• Problemen und Ängsten auf den Grund gehen • Erfahrungsaustausch im Team • Externe Beratung
... eine effektive Zusammenarbeit im Team!	• Ein echtes Team existiert nicht • Konflikte untereinander bleiben unausgesprochen	• Feedbackkultur: Störungen haben Vorrang, wertschätzende, konstruktive Kritik • Supervision/Externe Beratung
... die Evaluation von durchgeführten Lernsituationen als Rückblick und Vorausblick!	• Vorhandene Ressourcen/ Potenziale werden nicht erkannt • Probleme bei der Umsetzung werden nicht reflektiert und ausgesprochen	• Evaluationskriterien für Lernsituationen festlegen • Austausch zwischen Schule und Betrieb bezüglich der Evaluation • Dokumentation und ggf. Veränderung von Lernsituationen

7 Bedingungen der Ausbildungsstätte berücksichtigen – qualitativ und ökonomisch anleiten

> „Was sehr viel ausmacht ist, dass wir hier klar geregelte Strukturen für die Schüleranleitung haben, zum Beispiel das Mentorensystem, die Anleitetage und die Ausbildungsbegleitmappe mit Lernaufgaben. Diese Strukturen zu entwickeln war Teil eines Qualitätsprojektes im Haus. Natürlich kommt es auch jetzt vor, dass die aktuelle Arbeitsbelastung vorgeht und die Anleitung zurückstehen muss. Das spielt aber in dem Moment keine so große Rolle, da Anleitung ansonsten seinen festen Platz hat."
> A. R.

Dieses Kapitel gibt Ihnen Anregungen, Ihre Ausbildungsstätte mit ihren Lernmöglichkeiten zu positionieren und qualitative Anleitung mit Hilfe ökonomischer Konzepte umzusetzen:

7.1 Qualitätsentwicklung durch Praxisanleitung

Altenheime, Krankenhäuser und andere Einrichtungen im Gesundheitswesen sind moderne Dienstleistungsunternehmen. Sie müssen ihr Leistungsangebot, wie jedes anderen Unternehmen auch, nach den Wünschen und Bedürfnissen der Kunden – in diesem Fall der zu pflegenden Menschen – ausrichten, gleichzeitig Qualität gewährleisten und auch wirtschaftlich gewinnbringend sein (Runde, Herrgesell 2008, 3).

Qualität von Dienstleistungen in der Pflege

Die Qualität der Leistung hat in Gesundheits- und Pflegeeinrichtungen jedoch eine besondere Brisanz. Zum einen entsteht sie in der Interaktion zwischen Dienstleistungserbringer (z.B. Pflegefachkraft) und Dienstleistungsempfänger (z.B. Heimbewohner). Beide Partner beeinflussen das Leistungsergebnis und seine Qualität und sind dadurch in besonderem Maße herausgefordert, die Interaktion positiv zu gestalten. Zum anderen hat ein „fehlerhaftes Produkt", z.B. eine schlechte Qualität der Pflegeleistung, weit reichende negative Folgen für den Empfänger der Pflege: Einschränkung persönlicher Unabhängigkeit, Selbstverantwortung und Weiterentwicklung, Behinderung von Gesunderhaltung und Lebensfreude, Verlangsamung oder gar Verhinderung von körperlichen und seelischen Heilungsprozessen u.v.m.

Qualitätsentwicklung als Notwendigkeit

Die Bedeutung der Qualität in Einrichtungen des Gesundheitswesens ist auch den Kranken- und Pflegekassen als „Bezahler" der Leistungen und dem Gesetzgeber bewusst. Die Sozialgesetzbücher fünf bzw. elf schreiben genau vor, welche Schritte Einrichtungen gehen, welche Planungen, Maßnahmen und Nachweise sie erbringen müssen, um die Qualität ihrer Arbeit darzulegen. Dabei geht es einerseits um die Sicherung, aber darüber hinaus auch um die kontinuierliche Weiterentwicklung und Verbesserung der Qualität. Beides umfasst als einen wesentlichen Teil die Qualifizierung der Mitarbeiter. Die Mitarbeiter einer ambulanten oder stationären Einrichtung im Gesundheitswesen sind das „Humankapital" und haben in ihrem Dienstleistungsbereich einen hohen Anteil an der Leistung und am wirtschaftlichen Erfolg. Ihre Qualifizierung spielt eine entscheidende Rolle bei der Verwirklichung der Unternehmensziele und bei der Konkurrenz mit anderen Organisationen (Poser u.a. 2004, 15).

Qualität durch Mitarbeiterqualifizierung

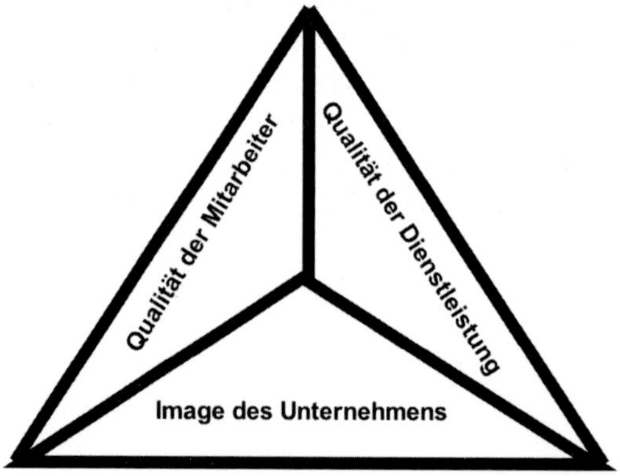
Qualität der Mitarbeiter
Qualität der Dienstleistung
Image des Unternehmens

Abb. 32: **Magisches Dreieck des Unternehmenserfolges** (Poser u.a. 2004, 16)

Die zunehmende Bedeutung der Personalqualität für den Erfolg einer Einrichtung fordert von Führungskräften, intern Ziele und Maßnahmen umzusetzen, die zur Personalentwicklung beitragen.

Ziele der Personalentwicklung

- Mitarbeiterfluktuation reduzieren
- Verweildauer von Fachkräften im Beruf erhöhen
- Zufriedenheit der Mitarbeiter erhöhen
- Motivation der Mitarbeiter steigern
- Identifikation der Mitarbeiter mit der Einrichtung fördern
- Initiative und Einsatzbereitschaft der Mitarbeiter unterstützen

(Poser u.a., 2004, 14)

Diese Ziele der Personalentwicklung gelten natürlich für alle Mitarbeiter einer Einrichtung, somit für Pflegefachkräfte, aber auch für Praxisanleiterinnen und Auszubildende. Bildet eine Einrichtung im Gesundheitswesen aus, so hat dies neben dem erforderlichen organisatorischen und wirtschaftlichen Aufwand auch einen klaren Gewinn für die Einrichtung. Ein entscheidender Vorteil ist es, dass die Auszubildenden die betrieblichen Anforderungen von Beginn an kennen und ihnen nach Beendigung der Ausbildung viel eher entsprechen als betriebsfremde Fachkräfte. Darüber hinaus sind die Auszubildenden der Einrichtung bekannt, es können „die Besten“ übernommen werden und damit Fehlentscheidungen bei der Personalauswahl vermieden werden. Durch die Bindung der Auszubildenden an die Einrichtung können Personalfluktuation vermieden und Kosten bei der Personalgewinnung eingespart werden (BMBF 2000, zit. nach Pütz 2003).

Qualitätsentwicklung durch Praxisanleitung

Welchen Einfluss nimmt nun die Praxisanleitung auf die Qualität in einer ausbildenden Einrichtung? Der amerikanische Wissenschaftler Avedis Donabedian hat sich in den 1970er Jahren als einer der ersten mit der Qualität in Einrichtungen des Gesundheitswesens beschäftigt und drei Dimensionen der Qualität unterschieden: Strukturqualität, Prozessqualität und Ergebnisqualität. Eine systematische und zielgerichtete Praxisanleitung ist in der Lage, positiv auf die Qualitätsentwicklung in allen drei Dimensionen einzuwirken (vgl. Abb. 33). Diese Qualitätsentwicklung kommt letzten Endes den Empfängern der Pflege zugute, da die aktuelle Ausbildungsqualität ein Schlüssel für die Pflegequalität der Zukunft ist.

Qualitätsdimension	Beschreibung	Qualitätsentwicklung durch Praxisanleitung
Strukturqualität	Personelle und sachliche Ressourcen sowie vorhandene Rahmenbedingungen	▪ Gut angeleitete, qualifizierte Auszubildende im Kontakt mit den zu pflegenden Menschen ▪ Höhere Eigenverantwortlichkeit der Auszubildenden ▪ Qualifizierte Nachwuchskräfte im Unternehmen ▪ Fachlich qualifizierte Praxisanleiterinnen (gleichfalls Ansporn für Teamkollegen)
Prozessqualität	Eigenschaften und Aktivitäten, die dazu beitragen, ein bestimmtes Ziel zu erreichen, wobei der kontinuierliche Abgleich zwischen Ist und Soll im Mittelpunkt steht	▪ Bewusste Wahrnehmung von Arbeitsabläufen / Kernprozessen der verschiedenen Einsatzorte im Unternehmen (z.B. bei der Entwicklung des Lernangebotes) ▪ Verständigung über Arbeitsprozess im Pflegeteam ▪ Kontinuierliche Verbesserung von Prozessen durch ihre Reflexion während der Anleitungsarbeit ▪ Austausch von aktuellem Wissen zwischen den Lernorten Schule und Praxis
Ergebnisqualität	Beurteilung der Zielerreichung anhand von statistischen und subjektiven Faktoren (z.B. Zufriedenheit der Klienten, Mitarbeiter)	▪ Gefühl von Sicherheit bei Klienten und Auszubildenden ▪ Höhere Zufriedenheit der Klienten ▪ Höhere Zufriedenheit des Pflegeteams und der Auszubildenden

Abb. 33: **Qualitätsentwicklung durch Praxisanleitung**

Die in Abbildung 33 dargestellten positiven Aspekte von Praxisanleitung verdeutlichen, dass eine Einrichtung an einer guten Ausbildungsqualität interessiert sein muss. Wie die praktische Ausbildung gestaltet wird und welcher Stellenwert einer guten Ausbildung beigemessen wird, hängt wesentlich von der Lernkultur und den Rahmenbedingungen in der Ausbildungsstätte ab (siehe Kapitel 7.2.).

7.2 Lernkultur und Rahmenbedingungen in der Ausbildungsstätte

Die Notwendigkeit gezielter praktischer Ausbildung ist mit den neuen Gesetzgebungen in den Pflegeberufen noch einmal verstärkt in das Bewusstsein der Verantwortlichen gerückt. Viele Führungskräfte stellen sich die Frage, welche Anforderungen ihre Einrichtung erfüllen muss, um die Qualität der Ausbildung zu gewährleisten und gute Praxisanleitung zu ermöglichen.

Spannungsfeld zwischen Ausbildungsförderung und Ökonomie

Dabei bewegen sie sich in einem Spannungsfeld zwischen ausbildungsfördernden und ökonomischen Gesichtspunkten. Die Personalsituation ist vielerorts auch ohne Praxisanleitung knapp und die Einführung einer gezielten Anleitungsarbeit wird nicht ohne zusätzlichen (finanziellen) Aufwand möglich sein. Auch wenn langfristige Erfolge durch gezielte Praxisanleitung zu erwarten sind, steht am Anfang ein erhöhter Einsatz.

Dennoch sind die Ausbildungsstätten in der Verantwortung, ihren Ausbildungsauftrag sicherzustellen und Führungskräfte grundsätzlich bereit, dieser Verantwortung nachzukommen. Problematisch ist allerdings, dass zu vielen Fragen rund um die Strukturierung und Organisation der praktischen Ausbildung handfeste Vorgaben fehlen. Während der Gesetzgeber auf Bundesebene in vielen Bereichen sehr offen formuliert hat, bemühen sich einzelne Länder bereits um eine Konkretisierung in Form von Empfehlungen. Letztendlich ist es die Aufgabe der Ausbildungsstätte, in vielen Detailfragen einen für sie sinnvollen und akzeptablen Weg zu finden, der sowohl der eigenen Lernkultur als auch den finanziellen Rahmenbedingungen entspricht. Bezogen auf die eigene Lernkultur muss die ausbildende Einrichtung für sich klären:

Reflexion über die eigene Lernkultur

- Wie sieht die Lernkultur innerhalb unserer Einrichtung momentan aus? Wie stellen wir sie uns zukünftig vor?
- Welchen Stellenwert messen wir dem Lernen und der kontinuierlichen Verbesserung in unserer Einrichtung bei?
- Welche Bedingungen in Bezug auf die Anleitungsarbeit halten wir entsprechend unserem Leitbild und der angestrebten Lernkultur für angemessen?
- Wie viel (personellen, finanziellen, ...) Einsatz sind wir bereit, für eine gute Ausbildungsqualität zu investieren?

Lernkultur als Basis für Klärungsprozesse

Diese Fragen geben beispielhaft wieder, wie innerhalb eines ausbildenden Unternehmens über die eigene Lernkultur reflektiert werden kann. Klar ist, dass sich jede Ausbildungsstätte diesen oder ähnlichen Fragen stellen muss, um zu einer eigenen Positionierung zu kommen. Nur so können Entscheidungen in der Einrichtung kommuniziert und ggf. mit weiteren an der Ausbildung Beteiligten (Praxisanleiterinnen, Auszubildenden, Lehrenden der Schule) diskutiert werden.

Nachfolgend werden im Sinne von Denkanstößen einzelne Bereiche angesprochen, die in Bezug auf die Praxisanleitung diskutiert werden müssen. Dabei kann es jeweils nicht darum gehen, vorgefertigte Lösungen zu liefern bzw. feste Regeln zu setzen. Stattdessen sollen unterschiedliche Positionen dargestellt werden, die zum Diskurs und zur eigenen Verortung einladen.

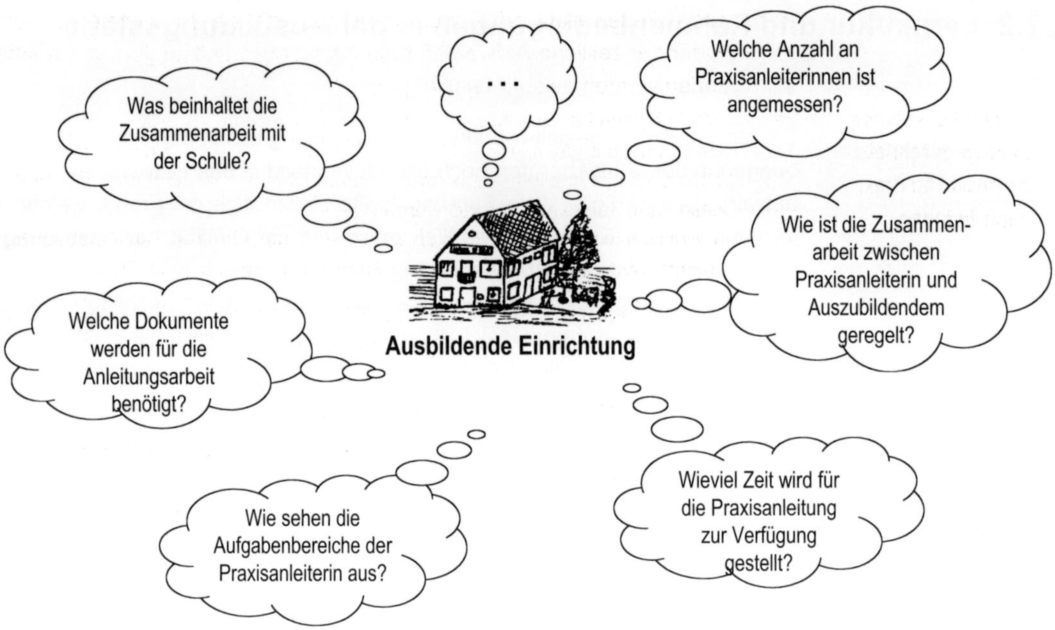
Was beinhaltet die Zusammenarbeit mit der Schule?
...
Welche Anzahl an Praxisanleiterinnen ist angemessen?
Wie ist die Zusammenarbeit zwischen Praxisanleiterin und Auszubildendem geregelt?
Ausbildende Einrichtung
Welche Dokumente werden für die Anleitungsarbeit benötigt?
Wie sehen die Aufgabenbereiche der Praxisanleiterin aus?
Wieviel Zeit wird für die Praxisanleitung zur Verfügung gestellt?

Abb. 34: **Fragen zur Strukturierung und Organisation der Praxisanleitung**

Welche Anzahl an Praxisanleiterinnen ist angemessen?

„Angemessene" Anzahl an Praxisanleiterinnen

Die Ausbildungs- und Prüfungsverordnungen der Pflegeberufe fordern, dass alle an der Ausbildung beteiligten Einrichtungen die Praxisanleitung durch geeignete Fachkräfte „sicherstellen" müssen und dazu ein „angemessenes" Verhältnis zwischen der Zahl der Auszubildenden und der Zahl der Praxisanleiterinnen gewährleistet sein muss. Da keine gesetzlichen Vorgaben zur Anzahl der Praxisanleiterinnen gemacht werden, obliegt es den Ausbildungseinrichtungen, selbst festzulegen, welche Anzahl sie für angemessen halten. In einigen Bundesländern gibt es inzwischen Konkretisierungen, die zumindest eine Orientierung bieten. In der „Norddeutschen Handreichung zur Umsetzung des Krankenpflegegesetzes" empfehlen die Länder Bremen, Hamburg, Niedersachsen und Schleswig-Holstein mindestens zwei Praxisanleiterinnen pro Einsatzort, wenn die Kontinuität der Praxisanleitung im Rahmen der Schichtarbeit inklusive Vertretungen gewährleistet sein soll. In einem Krankenhaus mit 20 Einsatzbereichen würden demnach 40 Praxisanleiterinnen benötigt (NDZ 2004, 36).

Mindestens zwei Praxisanleiterinnnen pro Einsatzort

Die Festlegung auf eine bestimmte Zahl kann auch kritisch betrachtet werden. Das Sozialministerium Baden-Württemberg argumentiert, dass eine bestimmte Anzahl möglicherweise für einige Träger und Einrichtungen zu hoch gesteckt ist und diese zukünftig vielleicht nicht mehr ausbilden. Möglicherweise könnte die Zahl auch niedriger sein als in manchen Einrichtungen, die bisher zu den Besten gehörten und so dahingehend wirken, dass diese ihre Zahl an Praxisanleiterinnen herunterschrauben. Daher plädiert das Land dafür, inhaltliche Kriterien festzulegen, die durch die Praxisanleiterinnen sichergestellt werden müssen. Können diese Kriterien nicht erfüllt werden, ist die Zahl der Praxisanleiterinnen zu niedrig oder der zeitliche Aufwand für die Anleitungsarbeit zu gering. Als inhaltliche Kriterien werden beispielsweise genannt:

Inhaltliche Kriterien statt vorgeschriebene Anzahl an Praxisanleiterinnen

- „Jede Schülerin hat eine ihr zugeordnete Praxisanleiterin
- Jede Schülerin erhält fristgerecht ein Erst-, Zwischen-, Auswertungsgespräch
- Die Schülerin ist in allen ihr übertragenen Aufgaben vorher angeleitet und in Kenntnisstand und Fähigkeit überprüft worden
- Die Praxisanleiter evaluieren halbjährlich den Katalog ihres stationsspezifischen Lernangebotes ...“ (Sozialministerium Baden-Württemberg 2003, 18)

Weitere Anregungen für die Aufstellung von inhaltlichen Qualitätskriterien bieten die in Kapitel 6.2 aufgelisteten Aufgabenbereiche von Praxisanleiterinnen.

Praxisanleiterinnen im ambulanten Bereich und in neuen Arbeitsfeldern

Durch die neuen Gesetzgebungen ist der ambulante Bereich als Ausbildungsort gestärkt worden und weitere neue Arbeitsfelder für Pflegende sind hinzugekommen, beispielsweise im Hinblick auf Gesundheitsförderung, Beratung oder Case Management. Gerade in diesen Bereichen ist es jedoch momentan (noch) schwierig, gezielte Anleitung durch Praxisanleiterinnen sicherzustellen. Dennoch können und dürfen diese Einsatzorte nicht als Lernorte wegfallen. Zuständige Behörden äußern zu dieser Problematik: „Wird ein Lernort zur praktischen Ausbildung gewählt, an dem aus unterschiedlichen Gründen keine Praxisanleiterinnen im Sinne des Gesetzes vorgehalten werden können, müssen von der Schule die Lernziele, die dieser Einsatz erfüllen soll, dargelegt werden. Des Weiteren ist eine alternative Form der Praxisbegleitung vorzusehen, z. B. ein Besuch einer Lehrkraft vor Ort oder die Erstellung von Lernaufgaben, die in dem Praxiseinsatz nachvollziehbar dokumentiert werden“ (NDZ 2004, 38). Diese Regelungen sind vor allem für neue Arbeitsfelder sinnvoll. Hier könnten beispielsweise Lehrende gemeinsam mit den Experten vor Ort Lernaufgaben entwickeln, welche das Typische des jeweiligen Arbeitsfeldes widerspiegeln.

Alternativen über Lernaufträge, Besuche von Lehrenden

Im Bereich der ambulanten Pflege sollten diese Wege jedoch höchstens als Übergangsregelung zum Tragen kommen: Die Einsätze in ambulanten Pflegediensten sind nicht nur gemessen an der Einsatzdauer, sondern auch berufsperspektivisch für die Auszubildenden sehr bedeutsam, so dass die Anleitung dort in jedem Fall von Praxisanleiterinnen übernommen werden sollte. Es gibt inzwischen unterschiedliche Kooperationsmodelle zwischen Schulen und ambulanten Einrichtungen, beispielsweise in der Form, dass Schulen als Gegenleistung für die regelmäßige Ausbildung von Auszubildenden die Teilnahme von Pflegefachkräften an der Praxisanleiterweiterbildung kostenfrei ermöglichen.

Wie ist die Zusammenarbeit zwischen Praxisanleiterin und Auszubildendem geregelt?

Feste Bezugspersonen

In ausbildenden Einrichtungen hat sich durchgesetzt, dass jedem Auszubildenden eine Pflegefachkraft, wenn möglich eine Praxisanleiterin, namentlich zugeordnet ist, so dass der Auszubildende eine feste Ansprechperson hat, die für seinen persönlichen Lernprozess verantwortlich ist. Erfahrungen zeigen deutlich, dass die Zuordnung allein nicht ausreicht, um angesichts von Schichtdienst, Urlaubs- und Krankheitszeiten und weiteren organisatorischen Bedingungen tatsächlich zu gewährleisten, dass Auszubildende und Praxisanleitende miteinander arbeiten. Gemeinsam zu arbeiten ist aber eine wesentliche Voraussetzung für gezielte, prozessorientierte Anleitungsarbeit im Einsatzzeitraum – eine Tatsache, die von allen Beteiligten häufig unterschätzt wird.

Gemeinsame Arbeitszeiten von Auszubildendem und Praxisanleiterin

Das Ministerium für Gesundheit, Soziales, Frauen und Familie in Nordrhein-Westfalen (2003, 10) gibt als Rahmenbedingung für qualifizierte Praxisanleitung in der Altenpflege vor, dass Auszubildender und Praxisanleiterin „in der ersten Einsatzwoche vollständig, in der weiteren Anleitungszeit mindestens zu 60% in derselben Schicht arbeiten". Ebenso empfiehlt es auch der Deutsche Bildungsrat für Pflegeberufe (DBR 2004, 11). Zu Recht kritisieren viele Praxisanleiterinnen vor Ort, dass gleiche Arbeitszeiten wiederum noch nicht garantieren, dass auch gemeinsam gearbeitet wird. Arbeiten beide zwar auf einer Station / in einem Wohnbereich, jedoch mit unterschiedlichen Klientengruppen, kann auch dann die Anleitungsarbeit nicht dem Anspruch genügen. An dieser Stelle sind die Beteiligten vor Ort (z.B. Wohnbereichsleitung bzw. Stationsleitung, Praxisanleiterin, Pflegeteam und Auszubildende) in der Verantwortung. Bei der Arbeitsorganisation und Einteilung der Pflegenden sollte berücksichtigt werden, dass Auszubildender und Praxisanleiterin eng zusammen arbeiten. Sicherlich wird dies nicht immer und ausschließlich umzusetzen sein, allerdings bringen ein geschärfter Blick und die innere Bereitschaft häufig schon den Schritt in die richtige Richtung. Ein weiterer wichtiger Aspekt ist, dass für Urlaubs-, Krankheits- und weitere Ausfallzeiten festgelegt ist, wer die Vertretung für die jeweilige Praxisanleiterin übernimmt.

Arbeitsorganisation, die Zusammenarbeit ermöglicht

Wie viel Zeit wird für die Praxisanleitung zur Verfügung gestellt?

Qualifizierte Anleitung nur mit Anrechnung von Arbeitszeit möglich

Traditionsgemäß wurde die Anleitung von Auszubildenden als eine Zusatzleistung verstanden, die Pflegefachkräfte neben ihrer eigentlichen Pflegearbeit leisteten, ohne dafür besondere Anerkennung oder Freistellung zu bekommen. Im heutigen Verständnis von qualifizierter Anleitungsarbeit erscheint es dagegen unmöglich, die vielfältigen Aufgaben einer Praxisanleiterin (vgl. Kap. 6.2) nebenbei und ohne Anrechnung von Arbeitszeiten zu bewältigen.

Zeiterhebung über festgelegte Anleitungszeit pro Schüler pro Jahr

Wie viel Zeit tatsächlich für die Anleitungsarbeit benötigt wird und auch unter finanziellen Gesichtspunkten zur Verfügung gestellt werden kann, bleibt vom Gesetzgeber her offen. Es gibt verschiedene Herangehensweisen, um sich dieser Frage zu nähern. Eine Möglichkeit wäre, für jeden Auszubildenden eine „angeleitete Ausbildungszeit" – d.h. die Anzahl an Stunden Anleitungszeit pro Woche/ pro Jahr - festzuschreiben und entsprechend der Anzahl an Auszubildenden und Praxisanleiterinnen zu berechnen, wie viel Zeit für die Praxisanleitung einzuräumen ist. Diese Form der Berechnung ist jedoch nicht unproblematisch. Zunächst stellt sich die Frage, wie viel Anleitungszeit ein Auszubildender denn pro Jahr erhalten sollte. Die Norddeutsche Handreichung (Gesundheits- und Krankenpflege) nimmt in einem Rechenbeispiel 25% der praktischen Ausbildungszeit unter Anleitung an, das wären 200 Stunden pro Jahr; bei angenommenen 22

Einsatzwochen ca. 9 Stunden gezielte Anleitung pro Woche. Der Praktische Rahmenlehrplan für die Ausbildung in der Altenpflege in Nordrhein-Westfalen fordert eine Freistellung von 10-15 Stunden pro Dienstplan und Auszubildende sowie eine zusätzliche Freistellung für Arbeitstreffen, beispielsweise mit den Lehrkräften der Fachseminare. Hier wird also auch berücksichtigt, dass die Praxisanleiterin neben der direkten Anleitungsarbeit auch Aufgaben im Rahmen der Lernortkooperation übernimmt.

Zeiterhebung über Aufgabenspektrum der Praxisanleiterin

Eine andere Herangehensweise besteht darin, die erforderliche Zeit für Praxisanleitung über das Aufgabenspektrum der Praxisanleiterin zu erheben. Dazu werden die einzelnen Aufgaben wie beispielsweise Erst-, Zwischen- und Abschlussgespräche, gezielte Anleitungen, Teilnahme an Prüfungen, Kooperation mit der Schule, Planungsarbeit etc. genau identifiziert und es wird eingeschätzt, wie viel Zeit zur Bearbeitung dieser Aufgaben nötig ist. Ebenfalls bedacht werden sollte dabei allerdings, dass Praxisanleiterinnen noch Zeit zur Verfügung bleibt, um sich pflegefachlich fortzubilden. Hier sollten praktikable Wege gesucht werden, wie über Multiplikatoren innerhalb des Teams ein möglichst großer Kreis von Pflegefachkräften und Praxisanleiterinnen von einzelnen Fortbildungen profitieren.

Gezielte Anleitung plus Lernen im Arbeitsprozess

Unabhängig davon, auf welche Weise man sich einer möglichen Zeitfestlegung nähert, soll hier noch auf einen weiteren Aspekt aufmerksam gemacht werden: Bei genauer Betrachtung des Lernens in der Praxis erscheint es schwierig, wenn nicht sogar unmöglich, gezielte Anleitung und Lernen im täglichen Arbeitsprozess jederzeit und haarscharf voneinander zu trennen. Wenn eine Praxisanleiterin ihren Auszubildenden über das Erstgespräch und einige geplante Anleitungen gut kennt und seinen Lernbedarf einschätzen kann, dann wird es ihr leicht fallen, auch im täglichen Arbeitsprozess immer wieder innezuhalten und **spontane Lernmöglichkeiten** für den Auszubildenden aufzudecken. Dieses eher zufällige und ungeplante Lernen im Arbeitsprozess darf bezüglich seiner Wirkung nicht unterschätzt werden (siehe Kap. 4.1). Erforderlich ist dazu eine innere Haltung und Bereitschaft, auch kleineren Elementen von Anleitung Bedeutung beizumessen und sie im täglichen Arbeitsprozess unterzubringen. Innerhalb dieses kleinen Rahmens können und sollten sich auch alle anderen Pflegefachkräfte im Team an der praktischen Ausbildung der Auszubildenden beteiligen.

Die momentanen Rahmenbedingungen in der Praxisanleitung deuten darauf hin, dass gezielte Anleitung und dafür speziell zur Verfügung gestellte Zeit bislang keinesfalls gang und gäbe sind. Auch dies sollte - neben den aus bildungstheoretischer und pflegewissenschaftlicher Sicht wünschenswerten Überlegungen - berücksichtigt werden. Die in der Regel hoch motivierten und engagierten Praxisanleiterinnen sollten nicht durch überhöhte Forderungen unter unrealistischen Zeitbedingungen überfordert und somit über kurz oder lang ausgelaugt und frustriert werden. Umso wichtiger ist es für ausbildende Einrichtungen, sich darüber klar zu werden, welche (Mindest-) Anforderungen sie an Praxisanleitung stellen und wie viel sie dementsprechend auch bereit sein müssen, an finanziellen und personellen Ressourcen zur Verfügung zu stellen.

Wie sehen die Aufgabenbereiche der Praxisanleiterin aus?

Transparenz der Aufgabenbereiche durch Stellenbeschreibung

Das Aufgabenspektrum von Praxisanleiterinnen ist vielfältig und in Kapitel 6.2 in ausführlicher Form dargestellt. Die inhaltliche Auseinandersetzung soll deshalb hier nicht wiederholt werden. Stattdessen geht es hier um die Festschreibung des Aufgabenspektrums von Praxisanleiterinnen innerhalb einer Ausbildungsstätte: Es besteht grundsätzlich die Gefahr, dass die einzelnen Aufgaben der Praxisanleiterin nicht ausdrücklich festgeschrieben, sondern mehr oder weniger unausgesprochen vorausgesetzt werden. Damit fehlt ein klares Bild von den Aufgaben der Praxisanleiterin, was nicht nur für die Praxisanleiterin selbst, sondern auch für Auszubildende, Pflegefachkräfte, Lehrende aus der Schule, Stations- oder Wohnbereichsleitungen und die Führungsverantwortlichen zum Problem wird.
Jede Einrichtung sollte intern das Aufgabenspektrum der Praxisanleiterinnen formulieren und damit transparent machen. Dies kann zum Beispiel in gesonderten Stellenbeschreibungen für Praxisanleiterinnen oder als zusätzliches Tätigkeitsprofil zur Stellenbeschreibung der Pflegefachkraft erfolgen. Wichtig ist, dass die Stellenbeschreibung Auskunft darüber gibt, welchen Anteil die Anleitungsarbeit der Praxisanleiterin im Verhältnis zur Arbeit als Pflegefachkraft besitzt. Je nachdem welcher Aufgabenbereich überwiegt, sollte die Stellenbeschreibung auch die entsprechenden Formulierungen beinhalten. Die genaue Beschreibung ihrer Aufgaben stärkt der Praxisanleiterin den Rücken und erhöht durch die Transparenz auch die Akzeptanz ihrer Aufgaben innerhalb des Pflegeteams.

Welche Vorgaben und Dokumente werden für die Anleitung benötigt?

Bestehende Dokumente nutzen und weiterentwickeln

Eine systematisch geplante und strukturierte praktische Ausbildung wird nur möglich, wenn die entsprechenden Planungsvorgaben und Dokumente zur Verfügung stehen und von allen Beteiligten auch angewendet werden, beispielsweise Gesprächsprotokolle oder Beurteilungsbögen (s. Abb. 35). Ein Ausbildungsplan für die praktische Ausbildung gewährleistet, dass die dreijährige Ausbildung inhaltlich und zeitlich strukturiert verläuft (s. Kap. 8.3). Lernangebotskataloge der einzelnen praktischen Ausbildungsbereiche inklusive Lernaufgaben für Anleitungssituationen spiegeln das Spezifische der Einsatzbereiche wider und ermöglichen jeweils die gezielte Förderung der Auszubildenden. Vorlagen vereinheitlichen und erleichtern die praktische Anleitung inklusive der Beurteilung der Auszubildenden. Die Verantwortung für die Erarbeitung der einzelnen Planungsvorgaben bzw. Dokumente sollte individuell innerhalb der Einrichtung und in Kooperation mit den beteiligten Schulen festgelegt werden. Abbildung 35 gibt dazu mögliche Vorschläge.

Für alle genannten Planungsvorgaben und Dokumente gilt, dass die innerhalb der Einrichtung bereits vorhandenen Wissensbestände und praktizierten Vorgehensweisen zusammengetragen, überprüft und gegebenenfalls weiterentwickelt bzw. verändert werden. Vorhandene Ressourcen werden auf diese Weise genutzt und die Akzeptanz der Beteiligten zur Anwendung der Vorgaben erhöht.

Die nachfolgenden Dokumente können in einer Ausbildungsbegleitmappe, z. B. einem Ringordner, eingeheftet werden. Er wird jedem Auszubildenden zu Beginn der Ausbildung ausgehändigt und füllt sich im Verlauf der Ausbildungszeit.

Dokument	Beschreibung	Erarbeitung
Ausbildungs-konzept	▪ legt das Verständnis von Ausbildung in der Einrichtung sowie Strukturen, Rollen und Aufgaben im Ausbildungsprozess fest ▪ schafft Transparenz nach innen und außen ▪ kann Bestandteil einer Ausbildungsbegleitmappe sein	▪ ausbildende Einrichtung
Ausbildungsplan	▪ zeigt eine inhaltliche und zeitliche Gliederung der Ausbildung auf ▪ gilt übergeordnet für die gesamte dreijährige Ausbildung ▪ betrifft alle Einsatzbereiche und wird damit bereichsübergreifend entwickelt	▪ ausbildende Einrichtung und Schule
Lernangebotska-talog und Lernaufgaben	▪ gibt einen Überblick über das Lernangebot eines Einsatzbereiches ▪ enthält einen „Pool" von Lernaufgaben/Anleitungssituationen ▪ kann in ein allgemeines Lernangebot (Pflegehandlungen, die in jedem Einsatzbereich gelernt werden) und ein spezielles Lernangebot (Pflegehandlungen, die besonders in diesem Einsatzbereich gelernt werden) untergliedert werden ▪ Lernaufgaben enthalten konkrete Hinweise und Hilfestellung für die Planung, Durchführung und Bewertung einzelner Anleitungssituationen ▪ Lernaufgaben liegen als Gerüst vor, werden in der konkreten Anleitungssituation individuell an den Auszubildenden angepasst bzw. für den Auszubildenden ausgewählt ▪ Lernaufgaben sind kombinierbar mit Pflegestandards ▪ Lernaufgaben greifen die Vorgaben des Ausbildungsplanes auf, z. B. indem zwischen Ausbildungsjahren unterschieden wird	▪ Pflegefachkräfte und Praxisanleitende der Einsatzbereiche, wenn möglich in Kooperation mit der Schule und mit Auszubildenden
Vorlagen zur Gestaltung und Dokumentation (Lernort Praxis) *(siehe Anhang)*	▪ Erstgesprächsprotokoll ▪ Anleitungs- und Lernplan ▪ Zwischengesprächsprotokoll ▪ Abschlussgesprächsprotokoll, evtl. in Kombination mit ▪ Beurteilungsbogen für den Einsatzzeitraum ▪ ggf. Rückmeldebogen für Feedback des Auszubildenden an den Einsatzort ▪ Beobachtungs- und Beurteilungsbogen für die praktische Prüfung	▪ Schule in Kooperation mit Praxisanleiterinnen und wenn möglich Auszubildenden
Vorlagen zur Gestaltung und Dokumentation (Lernort Schule)	▪ Blocktagebuch zum Theorieunterricht ▪ Lernaufträge der Schule für die Praxis ▪ Persönliches Lerntagebuch ▪ …	▪ Schule und Auszubildende

Abb. 35: **Planungsvorgaben und Dokumente zur strukturierten Praxisanleitung**

🕮 Literaturtipps

➲ Forum Ausbildung, Hefte 1/2007 und 2/2007, Schwerpunkt: Arbeitsbögen für die praktische Ausbildung. Brake: Prodos.

➲ Bohrer, A. & Rüller, H. (2005). Praxiseinsatz prozessorientiert planen. 2. überarbeitete Auflage. Brake: Prodos.

7.3 Lernaufgaben für die Praxisanleitung

Bedeutung von Lernaufgaben für die Anleitungsarbeit

Das Lernen mit Lernaufgaben ist als eine Ergänzung zum „learning by doing“ und dem Lernen von Einzelhandlungen gedacht (siehe Kap. 4). Beim „learning by doing“ lernt der Auszubildende besonders durch Beobachtung und eigenes Ausprobieren. Das Lernen erfolgt überwiegend zufällig und spontan. Ebenso ist es beim Lernen von Einzelhandlungen, beispielsweise der Demonstration und Übung einer Lagerung oder eines Verbandwechsels.

Lernen an komplexen Situationen

Das Lernen mit komplexen Lernaufgaben (Beispiel s. S. 118ff) erfolgt stärker zielgerichtet und am Lernbedarf des Auszubildenden orientiert. Im Mittelpunkt steht das zunehmend selbstverantwortliche Lernen und die Bewältigung von herausfordernden beruflichen Situationen – bis hin zur umfassenden Pflege einer Klientengruppe, wie es in der Examensprüfung von den Auszubildenden verlangt wird. Nicht selten erleben Praxisanleitende und Auszubildende einen „Examensschock“, wenn sie bei der Prüfungsvorbereitung feststellen, dass der Auszubildende mit der Organisation und Koordination einer umfassenden Pflege völlig überfordert ist, während er ansonsten im Arbeitsalltag sehr gut „funktioniert“.
Der Vorteil des Lernens mit Lernaufgaben liegt demzufolge darin, dass der Lernende komplexe Pflegesituationen bewusst mitgestaltet bzw. als Fortgeschrittener selbstständig meistert. Dafür muss Zeit eingeplant werden, ebenso wie für die anschließende Reflexion, die beim Mitarbeiten im normalen Arbeitsalltag häufiger zu kurz kommt.

Arbeitserleichterung durch Lernaufgaben

Einmal entwickelte und dokumentierte Lernaufgaben tragen dazu bei, die angestrebte Ausbildungsqualität zu erreichen und sie erleichtern die Umsetzung der Anleitungsarbeit in vielfältiger Weise: Die Lernaufgaben werden für alle Beteiligten transparent, das Vorgehen bei der Bearbeitung ist deutlich, Anforderungen an Pflege und Kriterien für die Beurteilung sind dokumentiert und unterstützen Auszubildende und Anleitende dabei, über die Anforderungen ins Gespräch zu kommen. Letzteres ist vor dem Hintergrund interessant, dass die Versprachlichung ihres „impliziten Wissens“ für (Pflege-) Experten vielfach eine Herausforderung darstellt. Schließlich ermöglichen einmal entwickelte Lernaufgaben eine hochwertige Anleitung unter zeitökonomischen Bedingungen.

„Pool“ von Lernaufgaben

Aufgrund der zeitlichen Ressourcen von Praxisanleitenden muss gut überlegt werden, für welche Bereiche und in welchem Umfang Lernaufgaben entwickelt werden können. Sinnvolles Ziel ist es, einen „Pool“ an Lernaufgaben zur Verfügung zu haben, aus dem individuell für einen Auszubildenden und seinen Lernbedarf ausgewählt werden kann. Inzwischen existiert eine Reihe von veröffentlichten Lernaufgaben / Beispielen, welche in mehreren oder sogar allen Einsatzbereichen umsetzbar sind und die für den eigenen Bedarf angepasst werden können (siehe z. B. Literaturtipps auf Seite 92 und 115).

Lernaufgaben, die in einem bestimmten Einsatzbereich besonders gut oder evtl. sogar nur dort bearbeitet werden können, müssen dagegen bereichsintern entwickelt werden – beispielsweise eine Lernaufgabe zur Erstversorgung Neugeborener (Geburtshilfe), zur Begleitung von Menschen mit psychischen Erkrankungen (Psychiatrie) oder zur Gestaltung einer Sterbebegleitung (Palliativstation oder Hospiz). Diese Entwicklungsarbeit wirkt sich durchaus positiv auf die Beteiligten aus, da über das spezifische Lernangebot zunächst einmal eine Diskussion und Verständigung erfolgt und damit eine bewusste Reflexion angestoßen wird.

Gestaltungsvorschlag für Lernaufgaben

Das Beispiel auf den folgenden Seiten zeigt einen möglichen Vorschlag zur Gestaltung von Lernaufgaben. Der Aufbau und die einzelnen Teilbereiche der Vorlage sind in Zusammenarbeit mit Lehrenden und Praxisanleiterinnen erprobt und weiterentwickelt worden. Auch weiterhin ist mit dieser Vorlage der Wunsch und Anspruch verbunden, dass sie in der Praxis angewendet und verändert wird. Jede Einrichtung, die Lernaufgaben entwickelt, wird diese auf ihre eigenen Bedingungen und Gegebenheiten hin anpassen.

Beobachtungs- und Dokumentationsbogen in einem

Grundlegende Idee des hier vorgestellten Beispiels ist es, dass der Bogen gleichzeitig als Vorlage <u>und</u> als Beobachtungs-/Dokumentationsblatt für Anleitungssituationen genutzt werden kann. Damit regt der Bogen dazu an, Lernaufgaben zielgerichtet zu beobachten und zu beurteilen. Gleichzeitig kommt er dem häufig geäußerten Wunsch von Praxisanleiterinnen und Auszubildenden nach, nicht zu viele unterschiedliche Bögen anwenden zu müssen und Übersichtlichkeit zu bewahren. Auszubildende können die nach einer Anleitungssituation ausgefüllten Bögen beispielsweise in ihrer Ausbildungsbegleitmappe abheften. Durch die dokumentierten Beobachtungen wird Praxisanleiterinnen der Prozess der Leistungsbeurteilung während und am Ende des Praxiseinsatzes erleichtert.

Hintergrundinformationen und Planungshilfen

Eine weitere Besonderheit dieses Gestaltungsvorschlags ist es, dass zusätzlich zur Aufgabenstellung und den Beurteilungskriterien eine dritte Seite enthalten ist, die entweder theoretische Hintergründe zum Pflegehandeln erläutert oder aber Planungshilfen für die Durchführung bietet. Diese Informationen verstehen sich als zusätzliches Angebot, das Praxisanleitende und Lernende bei Bedarf nutzen können.

Vollständige Handlung

Alle entwickelten Lernaufgaben sollten im Sinne einer vollständigen Handlung (Vorbereitung, Durchführung, Nachbereitung) gemeint sein, das heißt, dass der Auszubildende aktiv an der Planung, Durchführung und Reflexion der Lernaufgabe beteiligt ist bzw. – bei fortgeschrittenem Lernprozess – alle drei Schritte selbstständig ausführt. Dieser Dreierschritt ist für die zunehmende Entwicklung von Selbstständigkeit und die Übernahme von Verantwortung wesentlich.

Lernaufgabe: Eine Bezugsperson anleiten

Worum geht es?

Bei dieser Lernaufgabe geht es darum, dass Sie die Bezugsperson eines Klienten zu einer Pflegehandlung anleiten. Dazu gehört, dass Sie erkennen, ob und in welcher Form Bedarf hinsichtlich einer Anleitung besteht.

Organisatorisches

Zeitrahmen

An mehreren Tagen jeweils ca. 20-30 Min., plus Vorbereitung

Einsatzorte:

- Alle Einsatzorte, an denen Bezugspersonen in die Pflegearbeit einbezogen werden bzw. auf eine häusliche Pflegesituation vorbereitet werden

Lernvoraussetzungen:

- Ausreichende Erfahrung/Handlungssicherheit in der Pflegehandlung, um die es in der Anleitungssituation geht

Rahmenbedingungen:

- Bezugspflege
- Kontinuität über mehrere Tage zur Einschätzung des Anleitungsbedarfs und zum schrittweisen Aufbau der Anleitung (Vorgespräch mit anzuleitender Person, Erprobung oder Demonstration, Übungsphase, abschließende Überprüfung)

Zur Einstimmung

Ziel einer Anleitung ist es, den angeleiteten Menschen dazu zu befähigen, eine Handlung selbstbestimmt und eigenständig auszuüben. Je nach Situation und Fähigkeiten stehen Klienten selbst im Mittelpunkt oder Bezugspersonen, wenn sie Anteile der Pflege übernehmen.

Manche Menschen äußern von sich aus einen Anleitungswunsch. Genauso kann es vorkommen, dass Sie einen Anleitungsbedarf feststellen und daraufhin die Anleitung anbieten. Die Bereitschaft, an der Pflege mitzuwirken, ist nicht selbstverständlich. Es hängt von den Personen, ihren Beziehungen zueinander und der jeweiligen Situation ab, ob beide (Angehöriger und Klient) mit einer Anleitung einverstanden sind.

Aufgabenstellung für Auszubildende

Vorgehen

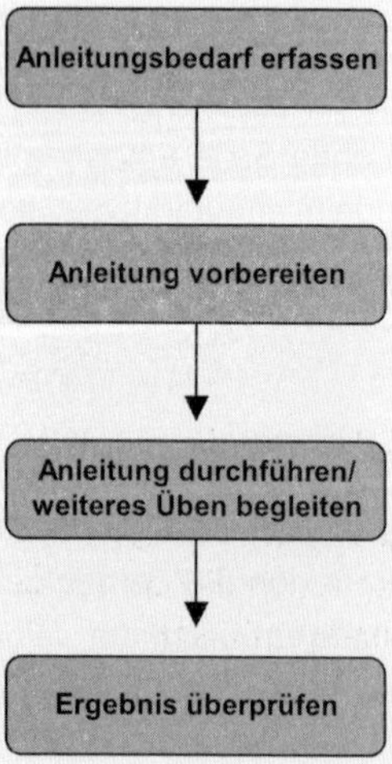
Anleitungsbedarf erfassen
Anleitung vorbereiten
Anleitung durchführen/ weiteres Üben begleiten
Ergebnis überprüfen

- Wählen Sie aus Ihrer Klientengruppe eine Person aus, bei deren Bezugspersonen Sie einen Anleitungsbedarf vermuten bzw. ein entsprechender Wunsch geäußert wurde.
- Bereiten Sie sich auf die Anleitungssituation vor. Als Hilfestellung können Sie den Arbeitsbogen auf der nächsten Seite nutzen. Sprechen Sie mit Ihrer Praxisanleiterin ab, inwieweit sie Sie unterstützt.
- Setzen Sie die Anleitungssituation um.
- Reflektieren Sie gemeinsam mit dem Klienten/der angeleiteten Person die Situation.
- Überlegen Sie gemeinsam, inwieweit eine erneute Anleitung sinnvoll ist und wiederholen Sie falls erforderlich die Anleitung.

Beispiele für mögliche Anleitungssituationen:

☑ Kinästhetischer Transfer eines Klienten vom Bett in den Stuhl

☑ Handhabung von Blutzuckermessgerät und PEN

☑ Durchführung von alternativen schmerzlindernden Maßnahmen

Hinweise für die Beobachtung, (Selbst-) Beurteilung und Reflexion

zur Lernaufgabe „Eine Bezugsperson anleiten"

(→ Wählen Sie gemeinsam Schwerpunkte aus oder ergänzen Sie, wenn Sie möchten, zusätzliche Aspekte)

Zu fördernde Kompetenzen	Beobachtungsnotizen
Die/der Auszubildende: **Fachkompetenz:** • erkennt einen offensichtlichen oder verdeckten Anleitungsbedarf (z. B. rückenbelastendes Heben) • trifft nach Rücksprache mit den Beteiligten eine begründete Auswahl für die Anleitung • erläutert in verständlicher Form, worum es geht und begründet das Vorgehen aus fachlicher Sicht • regt die angeleitete Person zur selbstständigen Durchführung/Erprobung an bzw. demonstriert fachlich korrekt • unterstützt die angeleitete Person darin, die Ressourcen des Klienten einzubeziehen und sein Befinden/seine Reaktionen wahrzunehmen • gibt der angeleiteten Person bzw. dem Klienten die Möglichkeit, Unklares anzusprechen **Methodenkompetenz:** • geht bei der Anleitung strukturiert und nachvollziehbar vor • bezieht wenn möglich Medien/Material sinnvoll ein • weicht in der Situation vom geplanten Vorgehen ab, wenn Klient/angeleitete Person entsprechenden Bedarf äußern • dokumentiert die Anleitungssituation und das eingeschätzte Ergebnis (z. B. zusätzlicher Anleitungsbedarf) **Sozialkompetenz:** • nimmt verbale und nonverbale Äußerungen des Klienten und der angeleiteten Person wahr und geht darauf ein • vergewissert sich, ob die angeleitete Person gut folgen kann und überprüft, ob die angeleitete Person den Handlungsablauf selbst ausführen kann **Personalkompetenz:** • ist für Rückfragen, Kommentare und Kritik von Seiten der angeleiteten Person und des Klienten offen	

Reflexion/Konsequenzen für weiteren Lernprozess - Mögliche Reflexionsfragen:

Zur Durchführung der Aufgabe:

- Wie haben die angeleitete Person und der Klient die Situation empfunden?
- Wie war die Interaktion zwischen den Beteiligten?
- Wie schätze ich die Handlungssicherheit der angeleiteten Person ein?
- Gab es etwas, das mich überrascht hat? Wenn ja, was war das?
- Gab es Schwierigkeiten oder Widersprüche, die für mich unklar bleiben? Wenn ja, wie kann ich damit umgehen?

Zum Lernzuwachs:

- Was habe ich durch diese Lernaufgabe erreicht?
- Wo sehe ich für mich noch Handlungsbedarf?

Informationen

zur Lernaufgabe „Eine Bezugsperson anleiten"

Arbeitsbogen zur Vorbereitung einer Anleitung

Name: ___________________________

Datum: ____________

Thema der Anleitung:

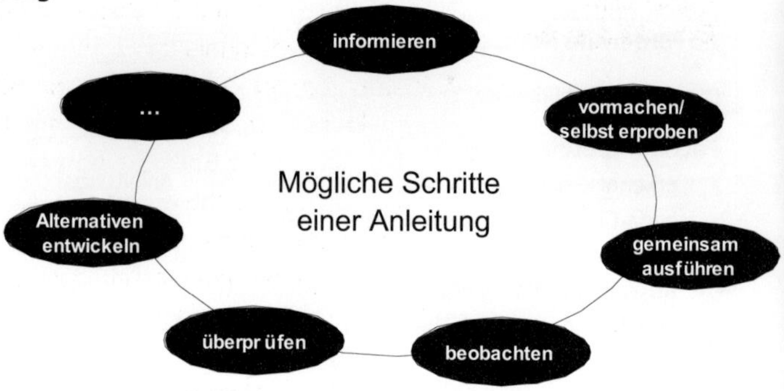
informieren
vormachen/ selbst erproben
gemeinsam ausführen
beobachten
überpr üfen
Alternativen entwickeln
...
Mögliche Schritte einer Anleitung

Was ist der Anlass für die Anleitung? (z. B. Wunsch einer Bezugsperson, eigene Beobachtungen)	
Um welche Pflegemaßnahme geht es? Stehen mehrere Alternativen zur Auswahl?	
Welche Bedeutung hat das Erlernen der Maßnahme für das Wohlbefinden von Klient und Bezugsperson?	
Wie könnten sich die angeleitete Person und der Klient in der Situation fühlen? Welchen Einfluss könnte dies auf das Gelingen der Anleitung haben?	
Welches Wissen benötigt der die Bezugsperson? (z. B. theoretische Hintergründe, Ressourcen des Klienten, …)	
Welche Hilfsmittel oder Materialien sind erforderlich?	
Welche Sinne will ich besonders ansprechen (z. B. Sehsinn, Hörsinn, Berührungssinn)? Gibt es Besonderheiten zu berücksichtigen?	
Was ist mir als Ergebnis der Anleitung wichtig? Worauf möchte ich während der Anleitung besonders achten?	
Wie und woran will ich feststellen, ob die Anleitung gelungen ist?	
Welche Gründe könnte es dafür geben, dass ein Angehöriger/eine Bezugsperson das Angebot zur Anleitung ablehnt?	

Entwicklung von Lernaufgaben für Anleitungssituationen

gemeinsame Entwicklungsarbeit

Die Entwicklung von Lernaufgaben erfordert methodisch-didaktische Kompetenzen und sollte besonders zu Beginn der Erarbeitung unbedingt in Kooperation von Lehrenden und Praxisanleiterinnen erfolgen (siehe Kap. 6). Der Austausch regt das Verständnis der Lernorte füreinander an, beide Kooperationspartner profitieren von der Zusammenarbeit. Sobald die Umsetzung einige Male gemeinsam durchlaufen ist, wird es den am Prozess beteiligten Personen leichter fallen, selbstständig die Entwicklung von Lernaufgaben voranzutreiben und als Multiplikatoren in der Schule und Praxis zu wirken. Denkbar ist auch, dass getrennte Lernaufträge für die praktische Ausbildung von Seiten der Schule und der Praxis im Rahmen der gemeinsamen Entwicklungsarbeit überflüssig werden.
Einige Schulen mit Praxisanleiterweiterbildung arbeiten an dieser Schnittstelle ökonomisch und nutzen die Ressourcen der Weiterbildung, indem für die Lernortkooperation notwendige Instrumente anteilig im Rahmen der Weiterbildungszeit entwickelt und erprobt werden.

Mögliches Vorgehen zur Entwicklung der Lernaufgaben

1. *Auswahl von beruflichen Handlungen, die sich für Anleitungssituationen eignen*
   - Welche Aufgaben- und Problemstellungen / welche vollständigen beruflichen Handlungen sind im Einsatzbereich zentral bzw. kommen häufig vor?
   - Welche dieser beruflichen Handlungen können im Einsatzbereich besonders gut oder sogar nur dort gelernt werden?

Arbeitsschritte bei der Entwicklung von Standards

2. *Identifikation des Lerngehaltes der beruflichen Handlungen und ihrer Aufgaben- und Problemstellungen*
   - Welche subjektiven Empfindungen und Erwartungen verbinden die beteiligten Personen (z.B. Klient, Auszubildender, Praxisanleiterin) mit der Ausführung einer bestimmten beruflichen Handlung?
   - Welche fachlichen, methodischen, sozialen und personalen Kompetenzen sind zur Planung, Durchführung und Reflexion der Handlung erforderlich bzw. werden durch eine entsprechende Anleitungssituation gefördert?
   - Welche Schwerpunktsetzung bietet sich für die Gestaltung einer entsprechenden Anleitungssituation an? Welche Kompetenzaspekte sollen im Vordergrund stehen, welche sollen an dieser Stelle vernachlässigt und in einer anderen Anleitungssituation bearbeitet werden?

3. *Curriculare und organisatorische Planungen zur Anleitungssituation*
   - Welchen Grad an Selbstorganisation des Auszubildenden soll die Lernaufgabe erfordern? Wie eng oder offen soll die Anleitungssituation dementsprechend gestaltet werden?
   - Für welches Ausbildungsjahr/welche Ausbildungsjahre eignet sich die Lernaufgabe? Sind Vorwissen/Vorerfahrungen des Auszubildenden erforderlich und wenn ja, welche?
   - Welche zeitlichen und personellen Ressourcen erfordert die Anleitungssituation?

Planungs- und Prüfkriterien für Lernaufgaben			Voll und ganz	In der Regel	Eher nicht	Überhaupt nicht
	Leitfragen	**Begründung**				
1.	Kommt die Lernaufgabe / die geplante Anleitungssituation ausreichend häufig in der Praxis vor?	Gelegenheit zur Durchführung der Lernaufgabe ist gegeben				
2.	Baut die Lernaufgabe inhaltlich auf das auf, was der Auszubildende in der Theorie gelernt hat oder weist die Lernaufgabe Anknüpfungspunkte für den theoretischen Unterricht auf?	Praxis und Theorie sind miteinander verbunden: Theoretisches Wissen wird praktisch vertieft und geübt oder die theoretische Reflexion praktischen Wissens wird ermöglicht				
3.	Ist die Lernaufgabe für ein bestimmtes Ausbildungsjahr vorgesehen/ berücksichtigt sie den Entwicklungsstand des Auszubildenden?	Aufgabe besitzt ein angemessenes Maß an Komplexität und Schwierigkeit (Über- oder Unterforderung wird vermieden)				
4.	Werden durch die Lernaufgabe ein oder mehrere Kompetenzbereiche (Fachkompetenz, Personalkompetenz, Sozialkompetenz, Methodenkompetenz) gezielt in den Blick genommen?	Gezielte Kompetenzförderung in allen Dimensionen (Fach-, Personal-, Sozial- und Methodenkompetenz) wird gewährleistet				
5.	Besteht die Lernaufgabe aus einer vollständigen Handlung (Planung, Durchführung, Bewertung)?	Handlung wird als Ganzes wahrgenommen und gelernt, Auszubildender wird an selbstorganisiertes Arbeiten herangeführt				
6.	Wird an der Lernaufgabe beispielhaft ein übergeordneter Zusammenhang/ein Prinzip deutlich?	Exemplarisches Lernen wird gefördert; Wissen ist auf viele andere Situationen übertragbar				
7.	Bietet die Lernaufgabe Gelegenheit zur sozialen Interaktion (z. B. mit der Anleiterin, anderen Auszubildenden?)	Soziale Interaktion fördert die Motivation und den Lernerfolg				
8.	Stellt die Lernaufgabe einen Handlungs- und Entscheidungsspielraum für den Auszubildenden zur Verfügung?	Handlungs- und Entscheidungsspielräume wirken positiv auf das Interesse und die Motivation des Auszubildenden, die Berufsrealität wird widergespiegelt				
9.	Wird durch die Lernaufgabe die Eigenreflexion der Auszubildenden gefördert?	Reflexion wird gezielt gefördert, Kompetenzzuwachs wird besonders im Bereich der Personalkompetenz unterstützt				
10.	Stehen für die Lernaufgabe die erforderlichen zeitlichen, personellen und materiellen Ressourcen zur Verfügung bzw. werden sie bereitgestellt?	Realistische Zeit- bzw. Personalplanungen ermöglichen, dass eine Lernaufgabe auch tatsächlich umgesetzt wird				

Abb. 36: **Checkliste zur Planung und Überprüfung der Qualität von Lernaufgaben** (inhaltliche Anteile aus Jenewein (1997, S. 35), und Ruschel (1999, S. 342)

7.4 Lernen und Anleiten in der Gruppe

Besonderheiten des Lernens in der Gruppe

Mehrere Auszubildende profitieren von einer Anleitungssituation

Neben Anleitungssituationen mit einzelnen Auszubildenden kann Lernen und Anleiten auch mit Lernpaaren oder Gruppen gestaltet werden. Auf diese Weise profitieren mehrere Auszubildende eines Einsatzbereiches zugleich von einer Anleitungssituation. Allerdings „fehlen“ auch alle an der Anleitungssituation beteiligten Auszubildenden gleichzeitig im normalen Arbeitsgeschehen. Anleitungssituationen in der Gruppe sollten daher gezielt geplant und eingesetzt werden. Auf diese Weise wird es möglich, ihre Stärken sinnvoll zu nutzen und gleichzeitig sicherzustellen, dass andere notwendige Arbeitsprozesse nicht darunter leiden. Selbstverständlich bietet es sich an, dass Praxisanleiterin und Auszubildende stets einen Blick dafür haben, ob sich spontan die Gelegenheit zu einer Anleitungssituation in der Gruppe ergibt. Dies setzt voraus, dass die Praxisanleiterin sich in dieser spezifischen Situation sicher fühlt, da die Begleitung einer Gruppe von Auszubildenden eine anspruchsvolle Aufgabe ist.
Welche Vorteile bringt das Lernen in der Gruppe gegenüber Anleitungssituationen mit einzelnen Auszubildenden? Der entscheidende Vorteil liegt darin, dass es sich um eine Gruppe von Personen handelt und Lernen in der sozialen Interaktion mit anderen erfolgt (siehe Abb. 37). Wie stark die Interaktion in der Gruppe ist, hängt von der Methode des Gruppenlernens ab. Wenn die Anleitung in Form eines Kurzvortrages oder einer Demonstration durch die Praxisanleiterin erfolgt, ist sie bedeutend geringer, als wenn es um ein gemeinsames Lerngespräch oder die selbstständige Bearbeitung einer Aufgabenstellung in der Gruppe geht.

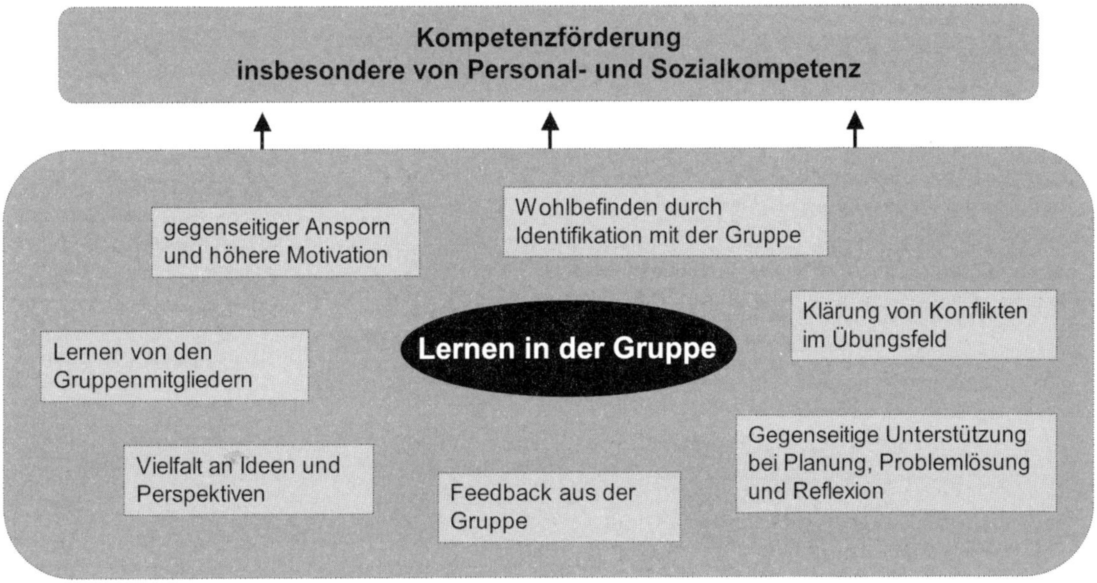
Kompetenzförderung
insbesondere von Personal- und Sozialkompetenz
gegenseitiger Ansporn und höhere Motivation
Wohlbefinden durch Identifikation mit der Gruppe
Klärung von Konflikten im Übungsfeld
Lernen in der Gruppe
Lernen von den Gruppenmitgliedern
Gegenseitige Unterstützung bei Planung, Problemlösung und Reflexion
Vielfalt an Ideen und Perspektiven
Feedback aus der Gruppe

Abb. 37: Vorteile des Lernens in der Gruppe

Planungsüberlegungen für Gruppenanleitungen

Anleitungssituationen mit Gruppen bedürfen genauso einer sorgfältigen Planung und Vorbereitung wie eine Anleitung mit einem einzelnen Auszubildenden. Beispielsweise gilt es auch hier zu bedenken, welche Kompetenzen durch die Anleitungssituation gefördert werden, welche Methode für die Anleitung gewählt wird, wie hoch der Grad der Selbstorganisation der Auszubildenden sein soll usw.
Der in Kapitel 4 beschriebene Leitfaden zur Planung, Durchführung und Reflexion von Anleitungssituationen kann auch für Gruppenanleitungen genutzt werden. Mit zunehmender Übung gelingen diese inhaltlichen Vorbereitungen in kürzester Zeit, sozusagen „aus dem Stegreif". Zu Anfang empfiehlt es sich jedoch, sich die Zeit für die Vorbereitung einzuräumen.

Lernen und Anleiten in der Gruppe erfordert, dass die individuelle Situation mehrerer Auszubildender bedacht und möglichst in Einklang gebracht wird. Das bedeutet nicht, dass alle Auszubildenden in der Gruppe die gleichen Voraussetzungen und Lernbedürfnisse mitbringen müssen. Gerade von der Unterschiedlichkeit der bereits gemachten Erfahrungen kann die gesamte Gruppe profitieren. Damit dies gelingt, gilt es allerdings, einige **Gruppenregeln** einzuhalten:

Verständigung auf Gruppenregeln

- Offenheit und Akzeptanz der individuellen Situation der Gruppenmitglieder
- Wertschätzung der Stärken einzelner Gruppenmitglieder
- Akzeptanz und Unterstützung bezüglich der individuellen Schwächen
- Einhaltung von Gesprächsregeln, z. B. Zuhören, Aussprechen lassen, „Ich"-Botschaften geben, …
- Zielstrebige Verfolgung des gemeinsamen Ziels

Diese oder ähnliche Gruppenregeln sind besonders wirkungsvoll, wenn sich Auszubildende zu Beginn ihres Lernprozesses gemeinsam darauf verständigen. Lerngruppen, die häufiger zusammen arbeiten, werden die Regeln schnell verinnerlichen. Kommen neue Auszubildende hinzu, sollte die Zeit zur Verständigung eingeräumt werden. Der dadurch entstehende „Zeitverlust" wird durch die anschließend wesentlich produktivere Lernatmosphäre wettgemacht.

Inhaltliche Aspekte

Organisatorische Aspekte

Mögliche Fragen:

- Welche Aufgabe ist für diese Gruppe geeignet?
- Inwieweit ist die Anleitung in den normalen Pflegeablauf integriert bzw. findet außerhalb statt?
- Wie viel Zeit steht in Abstimmung mit dem normalen Arbeitsgeschehen zur Verfügung?
- Gibt es einen ausreichend großen Raum für das Lernen in der Gruppe (z. B. Lerninsel, Lernlabor)? Können Tische und Stühle so aufgestellt werden, dass Zusammenarbeit möglich ist?
- Welche Arbeitsmaterialien, Bilder, Demonstrationsgegenstände, Dokumente o.ä. werden benötigt und sind diese in ausreichender Zahl vorhanden?

Aufgabenstellungen für Gruppenanleitungen:

Bei der Gruppenanleitung können grundsätzlich dieselben Aufgaben angewendet werden wie bei der Einzelanleitung (siehe Kapitel 4 und 7.3). Wichtig ist, das Potenzial der Gruppe zu nutzen, indem Räume für Erfahrungsaustausch, Diskussion oder gegenseitige Anleitung zur Verfügung gestellt werden.
Beim Lernen in der Gruppe ist eine hohe Sensibilität für den Schutz der Intimsphäre des Klienten gefragt. Aufgabenstellungen mit direktem Kontakt zum Klienten stehen daher beim Lernen in der Gruppe nicht zwangsläufig im Vordergrund. Gemeinsame Planungs-, Problemlösungs- oder Reflexionsprozesse eigenen sich hingegen gut für eine Gruppenanleitung.

Beispiele für das Lernen in der Gruppe

Fachgespräche und Übungen

(informieren, beobachten, ein Problem erkennen und Lösungen planen, etwas vor- bzw. nachmachen, begründen)

Beispiele:

- *Erläuterung der Pflegedokumentation und Diskussion von Dokumentationsproblemen*
- *Gestaltung einer Pflegevisite/einer interdisziplinären Fallbesprechung*
- *Demonstration und Reflexion von Handlings wie z. B. kinästhetische Bewegung und Lagerung (bei kleiner Gruppe)*

Beobachtungs- und Reflexionsaufträge

(beobachten, beurteilen, ein Problem erkennen und Lösungen planen)

Beispiele:

- *Beobachtung der Kommunikation zwischen Pflegenden und Klienten bzw. Angehörigen, zwischen Pflegenden und Ärzten usw.; Diskussion der Beobachtung in der Gruppe*
- *Beobachtung und kritische Reflexion von Routineabläufen (Arbeits- und Ablauforganisation)*
- *Reflexion von belastenden Situationen in der Gruppe (als Gespräch oder in strukturierter Form siehe Beispiel „Kollegiale Beratung“, S. 126)*

Kooperative und umfassende Pflegeaufgaben

(alle Aufgaben einer prozessorientierten Pflege)

Beispiele:

- *Gemeinsame Bearbeitung von Lernaufgaben, z. B. Gestaltung einer prä- und postoperativen Pflege im Lerntandem*
- *Pflege einer Klientengruppe durch Auszubildende aus verschiedenen Semestern, inklusive Anleitungs- und Beratungsaufgaben*
- *Lernprojekte wie „Schulstation“ (s. S. 128f)*

Beispiel zur Kollegialen Beratung

Phasen

Titel: „Datenschutz bei der Pflegeübergabe am Bett"
Ausgangsfrage: „Wie kann der Datenschutz gewährleistet werden, wenn so viele Personen bei der Übergabe dabei sind, inklusive die Mitpatienten?"

Problemschilderung (ca. 5 Min.)

- Die Fallgeberin erzählt: Die Übergabe am Bett erfolgt vom Früh- zum Spätdienst, es sind ca. 5-6 Pflegende und Auszubildende dabei, ebenso die Mitklienten; es wird über die Situation der Klienten gesprochen inklusive Diagnosen etc.

Befragung (ca. 10 Min.)

- Durch Nachfragen stellt sich heraus, dass auf der Station im Bezugspflegesystem gearbeitet wird, allerdings bei der Übergabe alle Pflegenden gemeinsam durch alle Zimmer gehen; dabei wird über die Klienten hinweg gesprochen statt mit ihnen, auf die Auszubildende wirken die Klienten verunsichert und hilflos, da sie die Situation nicht verstehen und häufig auch nicht, was gesprochen wird, da Fachsprache überwiegt
- Die Ursprungsfrage wird umformuliert: „Wie kann ich die Übergabe für die Klienten angenehmer gestalten?"

Problemanalyse (ca. 15 Min.)

- Die Gruppe beleuchtet die Übergabesituation aus verschiedenen Perspektiven und spricht zunächst über die Hilflosigkeit, Angst und auch Wut der Klienten, die nicht einbezogen werden und nicht einordnen können, was die Übergabe soll. Auch die Fallgeberin fühlt sich hilflos und überfordert. Zur Sicht der Pflegenden sagt die Gruppe, dass diese sich unter Zeitdruck fühlen, evt. Angst haben, zu lange bei einem Klienten zu bleiben und teilweise auch nicht wissen, wie sie mit ihnen sprechen sollen, wenn es um schwierige Situationen geht. Die räumlichen Bedingungen werden als schwierig angesehen, Datenschutz ist kaum möglich, da Mitklienten nicht aus dem Zimmer geschickt werden können. Es taucht die Frage nach dem rechtlichen Rahmen der Übergabe am Bett auf sowie die Frage, welches Konzept der Übergabe zugrunde liegt und warum sie überhaupt durchgeführt wird.

Stellungnahme (ca. 5 Min.)

- Die Fallgeberin erläutert, dass ihre Praxisanleiterin mit ihr über die Ziele der Übergabe am Bett gesprochen hat. Es soll eine Möglichkeit sein, die Klienten zu Dienstbeginn persönlich zu sehen und sie einzubeziehen, was die Auszubildende sinnvoll findet. Aus der Problemanalyse ist für sie besonders hängen geblieben, dass die Klienten so verunsichert sind, übergangen werden und dass sie in ihrer Rolle als Lernende daran wenig ändern kann.

Lösungsarbeit (ca. 10 Min.)

- Die Gruppe entwickelt verschiedene Lösungsvorschläge:
  - ein Informationsblatt für Klienten zur Übergabe entwickeln,
  - Personenzahl reduzieren, indem nur die Bezugspflegenden teilnehmen
  - Konzept so verändern, dass vor dem Zimmer fachliche Details besprochen werden, während im Zimmer der Kontakt zum Klienten im Vordergrund steht.

Lösungsfeedback (ca. 10 Min.)

- Die Fallgeberin sagt, dass ihr das Informationsblatt besonders gut gefällt.
- Von der Moderatorin wird eingebracht, dass bei dieser Lösung noch nicht beachtet ist, wie die Haltung der Pflegenden während der Übergabe aussieht und ob sie den Kontakt zum Klienten wertschätzender gestalten werden.
- Die Fallgeberin äußert Bedenken, ob sie daran etwas ändern kann. Sie könnte sich vorstellen, im Team zu fragen, wie die Pflegenden die Situation erleben und möglicherweise ergeben sich daraus weitere Erkenntnisse.

Das Beispiel stammt aus einer Gruppe Studierender des berufsintegrierenden Studiengangs „Bachelor of Nursing" an der Evangelischen Fachhochschule Berlin.

Die Methode „Kollegiale Beratung" wurde für die Beratung in Gruppen mit unterschiedlichen Phasierungsvorschlägen entwickelt und wird z. B. von A. Ruppel in der Zeitschrift Unterricht Pflege in der Ausgabe 1 aus dem Jahr 2008 (Seiten 11 bis 15) beschrieben.

Alternative Formen des Gruppenlernens

1. Lernen im Lerntandem: Auszubildende leiten Auszubildende an

Lerntandems mit Tutorenfunktion

Idee des Lernens im Tandem ist es, dass jeweils zwei Auszubildende ein Lernpaar bilden. Dabei setzen sich diese Lernpaare in der Regel aus Auszubildenden unterschiedlicher Kurse bzw. Semester zusammen. Auf diese Weise übernimmt der Auszubildende des älteren Semesters eine Tutorenrolle und leitet seinen Kollegen bei der gemeinsamen Ausführung von beruflichen Handlungen an. In der Regel profitieren beide Auszubildende vom Lerntandem, indem der Austausch und die kritische Reflexion über das eigene Handeln erhöht sind. Die Lerntandems können je nach Einsatzzeiten und –bereichen der Auszubildenden für einen längeren Zeitraum oder aber punktuell über zwei bis drei Tage gebildet werden.

Vorbereitung der Auszubildenden auf Paarlernen erforderlich

Das Lernen im Lerntandem sollte nicht derart missverstanden werden, dass die Anleitungsarbeit auf die Auszubildenden älterer Semester „abgewälzt" wird und die Auszubildenden der Einfachheit halber sich selbst überlassen werden. Solche Gedanken widersprechen dem pädagogischen Verständnis von Lernen in der Praxis grundlegend. Im Gegenteil erfüllt das Paarlernen seine Funktion nur dann, wenn die Auszubildenden entsprechend darauf vorbereitet sind. So müssen Auszubildende im Laufe der Ausbildung darauf vorbereitet werden, sowohl Klienten als auch ihre „jüngeren" Teamkollegen anzuleiten. Die Zusammenarbeit zwischen beiden Auszubildenden muss darüber hinaus durch eine Praxisanleiterin oder Praxisbegleiterin unterstützt werden, die beispielsweise beratend zur Seite steht und Reflexionsprozesse anstößt.

Gemeinsame Verantwortung der Lernorte sinnvoll

Die strukturierte Bildung und Begleitung von Lerntandems für alle Auszubildenden innerhalb der praktischen Ausbildung erfordert eine Reihe von Planungsüberlegungen: Welche Tandems können gebildet werden und über welchen Zeitraum können sie bestehen bleiben? Wie werden die Auszubildenden darauf vorbereitet, sich gegenseitig anzuleiten? Wie wird dieses Tutorium begleitet und reflektiert? Diese Vorbereitungen sollten nicht in der Verantwortung einzelner Praxisanleiterinnen liegen. Diese wären sicherlich mit dem organisatorischen und zeitlichen Planungs- und Begleitungsaufwand überfordert. In Absprache mit der Schule, in der Lernortkooperationsgruppe oder in Praxisanleiterkreisen kann das Vorhaben auf verschiedene Verantwortliche aufgeteilt und bearbeitet werden.

Ist die Bildung von Lerntandems für alle Auszubildenden innerhalb einer Praxiseinrichtung zum aktuellen Zeitpunkt nicht vorgesehen oder nicht umsetzbar, ist es selbstverständlich möglich, innerhalb eines einzelnen Einsatzbereiches die Bildung von Lernpaaren zu unterstützen. Allerdings liegt es dabei in der Verantwortung der jeweiligen Praxisanleiterinnen, die Begleitung dieser Teams zu garantieren.

2. Auszubildendentreff

Formeller und informeller Austausch

Zielsetzung des Auszubildendentreffs ist es, neben der formellen Auseinandersetzung mit einem bestimmten Thema den informellen Austausch der Auszubildenden in einer Praxiseinrichtung anzuregen und ihnen ein Forum für den Austausch zu bieten. Der informelle Erfahrungsaustausch in der Gruppe darf dabei keinesfalls als „verlorene Zeit“ betrachtet werden. Sein Stellenwert in Hinblick auf die Entwicklung der Reflexionsfähigkeit der Lernenden ist im Gegenteil sehr hoch. Dies lässt sich mit der „sozialen Konstruktion“ von Wissen, Werten und Einstellungen begründen: Auszubildende prägen ihr persönliches Pflege- und Berufsverständnis im Laufe der Ausbildung erst aus. Dabei spielt nicht nur ihr Wissen eine Rolle. Die Wertvorstellungen und Handlungsziele der Menschen, mit denen sie im Kontakt sind (Teamkollegen, Auszubildende) tragen erheblich zum Aufbau der eigenen Einstellungen bei. Erwiesenermaßen steigt die Reflexion über eigene Einstellungen und eigenes Handeln durch die formelle und informelle Auseinandersetzung mit anderen (Stahl 2004, 56).

Förderung der Reflexionsfähigkeit

In regelmäßigen Abständen, z. B. einmal pro Monat abends, treffen sich alle Auszubildenden der Praxiseinrichtung zu einer ca. 2-stündigen Sitzung. Die erste Stunde des Treffens wird dazu genutzt, gemeinsam ein bestimmtes Thema, eine Fragestellung oder ein Problem zu bearbeiten. An diesem Teil des Treffens ist eine verantwortliche Praxisanleiterin beteiligt. Sie bereitet beispielsweise ein Thema vor und gestaltet die gemeinsame Bearbeitung. Alternativ bereiten Auszubildende die Bearbeitung vor, die Praxisanleiterin übernimmt lediglich begleitende oder beratende Funktion.

Die zweite Stunde des Treffens dient den Auszubildenden als Forum für Gespräche und Erfahrungsaustausch. Dieser informelle Teil findet ohne Praxisanleiterin statt und wird nicht als Arbeitszeit gerechnet. Praxiseinrichtungen, in denen der Auszubildendentreff umgesetzt wird, stellen ein großes Interesse und regelmäßige Beteiligung der Auszubildenden sowohl am formellen als auch am informellen Teil fest. Insbesondere Auszubildende, welche aus unterschiedlichen Schulen in die Praxisstätte kommen, profitieren von den Gesprächen. Die Auszubildenden erweitern ihre Perspektiven, erfahren Zusammengehörigkeit in der Gemeinschaft und fühlen sich gegenseitig in ihrer Rolle als Auszubildende bestärkt.

3. Praxisprojekt: „Auszubildende übernehmen einen Pflegebereich“

Ziel: Selbstorganisation der Auszubildenden

Bei diesem Projekt übernehmen Auszubildende weitgehend selbstverantwortlich über einen festgelegten Zeitraum einen eigenen Pflegebereich auf einer Station bzw. in einem Wohnbereich. Ziel ist es, dass die Auszubildenden selbstorganisiert die Pflege in diesem Bereich planen und erbringen und somit umfassend in der Entwicklung personaler, sozialer, fachlicher und methodischer Kompetenzen gefördert werden. Die Dauer eines solchen Projektes kann unterschiedlich sein, beispielsweise zwischen 1 bis 4 Wochen. Das Projekt sollte im dritten Ausbildungsjahr angesiedelt sein.

Die Auszubildenden übernehmen im Voraus die Planung und Koordination der Pflege und aller organisatorischen Bedingungen (z.B. Dienstplanung). Je nach Einsatzort kann darüber hinaus eine Einarbeitungszeit von mehreren Tagen für die Auszubildenden erforderlich sein, insbesondere, wenn Auszubildende zum ersten Mal im betreffenden Bereich eingesetzt sind. Während des Projektes sind verantwortliche Lehrende aus der Schule und Praxisanleiterinnen als Ansprechpartner im Hintergrund.

Umfangreiche Planung, Vorbereitung und Kooperation

Ein solches Praxisprojekt erfordert eine äußerst intensive und detaillierte Planung und Vorbereitung aller Beteiligten. Je nach Größe des Projektes kann bis zu einem Jahr Vorlauf erforderlich sein. Die Planung und Umsetzung des Projektes ist nur in Kooperation zwischen Lehrenden der Schule, Praxisanleiterinnen und Auszubildenden möglich, die anschließende Reflexion sollte umfassend in mündlicher und schriftlicher Form erfolgen.

Es wird deutlich, dass Art und Umfang dieses Projektes dazu herausfordern, seine Umsetzbarkeit in der eigenen Ausbildungsstätte kritisch zu prüfen. Der hohe zeitliche Aufwand und die erforderliche intensive Kooperation aller Beteiligten sind nicht in jeder Schule und Praxiseinrichtung handhabbar. Allerdings belohnen die Erfolge des Projektes diejenigen, für die eine Umsetzung möglich ist und die sich der Herausforderung stellen: Die Lernenden zeigen einen Kompetenzzuwachs in allen Kompetenzbereichen, das soziale Lernen wird besonders intensiv angeregt und unterstützt. Die Auszubildenden übernehmen in hohem Maße Verantwortung und erproben und beweisen ihre Selbstständigkeit.

Hoher Kompetenzzuwachs der Lernenden

🕮 Literaturtipps zu Praxisprojekten / „Ausbildungsstation“:

Görres, S., Keuchel, R., Roes, M., Scheffel, F., Beermann, H., Krol, M. (Hrsg.) (2002). Auf dem Weg zu einer neuen Lernkultur. Wissenstransfer in der Pflege. Bern, Göttingen, Toronto, Seattle: Hans Huber.

Rösch, M. (2002): Lernwerkstatt „Schulstation“ – ein Projekt der Krankenpflegeschule des Universitätsklinikums Benjamin Franklin. In Unterricht Pflege, Heft 2, 3-6.

Schöbel, C. (2003). Schülerinnen leiten eine Station. In PR-Internet, Heft 6, S. 174-181.

8 Gesetzlichen Rahmen kennen – Praxisanleitung begründet umsetzen

„In meiner eigenen Ausbildung gab es zwei, drei Pflegende, die für mich unheimlich wichtig waren, bei denen ich mich ernst genommen gefühlt und richtig viel gelernt habe. Als Praxisanleiterin kann ich davon jetzt etwas weitergeben. Ich bin überzeugt von der Notwendigkeit guter Ausbildung, sehe aber auch die schwierigen Bedingungen, mit denen ich, das Team und die Auszubildenden jeden Tag umgehen müssen."
J. K.

Dieses Kapitel ermöglicht es Ihnen, die gesetzliche Verankerung Ihrer Aufgaben nachzuvollziehen, die Vorgaben zu erfüllen und Ihr Handeln zu begründen:

8.1 Ziele und Inhalte der veränderten Pflegeausbildungen

Blick in die Gesetze lohnend

Seit 2003 (Altenpflege) bzw. 2004 (Gesundheits- und Krankenpflege / Gesundheits- und Kinderkrankenpflege) gelten neue gesetzliche Bestimmungen für die Pflegeberufe. Die Auseinandersetzung mit Gesetzestexten und Ausbildungs- und Prüfungsverordnungen mag dem einen oder anderen zunächst ein wenig trocken erscheinen. Allerdings lohnt sich der Blick in die neuen Vorgaben. Denn auf der einen Seite spiegeln die Bestimmungen wider, welches Verständnis über die Pflegeberufe zugrunde liegt bzw. zukünftig angestrebt wird. Dieses Berufsverständnis sollte nun genau die Pflegenden, die diesen Beruf ausüben, etwas angehen. Auf der anderen Seite gelten die gesetzlichen Bestimmungen als Vorgaben, die von allen an der Pflegeausbildung Beteiligten – Auszubildenden, Lehrenden und Schulleitungen, Praxisanleiterinnen, Pflegefachkräften, Stationsleitungen, Pflegedienstleitungen, ... - zu erfüllen sind.
Was genau hat sich verändert und welche Konsequenzen ergeben sich daraus für die Pflegeausbildungen und für den Pflegeberuf? Aufschluss darüber geben zwei unterschiedliche Dokumente, zum einen die **Gesetze** (Altenpflege- bzw. Krankenpflegegesetz) und zum anderen die **Ausbildungs- und Prüfungsverordnungen**.

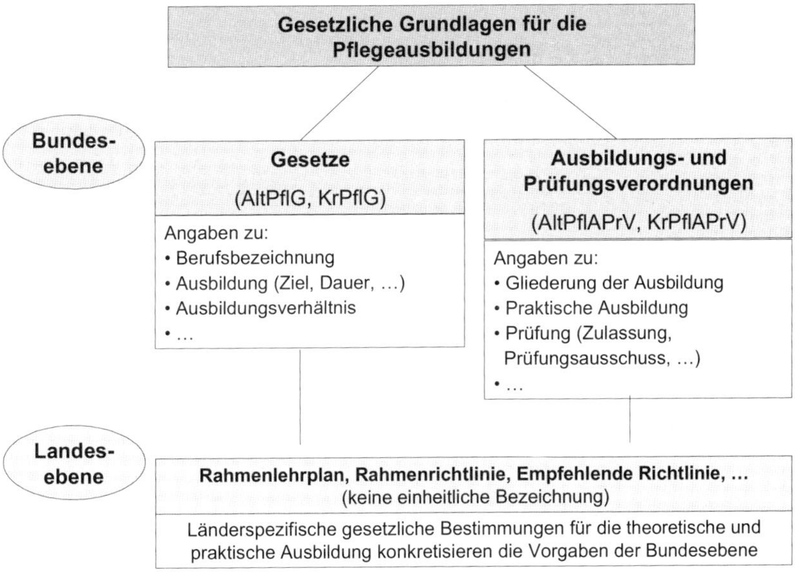
Gesetzliche Grundlagen für die Pflegeausbildungen
Bundes-ebene
Gesetze
(AltPflG, KrPflG)
Angaben zu:
• Berufsbezeichnung
• Ausbildung (Ziel, Dauer, ...)
• Ausbildungsverhältnis
• ...
Ausbildungs- und Prüfungsverordnungen
(AltPflAPrV, KrPflAPrV)
Angaben zu:
• Gliederung der Ausbildung
• Praktische Ausbildung
• Prüfung (Zulassung, Prüfungsausschuss, ...)
• ...
Landes-ebene
Rahmenlehrplan, Rahmenrichtlinie, Empfehlende Richtlinie, ...
(keine einheitliche Bezeichnung)
Länderspezifische gesetzliche Bestimmungen für die theoretische und praktische Ausbildung konkretisieren die Vorgaben der Bundesebene

Abb. 38: **Gesetzliche Grundlagen auf Bundes- und Landesebene**

Alten- bzw. Krankenpflegegesetz (AltPflG, KrPflG)

Altenpflege- und Krankenpflegegesetz sind so genannte Berufszulassungsgesetze. Sie regeln beispielsweise, welche Berufsbezeichnung die Auszubildenden erwerben, wie lange die Ausbildung dauert und wie der Ausbildungsvertrag auszusehen hat. Ein Kernstück der Gesetze bildet die Darstellung der **Ausbildungsziele**. Diese geben in allgemeiner Form vor, welche Ziele innerhalb der Ausbildung erreicht werden sollen und damit auch, welches die beruflichen Kernaufgaben von Pflegefachkräften sind.

Ausbildungs- und Prüfungsverordnungen (AltPflAPrV, KrPflAPrV)

Die **Ausbildungs- und Prüfungsverordnungen** spielen in Hinblick auf die inhaltliche Gestaltung der Ausbildung sowie die Prüfungen eine Rolle. Bezogen auf die Prüfungen geben sie genau vor, wann ein Auszubildender zur Prüfung zugelassen wird, wer die Prüfer sind, wie die einzelnen Prüfungsteile (schriftlich, mündlich, praktisch) auszusehen haben u.v.m (vgl. Kap. 5.4). Bezogen auf die Gestaltung der Ausbildung enthalten sie Vorgaben darüber, wie viele Stunden in Theorie und Praxis zu absolvieren und wie diese inhaltlich zu füllen sind. Die Vorgaben sind allerdings sehr allgemein formuliert und bieten zunächst nur eine grobe Orientierung. Für den theoretischen und praktischen Unterricht benennen die Ausbildungs- und Prüfungsverordnungen Lernfelder (Altenpflege) bzw. Themenbereiche (Gesundheits- und Krankenpflege / Gesundheits- und Kinderkrankenpflege), beispielsweise das Lernfeld „Anleiten, beraten und Gespräche führen". Mit dieser Neuerung gliedert sich der Theorieunterricht weitgehend nach beruflichen Aufgabenstellungen, welche sich in der Praxis ergeben und nicht mehr wie bisher nach einzelnen Fächern. Auf der Grundlage der Gesetze und Ausbildungs- und Prüfungsverordnungen erarbeiten die einzelnen Bundesländer ihrerseits Richtlinien, die Vorgaben der Bundesebene konkretisieren und auf diese Weise die Umsetzung in der Ausbildung in Theorie und Praxis unterstützen. Viele Länder haben inzwischen sowohl Vorgaben und Materialien für die theoretische als auch für die praktische Ausbildung herausgegeben.

Länderspezifische Richtlinien zur Ausbildung

> 🕮 **Literaturtipp:**
>
> **Materialien für die Altenpflegeausbildung der Bundesländer**
>
> Das Ministerium für Familie, Senioren, Frauen und Jugend hat das „Servicenetzwerk Altenpflegeausbildung" gegründet, um ausbildende Einrichtungen bei der Weiterentwicklung einer modernen und qualifizierten Ausbildung zu unterstützen. Auf der Internetseite des Servicenetzwerkes sind alle Richtlinien und Materialien der Bundesländer für die Altenpflegeausbildung abrufbar. Der Umfang der Materialien ist in den einzelnen Ländern unterschiedlich, so dass sich ein Blick über die eigenen Ländergrenzen hinaus lohnen kann:
>
> **http://www.altenpflegeausbildung.net/snaa/altenpflegeausbildung**
>
> → weiter unter: Altenpflegeausbildung in den Bundesländern

Im Folgenden werden wesentliche Aspekte aus den Gesetzen und Ausbildungs- und Prüfungsverordnungen dargestellt. Sie ermöglichen einen Einblick in die wesentlichen Neuerungen und die nun gültigen Vorgaben. Obwohl die Vorgaben für die Altenpflege und Gesundheits- und Krankenpflege / Gesundheits- und Kinderkrankenpflege bei näherem Hinsehen deutliche Ähnlichkeiten aufweisen, werden sie der Genauigkeit halber getrennt dargestellt.

Ausbildung in der Altenpflege

Bundeseinheitliches Altenpflegegesetz

Mit dem in Kraft Treten des Altenpflegegesetzes von 2003 existiert erstmalig ein bundeseinheitliches Gesetz für die Altenpflegeausbildung. Das Gesetz benennt Ausbildungsziel und Aufgabenbereiche von (angehenden) Altenpflegerinnen und Altenpflegern (vgl. Abb. 39), welche gleichzeitig das Berufsprofil verdeutlichen.

Ausbildung in der Altenpflege	
Gesetzliche Grundlagen	▪ Altenpflegegesetz (AltPflG) 2003 (als erstes bundeseinheitliches Altenpflegegesetz) ▪ Ausbildungs- und Prüfungsverordnung (AltPflAPrV) 2002
Ausbildungsziele und Aufgabenbereiche (§ 3 AltPflG)	„Die Ausbildung in der Altenpflege soll die Kenntnisse, Fähigkeiten und Fertigkeiten vermitteln, die zur selbständigen und eigenverantwortlichen Pflege einschließlich der Beratung, Begleitung und Betreuung alter Menschen erforderlich sind. Dies umfasst insbesondere: 1. die sach- und fachkundige, den allgemein anerkannten pflegewissenschaftlichen, insbesondere den medizinisch-pflegerischen Erkenntnissen entsprechende, umfassende und geplante Pflege 2. die Mitwirkung bei der Behandlung kranker alter Menschen einschließlich der Ausführung ärztlicher Verordnungen 3. die Erhaltung und Wiederherstellung individueller Fähigkeiten im Rahmen geriatrischer und gerontopsychiatrischer Rehabilitationskonzepte 4. die Mitwirkung an qualitätssichernden Maßnahmen in der Pflege, der Betreuung und der Behandlung 5. die Gesundheitsvorsorge einschließlich der Ernährungsberatung 6. die umfassende Begleitung Sterbender 7. die Anleitung, Beratung, und Unterstützung von Pflegekräften, die nicht Pflegefachkräfte sind 8. die Betreuung und Beratung alter Menschen in ihren persönlichen und sozialen Angelegenheiten 9. die Hilfe zur Erhaltung und Aktivierung der eigenständigen Lebensführung einschließlich der Förderung sozialer Kontakte 10. die Anregung und Begleitung von Familien- und Nachbarschaftshilfe und die Beratung pflegender Angehöriger“
Einsatzorte der praktischen Ausbildung (§ 4 AltPflG)	Die praktische Ausbildung wird in folgenden Einrichtungen vermittelt: 1. Heim oder stationäre Pflegeeinrichtung 2. ambulante Pflegeeinrichtung Abschnitte der Ausbildung können in weiteren Einrichtungen, in denen alte Menschen betreut werden, stattfinden: 1. psychiatrische Kliniken mit gerontopsychiatrischer Abteilung oder andere Einrichtungen der gemeindenahen Psychiatrie 2. Allgemeinkrankenhäuser, insbesondere mit geriatrischer Fachabteilung oder geriatrischem Schwerpunkt 3. Geriatrische Rehabilitationseinrichtungen 4. Einrichtungen der offenen Altenhilfe
Sicherstellung der praktischen Ausbildung (§ 2 AltPflAPrV)	▪ Ausführung der Praxisanleitung durch geeignete Fachkräfte (Praxisanleiterin oder Praxisanleiter mit mind. zweijähriger Berufserfahrung und der Fähigkeit zur Praxisanleitung, die in der Regel durch eine berufspädagogische Zusatzqualifikation nachzuweisen ist) ▪ Strukturierung der praktischen Ausbildung durch betrieblichen Ausbildungsplan
Gesamtverantwortung (§ 4 AltPflG)	Die Gesamtverantwortung für die Ausbildung trägt die Altenpflegeschule.

Abb. 39: **Zentrale Aussagen zur praktischen Ausbildung nach AltpflG und AltPflAPrV**

Wesentliche Veränderungen der neuen Gesetzgebungen

Zu den wesentlichen Veränderungen durch die neue Gesetzgebung zählen:

Veränderungen im Aufgabenprofil

- Ausrichtung des Pflegehandelns an (pflege-)wissenschaftlichen Erkenntnissen
- Mitwirkung an qualitätssichernden Maßnahmen
- Anleitung, Beratung und Unterstützung von Pflegenden, die nicht Pflegefachkräfte sind

Veränderungen in der praktischen Ausbildung

- stärkere Bedeutung der praktischen Ausbildung und des gezielten Lernens im Lernort Praxis
- Sicherstellung des Ausbildungsauftrages durch geeignete Fachkräfte (Praxisanleiterinnen)

Veränderungen in der theoretischen Ausbildung

- Ausrichtung des Unterrichts an beruflichen Aufgaben- und Problemstellungen, damit:
- Lernfelder anstelle von Fächern geben die Struktur des Unterrichts vor

1. Veränderungen im Aufgabenprofil

Pflegehandeln an (pflege-) wissenschaftlichen Erkenntnissen ausrichten

Pflegehandeln muss nach allgemein anerkannten pflegewissenschaftlichen, insbesondere medizinisch-pflegerischen Erkenntnissen erfolgen. In der Umsetzung bedeutet dies, dass sowohl Auszubildende und die für die Ausbildung Verantwortlichen als auch Pflegefachkräfte offen für aktuelles (pflege-) wissenschaftliches Wissen sind und sich entsprechend informieren. Dies gilt nicht nur für die Zeit der Ausbildung, sondern kontinuierlich für die Arbeit im Pflegeberuf. Das Lesen und Beurteilen von Forschungsergebnissen in Form von Fachaufsätzen oder Forschungsberichten erfordert allerdings methodische Kompetenzen: geeignete Informationsquellen (z.B. Fachzeitschriften) auswählen, Wesentliches aus Texten herausfiltern, Ergebnisse beurteilen und nutzen. Die Aneignung dieser Kompetenzen ist Bestandteil der theoretischen Ausbildung.

Nationale Experten-standards des DNQP

Eine Form von wissenschaftlichem Expertenwissen stellen die „Expertenstandards" des Deutschen Netzwerkes für Qualitätssicherung in der Pflege (DNQP) in Osnabrück dar. Bisher hat das DNQP sieben nationale Expertenstandards herausgegeben (Dekubitusprophylaxe, Entlassungsmanagement, Schmerzmanagement, Sturzprophylaxe, Förderung der Harnkontinenz, Pflege von Menschen mit chronischen Wunden und Ernährungsmanagement). Die Expertenstandards werden innerhalb von Fachgruppen erarbeitet, an denen Vertreter aus Pflegewissenschaft und –praxis beteiligt sind, und anschließend in breitem Rahmen diskutiert. Jeder Standard benennt Qualitätskriterien, welche sich an den Qualitätsdimensionen von Donabedian (vgl. Kap. 7.1) ausrichten: Struktur-, Prozess- und Ergebnisqualität (Informationen unter www.dnqp.de → Veröffentlichungen). Die Umsetzung der Expertenstandards in der Praxis lässt neben positiven Erfahrungen auch Schwierigkeiten und Kritik deutlich werden (siehe z. B. Forum Ausbildung 2/2007, 35-37).

Qualitätsentwicklung

Ein weiterer Aufgabenbereich, welchen das neue Altenpflegegesetz explizit hervorhebt, ist die Mitarbeit an qualitätssichernden Maßnahmen. Von Pflegefachkräften in der Altenpflege wird erwartet, dass sie sich aktiv an der Qualitätsentwicklung beteiligen und den Aufbau sowie die Weiterentwicklung von Qualitätsmanagement innerhalb ihrer Einrichtung unterstützen. Dazu gehört, ein Bewusstsein für die angestrebte (Pflege-) Qualität in der Einrichtung zu entwickeln und das eigene Handeln – als einzelner ebenso wie im eigenen und interprofessionellen Team - kontinuierlich zu überprüfen.

Anleitung von Pflegenden, die nicht Pflegefachkräfte sind

Ebenfalls neu ist die Anforderung, Pflegende, welche nicht Pflegefachkräfte sind, anzuleiten, zu beraten und zu unterstützen. Damit ergibt sich ein mehrfacher Beratungsauftrag: traditionell gegenüber zu pflegenden Menschen und ihren Angehörigen und zusätzlich gegenüber Kolleginnen sowie Auszubildenden. An dieser Stelle wird noch einmal sehr deutlich, dass Anleitungsarbeit nicht ausschließlich Aufgabe einiger weniger Praxisanleiterinnen sein darf, die mit dieser umfassenden Aufgabe überfordert wären. Stattdessen müssen Anleitung, Beratung und Unterstützung als Aufgabenbereiche gesehen werden, für welche alle Pflegefachkräfte sich mitverantwortlich fühlen.

2. Veränderungen in der praktischen Ausbildung

Aufwertung der praktischen Ausbildung

Die praktische Ausbildung erfährt durch die neuen gesetzlichen Bestimmungen eine eindeutige Aufwertung. Die Praxis wird nicht lediglich als Ort betrachtet, an dem die Auszubildenden „mitlaufen"/„mitarbeiten" und dabei zufällig auch noch etwas lernen.

Praktische Ausbildung wird so verstanden, dass die Praxis als eigenständiger Lernort verantwortlich für die gezielte und systematische Ausbildung der Lernenden ist. Ausbildende Einrichtungen erhalten dabei Unterstützung von Seiten der Altenpflegeschule, welche die Gesamtverantwortung für die Ausbildung trägt. Damit sind Lehrende in der Verpflichtung, nicht nur die Auszubildenden, sondern auch die ausbildenden Praxiseinrichtungen mit den dort tätigen Praxisanleiterinnen in ihrer Arbeit zu begleiten und zu unterstützen. Entsprechend sind Praxisanleiterinnen und Pflegedienstleitungen aufgefordert, die notwendige Hilfe von Seiten der Schule auch in Anspruch zu nehmen, z. B. bei der Entwicklung eines betrieblichen Ausbildungsplanes (s. Kap. 8.3). Auch wenn diese Entwicklungsarbeit die ausbildenden Einrichtungen zunächst vor eine große Herausforderung stellt, sollte sie dennoch als Chance für die Qualitätsentwicklung der praktischen Ausbildung begriffen werden.

3. Veränderungen in der theoretischen Ausbildung

Lernfelder statt Unterrichtsfächer

Die am deutlichsten spürbare Veränderung in der theoretischen Ausbildung stellt sicherlich die Auflösung der traditionellen Fächer und ihre Ersetzung durch Lernfelder dar. An dieser Stelle kommt das aus der Berufspädagogik stammende **Lernfeldkonzept** zum Tragen. Welche gesellschaftlichen Entwicklungen zu dieser Veränderung geführt haben und welche Ziele mit der Veränderung verfolgt werden, wird in Kapitel 8.2 dargestellt.

Ausbildung in der Gesundheits- und Krankenpflege/Gesundheits- und Kinderkrankenpflege

Anders als in der Altenpflege gab es bereits vor der Gesetzesänderung ein bundeseinheitliches Gesetz für die Berufe in der Krankenpflege. Die Verordnungen von 2004 lösen damit die früheren aus dem Jahre 1985 ab. Im Vergleich beider Gesetzgebungen zeigt sich auch in der Gesundheits- und Krankenpflege/Gesundheits- und Kinderkrankenpflege eine Veränderung.

Veränderungen im Aufgabenprofil

Wesentliche Veränderungen der neuen Gesetzgebungen

- Entwicklung einer umfassenden beruflichen Handlungskompetenz (fachliche, personale, soziale und methodische Kompetenzen) auf der Grundlage aktueller (pflege-) wissenschaftlicher Erkenntnisse
- Übernahme von eigenverantwortlichen Aufgaben, Aufgaben im Rahmen der Mitwirkung sowie interdisziplinäre Zusammenarbeit
- Einbeziehung von präventiven, rehabilitativen und palliativen Maßnahmen
- Beteiligung an Qualitätssicherung und Evaluation der Pflege
- Beratung, Anleitung und Unterstützung von zu pflegenden Menschen und ihren Bezugspersonen

Ausbildung in der Gesundheits- und Krankenpflege / Gesundheits- und Kinderkrankenpflege	
Gesetzliche Grundlagen	▪ Gesetz über die Berufe in der Krankenpflege (KrPflG) 2003 ▪ Ausbildungs- und Prüfungsverordnung für die Berufe in der Krankenpflege (KrPflAPrV) 2003
Ausbildungsziele und Aufgabenbereiche	***Laut § 3 KrPflG*** Die Ausbildung … soll entsprechend dem allgemein anerkannten Stand pflegewissenschaftlicher, medizinischer und weiterer bezugswissenschaftlicher Erkenntnisse **fachliche, personale, soziale und methodische Kompetenzen** zur verantwortlichen Mitwirkung insbesondere bei der Heilung, Erkennung und Verhütung von Krankheiten vermitteln. Die Pflege … ist dabei unter Einbeziehung präventiver, rehabilitativer und palliativer Maßnahmen auf die Wiedererlangung, Verbesserung, Erhaltung und Förderung der physischen und psychischen Gesundheit der zu pflegenden Menschen auszurichten. Dabei sind die unterschiedlichen Pflege- und Lebenssituationen sowie Lebensphasen und die Selbständigkeit und Selbstbestimmung der Menschen zu berücksichtigen. Die Ausbildung … soll insbesondere dazu befähigen, 1. die folgenden Aufgaben **eigenverantwortlich** auszuführen: a) Erhebung und Feststellung des Pflegebedarfs, Planung, Organisation, Durchführung und Dokumentation der Pflege b) Evaluation der Pflege, Sicherung und Entwicklung der Qualität der Pflege c) Beratung, Anleitung und Unterstützung von zu pflegenden Menschen und ihrer Bezugspersonen in der individuellen Auseinandersetzung mit Gesundheit und Krankheit d) Einleitung lebenserhaltender Sofortmaßnahmen bis zum Eintreffen der Ärztin oder des Arztes 2. die folgenden Aufgaben **im Rahmen der Mitwirkung** auszuführen: a) eigenständige Durchführung ärztlich veranlasster Maßnahmen b) Maßnahmen der medizinischen Diagnostik, Therapie oder Rehabilitation c) Maßnahmen in Krisen- und Katastrophensituationen 3. interdisziplinär mit anderen Berufsgruppen zusammenzuarbeiten und dabei multidisziplinäre und berufsübergreifende Lösungen von Gesundheitsproblemen zu entwickeln
Einsatzorte der praktischen Ausbildung	Krankenhaus oder mehrere Krankenhäuser, ambulante Pflegeeinrichtung, weitere geeignete Einrichtungen, insbesondere stationäre Pflegeeinrichtungen oder Rehabilitationseinrichtungen
Sicherstellung der praktischen Ausbildung	▪ Sicherstellung durch geeignete Fachkräfte (Praxisanleiterinnen) ▪ Angemessenes Verhältnis zwischen der Zahl der Auszubildenden und der Zahl der Praxisanleiterinnen
Gesamtverantwortung	Die Gesamtverantwortung für die Ausbildung trägt die Schule

Abb. 40: **Zentrale Aussagen zur (praktischen) Ausbildung nach neuen gesetzlichen Vorgaben von KrPflG und KrPflAPrV**

Wesentliche Veränderungen der neuen Gesetzgebungen

Veränderungen in der praktischen Ausbildung

- stärkere Bedeutung der praktischen Ausbildung und des gezielten Lernens im Lernort Praxis (trotz reduzierter Stundenzahl)
- Sicherstellung des Ausbildungsauftrages durch geeignete Fachkräfte
- Neue Handlungsfelder/neue Einsatzorte in der praktischen Ausbildung

Veränderungen in der theoretischen Ausbildung

- Ausrichtung des Unterrichts an beruflichen Aufgaben- und Problemstellungen, damit:
- Themenbereiche anstelle von Fächern geben die Struktur des Unterrichts vor
- Schule übernimmt Gesamtverantwortung

1. Veränderungen im Aufgabenprofil

Ausbildungsziel: fachliche, personale, soziale und methodische Kompetenzen

Das alte Krankenpflegegesetz formulierte als Ausbildungsziel, dass angehende Pflegefachkräfte „Kenntnisse, Fähigkeiten und Fertigkeiten zur verantwortlichen Mitwirkung“ erwerben. An dieser Stelle setzt das neue Gesetz gleich zwei veränderte Schwerpunkte: Zum einen ersetzt es „Kenntnisse, Fähigkeiten und Fertigkeiten“ durch „fachliche, personale, soziale und methodische Kompetenzen“. Damit rückt die Berufliche Handlungskompetenz mit ihren vier Teilkompetenzen ins Blickfeld. In den Verordnungen für die Berufe des Dualen Systems ist die Berufliche Handlungskompetenz seit Jahren Standard und diese Entwicklung daher begrüßenswert. Interessant für Lehrende und Praxisanleiterinnen ist sie deshalb, weil diese ihren pädagogischen Auftrag auf die Förderung dieser Kompetenzen ausrichten müssen. Damit müssen sie sich zwangsläufig die Frage stellen, wie fachliche, personale, soziale und methodische Kompetenzen gezielt in Theorie und Praxis gefördert und überprüft werden können (vgl. Kap. 4.3).

Eigenverantwortliche Aufgaben und Aufgaben im Rahmen der Mitwirkung

Zum anderen unterscheidet das neue Gesetz bei den Aufgabenbereichen zukünftiger Pflegefachkräfte zwischen eigenverantwortlichen Aufgaben, Aufgaben im Rahmen der Mitwirkung und der interdisziplinären Zusammenarbeit. Berufspolitisch kann man diese Unterscheidung als Schritt auf dem Weg in die Anerkennung der Pflege als eigenständige Profession sehen.

Beachtung von aktuellem (pflege-) wissenschaftlichem Wissen

Ähnlich wie in der Altenpflege soll die Ausbildung in der Gesundheits- und Krankenpflege/Gesundheits- und Kinderkrankenpflege „entsprechend dem allgemein anerkannten Stand pflegewissenschaftlicher, medizinischer und weiterer bezugswissenschaftlicher Erkenntnisse“ erfolgen. Auch hier wird also die Notwendigkeit der Auseinandersetzung mit aktuellem wissenschaftlichen Wissen betont.

gesundheitsfördernde, präventive, rehabilitative und palliative Aufgaben

Auf eine inhaltlich veränderte Ausrichtung des Berufes weist bereits die neue Berufsbezeichnung (Gesundheits- und Krankenpflegerin/Gesundheits- und Kinderkrankenpflegerin) hin. Auch wenn diese allein aufgrund ihrer Länge als „unhandlich“ empfunden wird, so besitzt sie doch inhaltliche Aussagekraft, indem sie von der alleinigen Sicht auf Krankheit wegdeutet und die Ausrichtung des Berufes ebenso auf gesunde und gesundheitsfördernde Anteile legt. Ebenfalls deutlicher als zuvor werden präventive, rehabilitative und palliative Aufgabenbereiche von Pflegefachkräften benannt, eine Entwicklung, welche mit dem Hinzukommen neuer praktischer Einsatzorte in der Ausbildung – und neuer beruflicher Handlungsfelder nach der Ausbildung – einhergeht.

Beratung, Anleitung, Unterstützung

Ein von Pflegefachkräften bislang kaum bearbeitetes Feld ist die gezielte Beratung, Anleitung und Unterstützung von zu pflegenden Menschen und ihren Bezugspersonen. Obwohl die Diskussion um beratende Aufgaben in der Pflege seit Jahren geführt wird, besteht Unsicherheit darüber, welche Aufgaben Pflegende in der Beratung und Anleitung leisten (können) und wie sie diese ausfüllen. In der Pflegepraxis zeigt sich, dass Pflegende einerseits zahlreiche informierende, anleitende und zum Teil beratende Aufgaben übernehmen, ohne sich dessen bewusst zu sein. Andererseits fühlen sie sich mit ihrem Beratungsauftrag überfordert und scheuen (nicht nur aus Zeitgründen) beratende Aufgaben. Die explizite Benennung dieser Aufgabenbereiche in den gesetzlichen Vorgaben verstärkt die Auseinandersetzung mit der Thematik und betont die notwendige Aus-, Fort- und Weiterbildung der Pflegenden.
Der Pflegeprozess und damit geplante und zielgerichtete Pflege wird durch die Be-

Evaluation der Pflege, Qualitätsentwicklung

nennung der einzelnen Phasen des Pflegeprozesses („Erhebung und Feststellung des Pflegebedarfs, Planung, Organisation, Durchführung und Dokumentation der Pflege, Evaluation der Pflege") noch deutlicher hervorgehoben. Ergänzend zur Evaluation der Pflege wird die Sicherung und Entwicklung der Qualität der Pflege als Aufgabenbereich von Pflegefachkräften benannt. Ebenso wie in der Altenpflege gewinnt damit die kritische Reflexion des eigenen Handelns, aber auch des Handelns innerhalb des Teams sowie der Bedingungen der Organisation an Bedeutung.

2. Veränderungen in der praktischen Ausbildung

Aufwertung der praktischen Ausbildung

Ebenso wie in der Altenpflegeausbildung gerät auch hier die praktische Ausbildung insgesamt stärker in den Blick. Obwohl die Stundenzahl für die praktische Ausbildung zugunsten der Theorie um 500 Std. reduziert wurde, betonen die Regelungen zur praktischen Ausbildung deren Stellenwert: Für die Sicherstellung der praktischen Anleitung schreibt das Gesetz vor, dass Praxisanleiterinnen mit einer berufspädagogischen Zusatzqualifikation von mind. 200 Stunden die Anleitungsaufgaben übernehmen. Die Praxisanleiterinnen sollen dazu in der Lage sein, die Auszubildenden schrittweise an die Wahrnehmung ihrer beruflichen Aufgaben heranzuführen. Damit zielt das Gesetz auf eine deutliche Verbesserung der Qualität der praktischen Ausbildung und damit auch der Pflegepraxis.

Neue Einsatzbereiche

Bezogen auf die Einsatzorte der praktischen Ausbildung hat sich ebenfalls eine Veränderung ergeben. Neue Einsatzbereiche sind in Hinblick auf (zukünftige) Arbeitsfelder von Pflegefachkräften in der Gesundheits- und Krankenpflege bzw. der Gesundheits- und Kinderkrankenpflege hinzugekommen. Insbesondere die ambulante Pflege sowie Rehabilitationseinrichtungen, aber auch der Hospizbereich, Beratungseinrichtungen oder Gesundheitsämter werden als Einsatzorte genutzt. Allerdings kann die systematische Anleitung der Auszubildenden in diesen neuen Einsatzbereichen durch geeignete Fachkräfte (noch) nicht ausreichend gewährleistet werden. Daher sollten gezielte Lernaufträge die Auszubildenden bei diesen Praxiseinsätzen unterstützen.

3. Veränderungen in der theoretischen Ausbildung

Wiederum ähnlich wie in der Altenpflege richtet sich die theoretische Ausbildung an beruflichen Aufgaben- und Problemstellungen aus. Allerdings werden zur Strukturierung des Unterrichts nicht Lernfelder, sondern Themenbereiche formuliert. Vergleicht man die Lernfelder der Altenpflege mit den Themenbereichen der Gesundheits- und Krankenpflege/Gesundheits- und Kinderkrankenpflege, so werden die Ähnlichkeiten auf formaler und inhaltlicher Ebene deutlich. Dennoch hat die Vorgabe von Themenbereichen eine – vordergründig – andere Bedeutung als die von Lernfeldern. Das „Lernfeldkonzept" ist damit zunächst für die Gesundheits- und Krankenpflege/Gesundheits- und Kinderkrankenpflege formal nicht verpflichtend. Wer sich allerdings in das Lernfeldkonzept und seine zentralen Bausteine und Zielsetzungen einarbeitet, wird schnell feststellen, dass diese für einen Unterricht, der berufliche Aufgaben- und Problemstellungen zur Grundlage hat, unumgänglich sind. Eine Auseinandersetzung mit dem Lernfeldkonzept ist also auch innerhalb der Gesundheits- und Krankenpflege/Gesundheits- und Kinderkrankenpflege ratsam.

8.2 Das Lernfeldkonzept und seine Bedeutung für die Pflegeausbildungen

Der überwiegende Teil der Berufsausbildung in Deutschland erfolgt im Dualen System, das heißt, die Auszubildenden werden an zwei Lernorten, der Berufsschule und dem Betrieb ausgebildet. Aktuell existieren 348 staatlich anerkannte Ausbildungsberufe innerhalb des öffentlichen Berufsbildungssystems (Bundesinstitut für berufliche Bildung 2009, 4).

Lernfeldkonzept im öffentlichen Berufsbildungssystem verpflichtend

Seit 1996 gilt für die Ausbildungsberufe im öffentlichen Berufsbildungssystem das so genannte Lernfeldkonzept. Entsprechend den Vorgaben des Lernfeldkonzeptes wurden zwischen 1996 und 2005 insgesamt 294 Berufsausbildungen modernisiert bzw. neu geschaffen (Bundesinstitut für berufliche Bildung 2009, 4).
Diese enormen Veränderungen werfen gleich mehrere Fragen auf:

- Welche Gründe führten zu der Entstehung des Lernfeldkonzeptes?
- Was genau verbirgt sich dahinter, welche Veränderungen ergeben sich daraus für die Berufsausbildung in Schule und Praxis?
- Welche Bedeutung hat das Lernfeldkonzept für die Pflegeausbildungen?

Um die letzte Frage vorab zu beantworten: Die Pflegeausbildungen nehmen gesetzlich eine gesonderte Stellung ein, sie unterliegen nicht dem Berufsbildungsgesetz, Pflegeschulen gehören als Schulen des Gesundheitswesens mehrheitlich nicht dem öffentlichen Berufsbildungssystem an. Tatsächlich werden jedoch auch die Auszubildenden in der Pflege „dual" in Schule und Praxis ausgebildet.

Lernfeldorientierung auch in der Pflegeausbildung wesentlich

Auch wenn das Lernfeldkonzept in den Gesetzgebungen für die Pflegeausbildungen nicht explizit benannt wird, sind doch „der Geist und die Intentionen ... weitgehend von beiden Ausbildungs- und Prüfungsverordnungen übernommen" (Muster-Wäbs, Schneider 2005, 208). Pflegeschulen und ausbildenden Praxiseinrichtungen ist zu empfehlen, die durch das Lernfeldkonzept festgeschriebene Neuorientierung des Lehrens und Lernens ebenfalls umzusetzen. Ansonsten besteht die Gefahr, dass die berufliche Bildung in der Pflege ihre Sonderstellung nicht nur behält, sondern sogar verstärkt und damit „noch mehr ins berufspädagogische Abseits gerät" (Bischoff-Wanner 2004, 15). Viele Schulen und Praxiseinrichtungen haben diese Notwendigkeit für sich bereits erkannt und sind auf dem Weg, die Pflegeausbildung lernfeldorientiert zu gestalten.

Welche Gründe führten zur Entstehung des Lernfeldkonzeptes?

Ursache für die Entstehung des Lernfeldkonzeptes ist ein gesellschaftlicher Wandlungsprozess: Unsere Gesellschaft ist in den letzten Jahrzehnten durch enorme soziale und ökonomische Veränderungen geprägt. Diese betreffen sowohl die persönliche Lebenswelt als auch die Arbeits- und Berufswelt jedes Einzelnen in der Gesellschaft. Beispiele, an denen sich der Veränderungsprozess in der Berufswelt deutlich zeigt, sind

Gesellschaftliche Veränderungen führen zu veränderten Ansprüchen an menschliche Arbeit

- die Entwicklung der Industriegesellschaft zur modernen Dienstleistungs- und Informationsgesellschaft
- die Verfügbarkeit neuer Informations- und Kommunikationsmedien (z. B. Intranet, Internet)
- die erhöhte Wissensproduktion bei gleichzeitig rasanter Veralterung von Wissen

- der Abbau von Hierarchien in Unternehmen und die Entstehung dynamischerer Formen der Arbeitsorganisation

(KMK 2000, 3; Arnold 1996, 10; Lipsmeier 2000, 181)

Lernen als Lebensaufgabe

Diese Veränderungsprozesse sind mit veränderten Ansprüchen an menschliche Arbeit verbunden. Es werden immer weniger Mitarbeiterinnen und Mitarbeiter gebraucht, welche als „Befehlsempfänger" lediglich ausführende Arbeit leisten. Anstelle dessen sind Menschen gefragt, die „selbstständig Sachverhalte erkennen, im Team arbeiten können, Problemlösestrategien besitzen, an ihrer eigenen Persönlichkeitsentwicklung gearbeitet haben, entscheidungsfreudig sind, Verantwortung für ihr Tun übernehmen und an der Gestaltung von Arbeit und Technik teilhaben wollen und können" (Muster-Wäbs, Ruppel, Schneider 2005, 118). Es wird deutlich, dass Lernen nicht länger beschränkt bleibt auf die Schulzeit und die anschließende Berufsausbildung oder das Studium, sondern dass Lernen als Lebensaufgabe zu begreifen ist.

Kritik an bisheriger Berufsausbildung

Die Veränderungen in der Berufswelt berühren zwangsläufig auch die Berufsschulen, welche auf die heutigen und zukünftigen Aufgaben- und Problemstellungen im jeweiligen Beruf vorbereiten müssen. Das bestehende Ausbildungssystem geriet stark in die Kritik. Berufsschulen wurde vorgeworfen, dass sie Theorie und Praxis nicht ausreichend miteinander verbinden und „träges Wissen" vermitteln (Gruber, Mandl, Renkl 2000, 140-143), welches die Auszubildenden nicht ausreichend auf die Bewältigung beruflicher Aufgaben- und Problemstellungen vorbereitet. Insbesondere kritisiert wurden die einseitige Ausrichtung des Unterrichts an der Fachkompetenz und die unverbundene Aneinanderreihung von Faktenwissen aus einzelnen Fächern (z. B. Pflege, Psychologie, Krankheitslehre). Darüber hinaus wurde die Unmöglichkeit, innerhalb der Berufsausbildung alles aktuell und zukünftig erforderliche Wissen abzuarbeiten, immer deutlicher.

Forderung nach neuem Lernkonzept

Aus der bestehenden Kritik wurde die Forderung nach einem neuen Lernkonzept laut, welches die „Nachteile" herkömmlicher Berufsausbildung ausschließt und stattdessen Auszubildende in umfassender Weise auf zukünftige berufliche Situationen und lebenslanges Lernen vorbereitet.

🕮 Literaturtipps zum Lernfeldkonzept:

Vereinte Dienstleistungsgewerkschaft (Hrsg.) (2004). Zur Arbeit mit dem Lernfeldkonzept in der Ausbildung nach dem neuen Krankenpflegegesetz. Tagungsband zur vierten bundesweiten Fachtagung für Lehrerinnen und Lehrer der Pflege am 10. November 2004. Hannover: Interdruck Berger.

Muster-Wäbs, H., Ruppel, A. & Schneider, K. (2005). Lernfeldkonzept verstehen und umsetzen. Neue pädagogische Reihe – Band 2. Brake: Prodos.

8.3 Ausbildungsplan als Basis einer strukturierten praktischen Ausbildung

Ausbildungsplan für die Altenpflege verpflichtend

Das Altenpflegegesetz schreibt ausbildenden Praxiseinrichtungen verbindlich vor, dass sie einen betrieblichen Ausbildungsplan erstellen müssen. Eine solche Regelung gibt es in der Gesundheits- und Krankenpflege / Gesundheits- und Kinderkrankenpflege bislang nicht. In den Berufen des öffentlichen Bildungssystems ist ein Ausbildungsplan dagegen seit langem Standard.

Häufig herrscht Begriffsverwirrung darüber, was ein Ausbildungsplan, Ausbildungsrahmenplan oder eine Rahmenrichtlinie genau bedeuten, zumal sich die verschiedenen Bezeichnungen ähneln. Sie geben jedoch einen Hinweis darauf, von wem die jeweilige Vorgabe zu entwickeln ist und für welchen Teil der Ausbildung (Theorie oder Praxis) sie gültig ist. In der folgenden Tabelle wird ein Überblick über die verschiedenen Vorgaben und ihre Zuständigkeiten gegeben. Nachfolgend werden die zentralen Vorgaben <u>für die praktische Ausbildung</u> näher erläutert.

Begriffsklärung Ausbildungsrahmenplan, Ausbildungsplan, Rahmenlehrplan

Zuständige Behörde/ Stelle	**Theoretische Ausbildung**	**Praktische Ausbildung**	Art der Vorgabe
Bund	Ausbildungs- und Prüfungsverordnung (AltPflAPrV; KPflAPrV)		allgemein
Land	Rahmenlehrplan*	Ausbildungsrahmenplan	↓
Ausbildende Einrichtung (Schule, Betrieb)	Lehrplan, Curriculum	Betrieblicher Ausbildungsplan	konkret

Abb. 41: **Vorgaben und Zuständigkeiten zur theoretischen und praktischen Ausbildung**

* Die im Dualen System übliche Bezeichnung „Rahmenlehrplan" wird in der Pflegeausbildung nicht von allen Bundesländern übernommen, anstelle dessen kursiert eine Begriffsvielfalt: Lehrplan, Lehrplanrichtlinie, Rahmenrichtlinie, Ausbildungsrichtlinie, ...

Ausbildungs- und Prüfungsverordnung

Offene Vorgaben auf Bundesebene

Auf Bundesebene regelt die Ausbildungs- und Prüfungsverordnung die theoretische und praktische Pflegeausbildung. Für die Altenpflege benennt die APrV lediglich fünf sehr allgemein gehaltene Aspekte. Diese beinhalten in sich eine Stufung vom Anfänger zum Fortgeschrittenen:

Anlage B zur AltPflAPrV: Praktische Ausbildung in der Altenpflege

1. Kennen lernen des Praxisfeldes unter Berücksichtigung institutioneller und rechtlicher Rahmenbedingungen und fachlicher Konzepte.
2. Mitarbeiten bei der umfassenden und geplanten Pflege alter Menschen einschließlich der Beratung, Begleitung und Betreuung und Mitwirken bei ärztlicher Diagnostik und Therapie unter Anleitung.
3. Übernehmen selbstständiger Teilaufgaben entsprechend dem Ausbildungsstand in der umfassenden und geplanten Pflege alter Menschen einschließlich Beratung, Begleitung und Betreuung und Mitwirken bei ärztlicher Diagnostik und Therapie unter Aufsicht.
4. Übernehmen selbstständiger Projektaufgaben, z. B. bei der Tagesgestaltung oder bei der Gestaltung der häuslichen Pflegesituation.
5. Selbstständiges Planen, Durchführen und Reflektieren der Pflege alter Menschen einschließlich Beratung, Begleitung und Betreuung und Mitwirken bei der ärztlichen Diagnostik und Therapie unter Aufsicht.

Welche Kompetenzen Altenpflegefachkräfte im Einzelnen erwerben sollen und wie sich dieser Kompetenzerwerb zeitlich und inhaltlich auf die dreijährige Ausbildungszeit verteilt, wird in Ausbildungsrahmenplänen für die praktische Ausbildung einzelner Bundesländer geregelt.

Ausbildungsrahmenplan

Halboffene Vorgaben auf Landesebene

Ausbildungsrahmenpläne geben einen „Rahmen" für die inhaltliche und zeitliche Gliederung der praktischen Ausbildung vor. Einige Bundesländer sind noch in der Erarbeitung der entsprechenden Vorgaben, viele haben diese bereits herausgegeben (siehe z. B. Internetseite des Servicenetzwerkes Altenpflegeausbildung). Auf der Grundlage dieser Ausbildungsrahmenpläne (sofern vorhanden) entwickeln die einzelnen Praxiseinrichtungen wiederum betriebliche Ausbildungspläne (siehe S. 144). Diese sollten für die einzelne ausbildende Einrichtung spezifische Bedingungen berücksichtigen und Vorgaben auf ganz konkreter Ebene enthalten.

Konkrete, auf die jeweilige Praxisstätte abgestimmte Vorgaben

Vor der Entwicklung eines betrieblichen Ausbildungsplanes sollten die Verantwortlichen in Schule und Praxiseinrichtungen überprüfen:

- Gibt es für das eigene Bundesland einen Ausbildungsrahmenplan?
- Wenn ja, welche Angaben zur inhaltlichen und zeitlichen Gliederung der praktischen Ausbildung werden in diesem Ausbildungsrahmenplan gemacht?

Grundsätzlich gilt: Je mehr Vorgaben die Landesregelungen enthalten, desto verlässlicher und vergleichbarer kann innerhalb der verschiedenen Praxiseinrichtungen ausgebildet werden. Je weniger Vorgaben bestehen, desto höher wird einerseits die Gestaltungsfreiheit, andererseits aber auch der Vorbereitungs- und Abstimmungsaufwand der Verantwortlichen.

Auf der nächsten Seite ist der Ausbildungsrahmenplan des Bundeslandes Sachsen in Auszügen dargestellt. Dieser Auszug zeigt deutlich, wie sich die Anforderungen an Auszubildende von Ausbildungsjahr zu Ausbildungsjahr steigern. Während es z. B. im ersten Jahr lediglich um das Kennenlernen unterschiedlicher Gesprächssituationen geht, steigert sich dies im zweiten Jahr. Hier sollten Auszubildende zuhören, Botschaften sensibel aufnehmen und Gespräche unterstützen. Im dritten Ausbildungsjahr wird erwartet, dass die Auszubildenden im Gespräch in der Lage sind, auf die jeweilige individuelle Gesprächssituation angemessen zu reagieren.
Der gesamte Ausbildungsrahmenplan ist „spiralförmig" aufgebaut, das heißt, alle Anforderungen kommen in allen drei Ausbildungsjahren vor, wobei sie von Jahr zu Jahr weiter vertieft werden.

Betrieblicher Ausbildungsplan

Der betriebliche Ausbildungsplan dient als konkrete Hilfestellung zur Planung und Durchführung der praktischen Ausbildung. Er gewährleistet, dass

- „die Ausbildung vollständig ist,
- die Ausbildungsinhalte in einer sinnvollen Reihenfolge (systematisch) vermittelt werden,
- der Auszubildende eine Orientierungshilfe (Leitfaden) erhält,

Beispiel Ausbildungsrahmenplan Altenpflege (Sachsen)

Auszug aus dem Ausbildungsrahmenplan des Bundeslandes Sachsen für die Ausbildung in der Altenpflege (Sächsisches Staatsministerium für Kultus 2003, 7-11)

Komplex 1: Kennen lernen des Praxisfeldes unter Berücksichtigung institutioneller und rechtlicher Rahmenbedingungen und fachlicher Konzepte

1. Ausbildungsjahr	2. Ausbildungsjahr	3. Ausbildungsjahr
Überblick über - Leitbild der Einrichtung - gesetzliche Grundlagen (z. B. Unfallverhütungsvorschriften, ...) - Pflegekonzept/ Pflegeprozess - Ziele und Aufgaben einzelner - ...	Übernehmen von Teilaufgaben bei der - Umsetzung des Leitbildes - Einhaltung gesetzlicher Grundlagen - Umsetzung des Pflegekonzeptes - Gestaltung des Pflegeprozesses - ...	Selbstständiges Übernehmen von Aufgaben bei der - Umsetzung des Leitbildes - Einhaltung gesetzlicher Grundlagen - Umsetzung des Pflegekonzeptes - Gestaltung des Pflegeprozesses ...
Mitarbeit im Team	Fähigkeit, im Team zu arbeiten Fähigkeit, konstruktiv Kritik zu äußern und selbst angemessen auf Kritik zu reagieren	Selbstständig und verantwortlich im Team arbeiten Fähigkeit, Teamprozesse kritisch zu reflektieren ...
...		

Komplex 2: Planen, Durchführen und Reflektieren der Pflege alter Menschen, einschließlich der Beratung, Begleitung und Betreuung sowie Mitwirken bei ärztlicher Diagnostik und Therapie

1. Ausbildungsjahr	2. Ausbildungsjahr	3. Ausbildungsjahr
Fähigkeit, die körperliche, psychische und soziale Situation der Pflegebedürftigen zu beobachten Fähigkeit, Beobachtungsergebnisse zu übermitteln	Beobachten der körperlichen, psychischen und sozialen Situation der Pflegebedürftigen Fähigkeit, Beobachtungsergebnisse zu werten	Umfassendes Beobachten der körperlichen, psychischen und sozialen Situation der Pflegebedürftigen Beobachtungsergebnisse selbstständig werten und situationsgerecht handeln
...		

Komplex 3: Unterstützung alter Menschen bei der Lebensgestaltung

1. Ausbildungsjahr	2. Ausbildungsjahr	3. Ausbildungsjahr
...		
Partnerschaftliche Annahme der zu Betreuenden und ihrer individuellen Bedürfnisse	Partnerschaftliche Annahme der zu Betreuenden und Unterstützen ihrer individuellen Bedürfnisse	Partnerschaftliche Annahme der zu Betreuenden und Unterstützung ihrer individuellen Bedürfnisse unter Einbeziehung des Teams
...		
Kennen lernen unterschiedlicher Gesprächssituationen	Fähigkeit, Gesprächsinhalte zu erfassen, zuzuhören und die Botschaften sensibel aufzunehmen Fähigkeit, Gespräche zu unterstützen	Fähigkeit, Gesprächsinhalte zu erfassen, zuzuhören, die Botschaften sensibel aufzunehmen und angemessen zu reagieren Fähigkeit, Gespräche zu unterstützen
...		

- alle Beteiligten Ablauf und Organisation der Ausbildung erkennen können,
- die Ausbildungsinhalte kontinuierlich über die Ausbildungszeit vermittelt werden und nicht erst im Rahmen von Prüfungsvorbereitungen,
- durch Inhalts- und Zielvorgaben eine Erfolgssicherung möglich wird“ (Ruschel 1999, 166).

Ausbildungspläne von Einrichtung zu Einrichtung unterschiedlich

Der Ausbildungsplan berücksichtigt den Rahmen, den der Ausbildungsrahmenplanes (Landesebene) für die inhaltliche und zeitliche Gliederung der Ausbildung vorgibt. Er ist allerdings konkreter und an die spezifischen Verhältnisse der jeweiligen Praxiseinrichtung anpasst (Arnold, Krämer-Stürzl 1999, 125). Er ist damit nicht identisch mit dem Ausbildungsrahmenplan. Praxiseinrichtungen können sich also nicht damit begnügen, den Ausbildungsrahmenplan einfach zu übernehmen, da dieser dem realen Ausbildungsablauf in der jeweiligen Ausbildungsstätte nicht entspricht (Noack, Schirra 2001, 1).

Allerdings herrscht große Unsicherheit darüber, wie denn ein Ausbildungsplan auszusehen hat und was sich im Detail dahinter verbirgt. Gesetzlich gibt es dazu keine Vorschriften, daher kann er von Praxiseinrichtung zu Praxiseinrichtung unterschiedlich gestaltet werden. Allerdings sollte er dem tatsächlichen, individuellen Ausbildungsablauf inner- und außerhalb der jeweiligen Einrichtung entsprechen (Noack, Schirra 2001, 1).

Beispiele für betriebliche Ausbildungspläne finden sich bislang nur in den Berufsausbildungen des Dualen Systems, für die Pflegeausbildung mit ihrer Sonderstellung fehlen konkrete Hinweise oder Vorgaben. In einigen Veröffentlichungen werden die früher auch als „Lernzielkataloge“ bekannten Auflistungen einzelner Pflegehandlungen jetzt als Ausbildungspläne gekennzeichnet. Ein vergleichender Blick auf Ausbildungspläne aus anderen Berufen zeigt jedoch, dass diese dort anders verstanden werden und inhaltlich „gröber“ bleiben, d. h. berufliche Anforderungen stärker zusammenfassen anstatt viele detaillierte Einzelhandlungen aufzulisten.

Erarbeitung eines betrieblichen Ausbildungsplanes

Die Erarbeitung eines Ausbildungsplanes ist zeitaufwändig und erfordert einiges an inhaltlicher und organisatorischer Planung. Obwohl per Gesetz die Praxiseinrichtungen mit dieser Aufgabe betraut sind, sollte sie in gemeinsamer Arbeit von Schule und Praxis bewältigt werden.

Hinweise auf die wesentlichen Bestandteile eines Ausbildungsplanes liefern die Vorgaben und Beispiele aus anderen Berufen.

Der Ausbildungsplan legt für die praktische Ausbildung fest:

- ✓ welche Kompetenzen gefördert werden / welche Ausbildungsinhalte zugrunde liegen
- ✓ an welchen Einsatzorten die Ausbildung erfolgt
- ✓ welche Einsatzzeiten (Zeitpunkt, Länge) gelten
- ✓ in welcher Reihenfolge einzelne Praxiseinsätze zu absolvieren sind,
- ✓ welche Ausbildungsteile extern (außerhalb der eigenen Praxiseinrichtung) stattfinden
- ✓ welche außerbetrieblichen Schulungen, Projekte, Exkursionen usw. zur Ausbildung gehören
- ✓ welche Personen in den einzelnen Einsatzorten für die Ausbildung verantwortlich sind
- ✓ eventuell: besondere Hinweise, z.B. auf das methodische Vorgehen

(IT-Bildungslexikon 2005; IHK Darmstadt 2005; Noack & Schirra 2001, 1; Ruschel 1999, 166)

Betrieblicher Ausbildungsplan für die Ausbildung zur Altenpflegerin/zum Altenpfleger
Für die / den Auszubildende/n: ________________________
Ansprechpartner im Betrieb: ________________________
Kontaktlehrkraft der Schule: ________________________

	Daten der Einsätze						
	von – bis	von – bis	von – bis	von – bis	von – bis	von – bis	von – bis
Ausbildungsort							
PraxisanleiterIn							

Sachliche und zeitliche Gliederung			
Inhalt	**Ort**	**Dauer in Wochen**	**Ausbildungs-halbjahr**
Aufbau und Organisation des Ausbildungsbetriebes, Arbeits- und Tarifrecht, Arbeitsschutz, Arbeitssicherheit, Umweltschutz und ökonomische Belange, Gestaltung der Qualitätssicherung und Umsetzung des Leitbildes, Finanzierung stationärer und ambulanter Pflegeeinrichtungen, teambezogenes Arbeiten, reflexive Fähigkeiten, Kooperation zwischen Pflegeeinrichtungen, Darstellung des Hauses und des Altenpflegeberufs in der Öffentlichkeit, Reaktion in Notfall- und Krisensituationen	im Verlauf der gesamten Ausbildung vor allem durch Einbeziehung in Teambesprechungen, Pflegevisiten, Dienstübergaben, Arztbesuche, Qualitätszirkel und andere hausinterne Gesprächs- und Arbeitskreise (z. B. Vorbereitung und Durchführung von „Tag der Offenen Tür" mit Übernahme von Einzelaufgaben)		
Kontaktaufnahme zu Klienten und Teammitgliedern Prozessorientierte Pflege anhand der Unterstützung bei der Körperpflege, beim Essen und Trinken sowie Ausscheiden Unterstützung von Bewegung, Lagerung und Transfer Durchführung von Prophylaxen	Wohnbereich 3	12	1.
Beobachtung der aktuellen körperlichen, psychischen und sozialen Situation von Klienten unter Anwendung von Einschätzungsinstrumenten und medizintechnischen Messgeräten Führen von Informationsgesprächen Erfassung und Dokumentation von Informationen in Aufnahmesituationen und nach pflegerischen Interventionen	Wohnbereich 1	10	2.
Gestaltung von Kommunikation und Interaktion: Erfassung von Botschaften und sensibles Reagieren auch unter erschwerten Bedingungen (z. B. mit Menschen mit Aphasie oder Desorientierung) Durchführung biografieorientierter tagesstrukturierender Angebote zur Lebensgestaltung (hauswirtschaftlich, handwerklich, musisch, ...)	Wohnbereich 2 (gerontopsych. Schwerpunkt)	10	3.
Anleiten von Klienten, Angehörigen und anderen Bezugspersonen Zusammenarbeit mit Angehörigen, Hausärzten und anderen Kooperationspartnern	Ambulanter Dienst	8	4.
Übernahme von Aufgaben im Rahmen der Mitwirkung bei der ärztlichen Behandlung wie Verabreichen von Injektionen, Wundmanagement, Katheterisierung Pflegeüberleitung	Krankenhaus	7	4.
Umsetzung von Rehabilitationskonzepten Erkennen von Krisensituationen bei Klienten und Angehörigen sowie Anbieten von Hilfen zur Bewältigung Einsatz spezieller Hilfsmittel zur Erhaltung und Förderung der Selbstständigkeit Mitarbeit bei interdisziplinären Fallbesprechungen und Pflegevisiten	Rehaklinik	8	5.
Angebote zur Lebensgestaltung in der Gruppe, Gestaltung von Festen und Feiern Unstützung von Lebens- und Wohnatmosphäre, z. B. Ess- und Tischkultur, jahreszeitliche Dekoration, ... Anleitung und Begleitung von Auszubildenden Begleitung sterbender Menschen, Erkennen von Krisensituationen bei Klienten und Angehörigen sowie Anbieten von Hilfen zur Bewältigung Versorgung Verstorbener	Wohnbereich 3	11	6.

Begründete Abweichungen vom Plan

Ein Ausbildungsplan muss dem tatsächlichen Ausbildungsablauf des Auszubildenden innerhalb (und ggf. außerhalb) der Praxisstätte entsprechen. Jeder Auszubildende erhält seinen Ausbildungsplan zu Beginn der Ausbildungszeit ausgehändigt (Noack, Schirra 2001, 1). Allerdings sind Änderungen des Zeitumfanges oder Zeitablaufes aus unvorhergesehenen Gründen möglich. Beispielsweise kann der Auszubildende selbst oder seine Praxisanleiterin krank werden oder ein Auszubildender kann aufgrund von Umstrukturierungen vorübergehend nicht an einem bestimmten Einsatzort ausgebildet werden. In diesen Fällen ist die ausbildende Praxiseinrichtung dafür verantwortlich, dass der Auszubildende trotzdem sein Ausbildungsziel erreicht.

Individuelle Bedingungen im Ausbildungsplan berücksichtigen

Ein Teil des Ausbildungsplanes, die zeitliche Gliederung der Ausbildung mit Übersicht über die Einsatzorte, wurde innerhalb der Pflegeausbildung immer schon erarbeitet, dies gehörte in der Regel zum Aufgabenbereich der Pflegeschule. Um die einzelnen Praxiseinsätze inhaltlich deutlicher zu beschreiben, ist es notwendig, die Aufgabenstellungen in den verschiedenen Einsatzorten der Praxisstätte sichtbar zu machen. Dies übernehmen die Praxisanleiterinnen und Pflegefachkräfte in den Einsatzorten, indem sie zu ihren Einsatzbereichen Lernangebotskataloge formulieren (vgl. S. 33, 84). Auf dieser Grundlage kann der Ausbildungsplan erarbeitet werden.

Vorgaben als Schwerpunkte verstehen

Die inhaltliche Planung der praktischen Ausbildung erfordert curriculares Denken und die genaue Abstimmung auf die jeweiligen Bedingungen in der eigenen und in den kooperierenden Praxiseinrichtungen. Das Muster auf der vorigen Seite zeigt eine mögliche Struktur auf, nach der ein Ausbildungsplan aufgebaut sein kann. Es kann somit Anregungen für die eigene, einrichtungsspezifische Planungsarbeit bieten.

Bezug genommen wurde im Beispiel auf eine Einrichtung in der Altenhilfe, welche drei Wohnbereiche und einen angegliederten ambulanten Dienst umfasst. Einer der Wohnbereiche ist auf eine gerontopsychiatrische Pflege spezialisiert. Die Einrichtung kooperiert sowohl mit unterschiedlichen Krankenhäusern als auch mit einer Rehabilitationsklinik.

Der einrichtungsspezifische Ausbildungsplan hängt von vielen Bedingungen ab, z.B. davon, wie viele Praxiseinsätze pro Ausbildungsjahr vorgesehen sind, wie viele Einsätze in der eigenen Einrichtung absolviert werden können, wie viele Auszubildende parallel ausgebildet werden u. v. m. In jedem Fall sollte bei der Erstellung des Ausbildungsplans berücksichtigt werden, dass die für die einzelnen Einsätze benannten Inhalte **Schwerpunkte** darstellen! Ist z.B. das Anleiten von Klienten und Angehörigen für das 4. Ausbildungshalbjahr vorgesehen, so bedeutet dies keineswegs, dass der Auszubildende nicht auch vorher schon Anleitungsarbeit leisten kann. Allerdings steht sie an anderer Stelle nicht im Vordergrund, sondern wird eben in diesem Einsatz in besonderer Weise in den Blick genommen. Ebenso werden Auszubildende die prozessorientierte Pflege z. B. im Rahmen von Körperpflege oder Unterstützung beim Essen und Trinken im Verlauf der dreijährigen Ausbildung stets weiter perfektionieren. Dennoch wird hier im ersten Praxiseinsatz der Grundstein dafür gelegt.

Die Entwicklung eines Ausbildungsplans für die praktische Ausbildung stellt eine große Herausforderung für alle Beteiligten dar. Gleichzeitig ist sie nur eine Aufgabe von vielen, die sich im Sinne einer veränderten, lernfeldorientierten Pflegeausbildung ergeben. Allen Verantwortlichen in Schule und Praxis gebührt daher großer Respekt und Anerkennung für ihre Arbeit, dafür, dass sie Schritt für Schritt und gemeinsam die Herausforderungen meistern.

Anhang

Dokumente nutzen – Anleitung und Begleitung strukturieren

In diesem Anhang finden Sie Informationen zu wichtigen Dokumenten, die Sie zur Planung und Umsetzung der praktischen Ausbildung nutzen können. Die Dokumente werden in Hinblick auf Zielsetzung, Verantwortlichkeiten und mögliche Stolpersteine beschrieben. Darüber hinaus sind Vorschläge für die Gestaltung der Dokumente aufgeführt.

1. Lernaufgaben für Anleitungssituationen

Zielsetzung

- Pool an Lern-/Anleitungssituationen steht zur Verfügung und kann jederzeit von Praxisanleitenden und Auszubildenden genutzt werden
- Anleitungsarbeit der Praxisanleiterinnen und des Pflegeteams wird erleichtert
- Einzelne Aufgabenschwerpunkte werden gezielt bearbeitet
- Erwartungshorizont für Lernaufgaben ist transparent und dient als Hilfestellung für die Planung und Durchführung sowie Beobachtung und Bewertung
- Übersichtlichkeit durch Begrenzung auf ein integriertes Formular (Vorlage und Beobachtungsnotizen) gewährleistet

Verantwortlichkeit/Umsetzung

Die Entwicklung von Lernaufgaben ist Aufgabe von Praxisanleiterinnen. Sinnvoll ist es allerdings, nicht allein, sondern mit Kolleginnen zusammen Lern/Anleitungssituationen zu erarbeiten. Dazu sind vielfältige Varianten denkbar, z.B. innerhalb von Praxisanleiterkreisen, Qualitätszirkeln, im Rahmen von Praxisanleiter-Weiterbildungen. Anfangs oder bei auftretenden Schwierigkeiten kann und sollte Beratung von Leitungspersonen und der Schule in Anspruch genommen werden.
Zu Beginn der Erarbeitung sollte feststehen, wie viele Lernaufgaben insgesamt den Pool von Lern-/Anleitungssituationen bilden werden und wie viele davon spezifisch für den eigenen Einsatzbereich bzw. auch bereichsübergreifend nutzbar sind.
Sind die Lernaufgaben für alle zugänglich, ist es auch anderen Mitgliedern des Pflegeteams und den Auszubildenden möglich, auf die Lernaufgaben zurückzugreifen.

Stolpersteine und Lösungsmöglichkeiten

Die Entwicklung der Lernaufgaben ist zunächst zeitaufwändig – insbesondere dadurch, dass konkrete Qualitätskriterien (Kompetenzschwerpunkte) für die Durchführung und Beobachtung der Aufgabe benannt werden	Entwicklung von Lernaufgaben, die in vielen Einsatzbereichen durchführbar sind, Arbeit aufteilen und anschließend austauschen Externe Ressourcen (z. B. Weiterbildung Praxisanleitung) in die Entwicklung einbinden Bestehende Lernaufgaben aus Projekten, Literatur nutzen (s. S. 118)
Lernaufgaben sind nicht ohne Weiteres bei jedem Auszubildenden einsetzbar	Im Bogen Raum für kurzfristige, individuell auf einen Auszubildenden bezogene Ergänzungen lassen

Vorschlag zur Gestaltung

Ein mögliches Beispiel für eine Lernaufgabe finden Sie in Kapitel 7.3 auf den Seiten 118-120.

2. Blocktagebuch zum Theorieunterricht

Zielsetzung

- Bewusstes Nachdenken über / Erinnern an die Lernsituationen des Theorieunterrichts während des Ausfüllens
- Überblick für Auszubildende und Praxisanleiterinnen über die Inhalte der Theorieblöcke und damit über den zu erwartenden Kompetenzerwerb der Auszubildenden
- Hilfestellung für die Auswahl von Lernaufgaben in der Praxis

Verantwortlichkeit/Umsetzung

Bei der ersten Erstellung und der Strukturierung des Blocktagebuches sollten Lehrende beratend tätig werden bzw. auch anfangs eine feste Struktur vorgeben. Im weiteren Verlauf der Ausbildung sind die Auszubildenden für das Führen des Blocktagebuchs und die Weitergabe der Informationen an die Praxis verantwortlich. Zur einfacheren Handhabung für den Auszubildenden eignet sich das Anlegen einer Ausbildungsbegleitmappe (Ringordner), in welche einzelne Blocktagebücher neben weiteren Dokumenten abgeheftet werden können.

Stolpersteine und Lösungsvorschläge

Bei sehr kleinschrittiger Dokumentation hoher Zeitaufwand, bei oberflächlicher dagegen Informationsverlust

Mittelmaß zwischen zu kleinschrittiger und zu oberflächlicher Dokumentation suchen, als Lehrender anfangs unterstützend arbeiten

Viele „Einzelstunden" sind schwerer im Blocktagebuch zu dokumentieren als größere zusammenhängende Lernsituationen

Zu den „Einzelstunden" den roten Faden/das Wesentliche der Unterrichtsreihe deutlich aufzeigen

Vorschlag zur Gestaltung

BLOCKTAGEBUCH – ÜBERSICHT ZUM THEORIEUNTERRICHT

KURS:

UNTERRICHTSBLOCK: _____ VOM __________ BIS _________

THEMA DER LERNSITUATIONEN/DER UNTERRICHTSEINHEITEN (MÖGLICHST ÜBERGEORDNET, Z. B. WOCHENWEISE)	BEARBEITETE INHALTE		

3. Lernaufträge der Schule

Zielsetzung

- Sensibilisierung und Aufmerksamkeitslenkung der Lernenden beim Erfahrungslernen in der Praxis
- Gezielte Anwendung, Vertiefung und Übung von Kompetenzen, die im Theorieunterricht erarbeitet wurden
- Strukturierte Abstimmung von Lernprozessen in Theorie- und Praxis

Verantwortlichkeit/Umsetzung

Abgestimmt auf die aktuellen bzw. noch folgenden Lernsituationen des Theorieunterrichts entwickeln Lehrende Lernaufträge für die Praxis. Sinnvoll ist es, in einer Arbeitsgruppe gemeinsam mit Praxisanleiterinnen festzulegen, welche Aufgabenstellungen sich für Lernaufträge eignen bzw. zu welchen Aufgabenstellungen die Praxisanleiterinnen ihrerseits Anleitungssituationen gestalten.

Für die Umsetzung der Aufträge in der Praxis ist in erster Linie der Auszubildende verantwortlich. Die Praxisanleiterin sollte als Beraterin und Begleiterin zur Verfügung stehen. Lernaufträge müssen damit in die Anleitungsarbeit eingeplant werden.

Die Reflexion der Lernaufträge kann auf unterschiedlichen Wegen erfolgen. Aus zeitlichen und organisatorischen Gründen bietet es sich beispielsweise an, Gruppenreflexionen im Rahmen von Praxisbegleitungen durchzuführen oder die Reflexion an den Beginn des nächsten Theorieblocks zu legen. Erfolgt die Reflexion in der Praxis, ist zu klären, ob diese von den Praxisanleiterinnen, den Lehrenden oder von beiden gemeinsam durchgeführt wird.

Stolpersteine und Lösungsvorschläge

Lernaufträge sind nicht in jedem Einsatzbereich umsetzbar	Pool von Lernaufträgen entwickeln, aus dem die Auszubildenden individuell nach Einsatzbereich Aufgaben herausgreifen können
Auszubildende und Praxisanleiterinnen werden durch den Umfang und die Häufigkeit der Lernaufträge überfordert	Nicht zu viele Lernaufträge planen, stattdessen die praktische Ausbildung als Ganzes (inklusive Praxisanleitung, Praxisbegleitung, Gespräche, Prüfungen) im Auge behalten nach kreativen und umsetzbaren Wegen suchen (z. B. Gruppenreflexionen, Schüler leiten Schüler an)
Praxisanleiterinnen ist die Art der Aufgabenstellung nicht vertraut, es entsteht Unsicherheit und Ablehnung	Kontakt zwischen Schule und Praxis (z. B. bei Praxisbegleitung, Prüfungen, Praxisanleitertagen) nutzen, um Dokumente vorzustellen und zu begründen

Vorschlag zu Bestandteilen

LERNAUFTRÄGE KÖNNEN SICH AUS VIELEN VERSCHIEDENEN ELEMENTEN ZUSAMMENSETZEN. WELCHE
ELEMENTE GENUTZT WERDEN, HÄNGT VON DEN AUSZUBILDENDEN AB (ANFÄNGER ODER FORTGESCHRITTENE) SOWIE VON DEN ORGANISATIONS- UND KOMMUNIKATIONSSTRUKTUREN IN IHRER EINRICHTUNG.

<u>MÖGLICHE BESTANDTEILE EINES LERNAUFTRAGES DER SCHULE FÜR DIE PRAXIS:</u>

1. ANSCHREIBEN AN DIE AUSZUBILDENDEN MIT ZIELFORMULIERUNG UND KONKRETER AUFGABENSTELLUNG
2. INFORMATION/ANSCHREIBEN AN DIE PRAXISANLEITERIN ÜBER DEN LERNAUFTRAG
3. INFORMATIONEN ZUR VORGEHENSWEISE BEI DER BEARBEITUNG: Z. B. LEITFRAGEN BZW. EINZELNE SCHRITTE ZUR BEARBEITUNG (AUCH FÜR DIE PRAXISANLEITERINNEN, DIE DIE LERNAUFTRÄGE NICHT SELBST ENTWICKELT HABEN (!), SIND DIESE ZUSATZINFORMATIONEN EINE HILFE; DIE HILFEN ZUM VORGEHEN KÖNNEN KNAPPER BZW. AUCH GAR NICHT BESCHRIEBEN WERDEN, WENN DIE AUSZUBILDENDEN BEREITS FORTGESCHRITTENE SIND)
4. HINWEISE AUF BENÖTIGTE MATERIALIEN, DOKUMENTE UND FALLS ERFORDERLICH ZUSÄTZLICHE INFORMATIONSQUELLEN ZUR BEARBEITUNG
5. HINWEISE AUF DIE ART DER DOKUMENTATION DES LERNAUFTRAGES (IM RAHMEN DER PFLEGEDOKUMENTATION ODER DARÜBER HINAUSGEHENDE SCHRIFTLICHE AUSARBEITUNGEN?)
6. HINWEISE ZUR ART DER REFLEXION DES LERNAUFTRAGES (IN PRAXIS ODER SCHULE, SELBST- UND/ODER FREMDREFLEXION, EINZEL- ODER GRUPPENREFLEXION)
7. KRITERIEN FÜR DIE BEOBACHTUNG UND BEURTEILUNG DES LERNAUFTRAGES (Z. B. ZU FÖRDERNDE KOMPETENZEN, SCHWERPUNKTE FÜR DIE BEOBACHTUNG, ERWARTUNGSHORIZONT)
8. HINWEISE ZUR ORGANISATORISCHEN UND ZEITLICHEN PLANUNG/INTEGRATION DES LERNAUFTRAGES IN DEN ARBEITSPROZESS; EVTL. KOMBINATION MIT PRAXISBEGLEITUNG?

Ein mögliches Beispiel für einen Lernauftrag ist auf den Seiten 99-101 abgedruckt.

4. Lernangebotskatalog der Praxisstätte (Station, Abteilung, Wohnbereich, ...)

Zielsetzung

- Praxisanleiterin und Pflegeteam sind sich des besonderen Lernangebotes ihres Einsatzbereiches bewusst
- Auszubildenden und Lehrenden ist das besondere Lernangebot eines Einsatzbereiches deutlich
- Praktische Anleitung kann auf der Basis des Lernangebotes geplant werden

Verantwortlichkeit/Umsetzung

Für das Aufspüren und Dokumentieren des spezifischen Lernangebotes eines Einsatzbereiches sind die dort tätigen Pflegefachkräfte gemeinsam verantwortlich. Sinnvoll ist z. B. eine Arbeitsgruppe aus Praxisanleiterin und Pflegefachkräften. Das Lernangebot sollte Lehrenden und Auszubildenden gegenüber sichtbar gemacht werden. Ein Exemplar kann der Schule ausgehändigt, eines auf der Station zugänglich abgelegt werden. Auf Wunsch kann sich jeder Auszubildende eine Kopie für seine Ausbildungsbegleitmappe machen.

Der Lernangebotskatalog muss in regelmäßigen Abständen oder aus gegebenem Anlass (z. B. einmal jährlich oder bei Veränderungen im Einsatzbereich) auf Aktualität überprüft werden.

Wenn ein Ausbildungsplan für die praktische Ausbildung in der Entwicklung ist oder Standards für einzelne Anleitungssituationen erarbeitet werden, bietet es sich an, diese Planungsvorgaben mit dem Lernangebot der Einsatzbereiche abzustimmen.

Stolpersteine und Lösungsmöglichkeiten

Schwierigkeit, das Besondere des eigenen Einsatzbereiches zu identifizieren	Brainstorming mit mehreren Beteiligten durchführen, evtl. Auszubildende in höheren Semestern einbeziehen
Unsicherheit bei der Art der Formulierung und Dokumentation	Beratung von Seiten der Lehrenden in der Schule in Anspruch nehmen, abteilungsübergreifend zusammenarbeiten
Schnittmengen zwischen Lernangebotskatalog, Lernaufgaben und z. B. Pflegestandards	Funktion des Lernangebotskataloges genau klären, Abgrenzung vornehmen, mögliche Kombination mit Lernaufgaben für Anleitungssituationen prüfen

Vorschläge zur Gestaltung

Generelle Bestandteile des Lernangebotskatalogs:

- Name und Logo der Einrichtung (Altenheim, Krankenhaus, ambulanter Dienst, ...)
- Name des Einsatzbereiches (Station, Abteilung)
- Titel und Funktion des Dokumentes (z. B. Lernangebotskatalog)
- Stand der Bearbeitung

Individuelle Gestaltungsmöglichkeiten:

Die Schwerpunkte/das Besondere eines Einsatzbereiches werden dargestellt und daraus spezifische Lernmöglichkeiten für Auszubildende abgeleitet.

Worin genau das Besondere liegt, hängt von unterschiedlichen Faktoren ab, z. B. vom Erleben, den Bedürfnissen und der Erkrankung der Klienten (z. B. Mütter und Väter auf einer Entbindungsstation, alte Menschen, Menschen mit gerontopsychiatrischen Erkrankungen, (junge) Menschen mit Unfallverletzungen u.a.). Gleichzeitig spielt jedoch auch der Kontext der Versorgung (stationär, teilstationär, ambulant) eine Rolle.

Aussagekräftiger wird der Lernangebotskatalog, wenn nicht lediglich Klientengruppen mit verschiedenen Erkrankungen aufgelistet werden, sondern stattdessen das Besondere in pflegerischen Tätigkeiten (entsprechend der jeweiligen Klientel) hervorgehoben wird. Zusätzlich können bereits Anleitungs- und Lernsituationen angedeutet werden.

BEISPIEL:

Pflegehandeln	Spezifisches Lernangebot	Evtl. Anleitungssituationen
Anleitung, Schulung, Beratung	Anleitung (alternativ Beratung oder Schulung) eines Menschen mit Diabetes mellitus (z. B. Innere Abteilung im Krankenhaus, Wohnbereich im Altenheim)	Der Auszubildende leitet einen Menschen mit Diabetes dazu an, selbstständig Blutzuckerkontrollen durchzuführen und sich Insulin mit dem Pen zu spritzen.
	Belastende Gefühle wie z. B. Hoffnungslosigkeit, Angst, Trauer eines Klienten wahrnehmen und ggf. gemeinsam Bewältigungsmöglichkeiten entwickeln (z. B. auf einer Rehabilitations- oder Palliativstation bzw. im Hospiz)	Der Auszubildende gestaltet ein Gespräch. Der Auszubildende unterstützt eine Bezugsperson bei entlastenden Angeboten, z.B. Handmassage, Aromatherapie
Kommunikation/ Interaktion	Nonverbale Kommunikation mit wahrnehmungsbeeinträchtigten Menschen (z. B. Neurologie, Rehabilitation, gerontopsychiatrische Einrichtung)	Der Auszubildende führt eine basal stimulierende Waschung durch.
Unterstützung bei der Körperpflege	Unterstützung beim Baden unter Berücksichtigung der häuslichen Gegebenheiten (Möglichkeiten und Grenzen) (z. B. ambulante Pflege)	Der Auszubildende führt das Baden mit Hilfe eines Lifters durch.

Anregung:

Eine Strukturierung nach den Bereichen Prävention, Kuration, Rehabilitation und Palliation kann helfen, um den Blick für diese Bereiche pflegerischer Arbeit zu schärfen. Allerdings müssen dabei Überschneidungen in Kauf genommen werden und sollten nicht zur vollkommenen „Verzettelung“ beim Versuch der Trennung führen.

5. Erstgesprächsprotokoll

Zielsetzung

- „Checkliste“ für den Verlauf und die wesentlichen inhaltlichen Aspekte des Erstgespräches
- Dokumentation der gemeinsam festgelegten Ziele und der geplanten Maßnahmen für die Praxisanleitung – Gewährleistung der Überprüfbarkeit der Absprachen
- Basis für den Soll-Ist-Vergleich in der Mitte und zum Ende des Praxiseinsatzes: Wurden alle Maßnahmen umgesetzt / alle Ziele erreicht?

Verantwortlichkeit / Umsetzung

Im Sinne der Lernortkooperation kann die Vorlage für das Erstgesprächsprotokoll gemeinsam mit Lehrenden oder aber auch verantwortlich von Seiten der Schule entwickelt werden. Für die Nutzung und damit das Ausfüllen der Protokolle sind Praxisanleiterin und Auszubildender verantwortlich. Die Erstgesprächsprotokolle sollten sowohl für den Auszubildenden als auch für die Praxisanleiterin jederzeit einsehbar sein. Falls der Auszubildende seine Ausbildungsbegleitmappe nicht kontinuierlich dabei hat, empfiehlt sich eine Kopie des Protokolls für die Praxisanleiterin. Erstgesprächsprotokolle sollten zur Wahrung der Privatsphäre nur den direkt an der Praxisanleitung Beteiligten zugänglich sein.

Stolpersteine und Lösungsmöglichkeiten

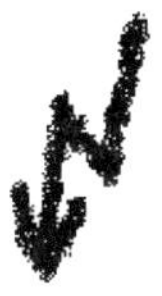

Erstgesprächsprotokolle werden in der Praxis nicht oder nur teilweise genutzt

Bogen gezielt einführen (z. B. im Rahmen von Praxisanleitertreffen)

Gemeinsam mit Praxisanleiterinnen und Auszubildenden klären, welche Schwierigkeiten der Bogen in der Anwendung macht und wie er ggf. praktikabler gestaltet werden kann

Ein Vorschlag zur Gestaltung

eines Erstgesprächprotokolls ist auf der nächsten Seite abgedruckt. Der Vorschlag ist den Grundlagen der Pflege für die Aus-, Fort- und Weiterbildung, Heft 14: „Praxiseinsatz prozessorientiert planen, durchführen und evaluieren“ von Bohrer, Rüller (2003, 19) entnommen.

Erstgesprächsprotokoll	Einsatzort/Station:
Name der/des Auszubildenden:	Zeitraum des Einsatzes: von: bis:
Telefon: ______________________	Stationsleitung: ____________________
Kurs/Semester: __________________	Bezugsperson(en) für die Anleitung:
Ansprechpartner Schule: ___________	______________________________
1. Informationen der/des Auszubildenden an die Praxisanleiterin/den Praxisanleiter	
1.1 Informationen über den Lern- und Ausbildungsstand (z. B. bisherige Praxiseinsätze, evtl. Vorpraktika, besondere Erfahrungen, Themen des letzten Theorieblockes, theoretische Inhalte lt. Ausbildungsbegleitmappe)	
1.2 Informationen über Einschätzung des individuellen Lernbedarfs, persönliche Stärken und Entwicklungspotenziale, Lernwünsche; Erwartungen	
1.3. Informationen zum eigenen Lerntyp (z. B. visuell, auditiv)	
2. Informationen der Praxisanleiterin/des Praxisanleiters an die Auszubildenden	
2.1 Informationen über den neuen Einsatzbereich, z. B. zu Personal, Arbeitsablauf, Organisation, Räumlichkeiten, Pausenregelung, Besonderheiten	
2.2 Informationen zum Lernangebot auf der Station, entsprechend des Ausbildungsstandes	
2.3 Erwartungen und Wünsche des Praxisanleiters an die/den Auszubildenden	
3. Gemeinsame Einsatzplanung	
3.1 Lernziele/zu erreichende Kompetenzen, evtl. Anlegen von Wochenplänen für die Anleitung	
3.2 Geplante Lern- und Anleitungssituationen, Beurteilungskriterien für Anleitungssituationen und den gesamten Praxiseinsatz	
3.3 organisatorische Absprachen: Dienstplan, Schultage, Urlaubs- bzw. AZV-Tage, Nachtwachen, Praxisbegleitungstermine	
Zwischengespräch(e) geplant am:	**Abschlussgespräch** geplant am:

_______________ _______________________ _______________________

Datum: Unterschrift Auszubildende/r Unterschrift des / der Anleitenden

6. Zwischengesprächsprotokoll

Zielsetzung

- Standortbestimmung und ggf. Dokumentation zu:
  Lern- bzw. Ausbildungsstand, Motivation des Auszubildenden, Beziehung zwischen Auszubildendem und Praxisanleiterin, Integration des Auszubildenden in das Pflegeteam, ...
- Dokumentation von Veränderungen in der Anleitungs- und Lernplanung

Verantwortlichkeit/Umsetzung

Ein Zwischengespräch, das die momentane Situation von Praxisanleiterin und Auszubildendem klärt, sollte in jedem Praxiseinsatz stattfinden. Allerdings sollte es von der Einsatzlänge abhängig gemacht werden, ob das Zwischengespräch schriftlich mit einem Protokollbogen geführt wird. Bei einer Einsatzlänge von max. 4 Wochen werden sich Zielvereinbarungen und Anleitungsplanung sehr wahrscheinlich nicht grundlegend verändern. Dann ist es ausreichend, mündlich die Absprachen des Erstgesprächs zu bestätigen bzw. ggf. in Erinnerung zu rufen. Ist der Einsatzzeitraum länger, ist es schon allein mit Blick auf die notwendige Leistungsbeurteilung am Ende des Einsatzes eine Erleichterung, wenn das Zwischengespräch z. B. anhand des unten vorgeschlagenen Beispiels protokolliert und damit auch dokumentiert ist.
Die Entwicklung bzw. das Bereitstellen einer geeigneten Protokollvorlage kann aus zeitlichen und organisatorischen Gründen von Seiten der Lehrenden in der Schule übernommen werden.

Stolpersteine und Lösungsmöglichkeiten

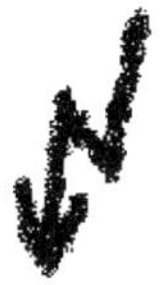

Dokumentation erfordert Zeit und ist Beteiligten „lästig“

Gezielten Einsatz für das Protokoll festlegen (z. B. bei Praxiseinsätzen ab 8 Wochen Dauer)
Positive Effekte des Protokolls bei der Einführung hervorheben (z. B. Hilfe zur Beurteilung)
Verbesserungsvorschläge in der praktischen Erprobung aufgreifen

Vorschlag zur Gestaltung

Das Zwischengesprächsprotokoll auf der nächsten Seite ist stark auf die Selbstreflexion des Auszubildenden ausgerichtet. In jedem Fall sollte bei abweichender Einschätzung der Praxisanleiterin dies diskutiert und entweder ein gemeinsamer Konsens oder aber beide Einschätzungen getrennt dokumentiert werden. Dieser Abgleich zwischen Selbst- und Fremdreflexion ist eine wichtige Voraussetzung für die Beurteilung des Leistungsstandes des Auszubildenden.
Die Einschätzung der erreichten Kompetenzen erfolgt in diesem Beispiel mit freier Formulierung. Sie kann aber auch mittels eines an Kompetenzen orientierten Beurteilungsbogens (Ankreuzbogen) erfolgen.

ZWISCHENGESPRÄCHSPROTOKOLL

Einsatzort: Datum:

Name des Auszubildenden: ______________________ Name der Praxisanleiterin: ________________________

FRAGEN ZUR REFLEXION:

1. Wie sind Sie hier angekommen/wie geht es Ihnen auf der Station?

2. Wie ist Ihre Motivation im Praxiseinsatz? Welche Erlebnisse haben Ihre Motivation positiv/negativ beeinflusst?

3. Lernerfolge und Schwierigkeiten:

- In welchen Bereichen haben Sie Lernerfolge, welche Ziele / Kompetenzen haben Sie erreicht?
- Wo gibt es Schwierigkeiten und warum? Welche Schritte könnten zur Verbesserung beitragen?

FACHKOMPETENZ:	SOZIALKOMPETENZ:
METHODENKOMPETENZ:	PERSONALKOMPETENZ:
BESONDERHEITEN/SONSTIGES	

4. Welche Erfahrungen haben Sie zur Theorie-Praxis-Vernetzung gemacht? Wie geht es Ihnen mit den Lernaufträgen aus der Schule?

5. Wie empfinden Sie die Arbeit mit Ihrer Praxisanleiterin (Zeit, Häufigkeit, Lernerfolg, ...)?

6. Wie fühlen Sie sich in das Pflegeteam integriert? Wie schätzen Sie Ihre Bemühungen / die Bemühungen des Teams zu Ihrer Integration ein?

7. Welche Konsequenzen leiten Sie aus Ihren Einschätzungen ab, wie soll die verbleibende Einsatzzeit gestaltet werden? (z.B. neue Zielformulierungen und Planungen, Vertiefung und weitere Anwendung bisheriger Lernaufgaben, ...)

Unterschrift Auszubildender ____________________ Unterschrift Praxisanleiterin ____________________

7. Strukturierte Selbstreflexion

Zielsetzung

- Strukturierte Reflexion des Pflegehandelns
- Entwicklung eines umfassenden Blicks auf Pflegesituationen
- Lernen aus Erfahrungen

Verantwortlichkeit/Umsetzung

Die Reflexion des eigenen Handelns ist für Lernende ein wichtiger Schritt, um Erfahrungen zu verarbeiten und daraus zu lernen (siehe Kap. 3.3 und 4.1). Es gibt viele unterschiedliche Möglichkeiten, Reflexion zu gestalten: selbstverantwortlich durch die Lernenden, gemeinsam mit der Praxisanleiterin oder einem Lehrenden, einzeln oder in Gruppen.

Zu Beginn der Ausbildung benötigen die Lernenden HIlfe bei der Formulierung von Reflexionsfragen bzw. einen roten Faden für ihre Reflexion. Der Vorschlag auf der nächsten Seite zeigt eine mögliche Struktur, die einen umfassenden Blick auf Pflegesituationen unterstützt. Über Leitfragen geht es sowohl um Wissen als auch um Situationsdeutung und die Reflexion von Widersprüchen.

Auch in Hinblick auf das Reflexionsgespräch im Examen überlegen Praxisanleitende und Lehrende gemeinsam, welche Leitfragen/Strukturen sie den Lernenden nahe bringen und mit ihnen einüben. Hierzu gehört auch die Akzeptanz verschiedener möglicher Vorgehensweisen.

Stolpersteine und Lösungsmöglichkeiten

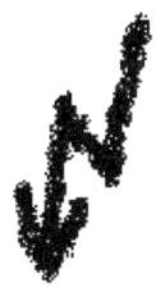

Beantwortung der Reflexionsfragen kostet anfangs viel Zeit

Zu Beginn mit einigen wenigen Fragen beginnen, später ausweiten

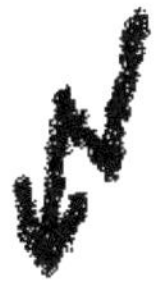

Zeit für die Reflexion einzuräumen ist ungewohnt

Reflexion „probeweise“ fest einplanen, z. B. am Ende einer Arbeitswoche
Den Blick im Alltag schärfen für spontane Gelegenheiten

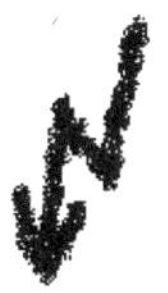

Unterschiedliche Fragen/ Vorgehensweisen bei Praxisanleitenen und/oder Lehrenden

Chancen von Vielfalt anerkennen
Sicherheit in Hinblick auf das Examen geben durch Verständigung der Personen untereinander

Vorschlag zur Gestaltung

Der Vorschlag auf der nächsten Seite ist in Anlehnung an Darmann-Finck (2005) sowie Abt-Zegelin und De Jong (2003) entwickelt worden.

LEITFRAGEN ZUR REFLEXION VON PFLEGESITUATIONEN

1. ERFOLGTE DAS PFLEGEHANDELN FACHLICH KORREKT UND AUF DER GRUNDLAGE DES AKTUELLEN WISSENSCHAFTLICHEN WISSENS? (WISSEN)

- Inwieweit habe ich meine geplante Pflege umgesetzt? Wie beurteile ich das Pflegeergebnis?
- Was ist mir gut gelungen, was weniger gut?
- Wie begründe ich mein Handeln und ggf. Abweichungen? Welches Wissen kann ich dazu nutzen bzw. welches habe ich im Vorfeld genutzt?

2. WIE VERLIEFEN INTERAKTIONS- UND KOMMUNIKATIONSPROZESSE ZWISCHEN DEN BETEILIGTEN? (SITUATIONSDEUTUNG)

- Wie schätze ich den Kontakt und die Kommunikation mit den zu pflegenden Menschen ein?
- Wie beurteile ich die Zusammenarbeit im Team?
- Welche Gefühle und Erfahrungen sind möglicherweise wichtig? (aus der Sicht der verschiedenen Beteiligten)
- Wie interpretiere ich das Erlebte?

3. WAS BLEIBT WIDERSPRÜCHLICH, KRITISCH, DISKUSSIONSWÜRDIG? (KRITISCHE REFLEXION)

- Wo bin ich an meine Grenzen gestoßen (z. B. in Hinblick auf organisatorische Bedingungen, meine Berufsrolle, ...)
- Wo erlebe ich einen Bruch zwischen Theorie und Praxis? Wie deute ich diesen für mich?
- Welche Fragen bleiben offen?
- Welche Konsequenzen halte ich für die Qualität pflegerischer Arbeit für wichtig?

8. Anleitungs- und Lernplan

Zielsetzung

- Planungsabsprachen für die Praxisanleitung sind für alle Beteiligten offensichtlich
- Die Gesamtheit der Lern- und Anleitungssituationen im Praxiseinsatz wird deutlich (Praxisanleitung, Praxisbegleitung, Lernaufträge, Gesprächstermine, Prüfungen, ...)
- Zeitplanung und organisatorische Rahmenbedingungen können frühzeitig berücksichtigt werden

Verantwortlichkeit/Umsetzung

Geeignet für einen Anleitungs- und Lernplan ist z. B. ein Wochenplan, der verbindlich die in jeder Woche geplanten Aktivitäten festhält. Für die Einhaltung des Planes sind Praxisanleiterin und Auszubildender verantwortlich. Der Plan ist als grobe Übersicht über alle Aktivitäten und geplanten Maßnahmen im Praxiseinsatz gedacht, er ersetzt nicht die strukturierte Planung und Vorbereitung einzelner Anleitungssituationen.
Außerdem kann der Plan weitere Informationen zur Einsatzgestaltung enthalten, z. B. Vertretung der Praxisanleiterin im Krankheitsfall oder bei Urlaub/Freizeit.
Abhängig von der Aufgabe kann es vorkommen, dass eine genaue Termin- oder Zeitplanung vorab nicht möglich ist. Dennoch lohnt es sich, die geplante Aktivität in der Woche einzutragen, um sie nicht aus den Augen zu verlieren.

Stolpersteine und Lösungsmöglichkeiten

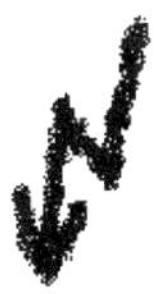

Unterschiedliche (Termin-) vorstellungen zwischen Schule und Praxis

Termine und weitere organisatorische Absprachen frühzeitig klären, ggf. Kompromisse finden

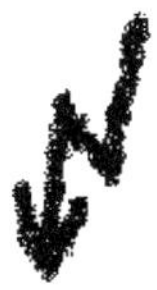

Planung kann nicht eingehalten werden

Abweichungen vom Plan dokumentieren, wenn möglich kurzfristig neue Termine finden

Vorschlag zur Gestaltung

Anleitungs- und Lernplan für den Praxiseinsatz vom: __________ bis ____________

Name des Auszubildenden: ______________________

Name der Praxisanleiterin: ______________________ Vertretung: ______________________

Verantwortliche(r) Schule: ______________________ Telefon: ______________________

WOCHE 1 __________	WOCHE 2 __________	WOCHE 3 __________	WOCHE 4 __________	WOCHE 5 __________	WOCHE 6 *USW.*
AKTIVITÄTEN: *ERSTGESPRÄCH*	AKTIVITÄTEN: *GEPLANTE AN-LEITUNG*	AKTIVITÄTEN: *BEARBEITUNG LERNAUFTRAG (VORGABE DER SCHULE)*	AKTIVITÄTEN: *GRUPPEN-REFLEXION ZUM LERNAUFTRAG*	AKTIVITÄTEN: *1) ZWISCHEN-GESPRÄCH* *2) GEPLANTE ANLEITUNG*	AKTIVITÄTEN:
TERMINE: *DATUM:* *GEPLANTE ZEIT:*	TERMINE: *DATUM:* *GEPLANTE ZEIT:*	TERMINE: *DATUM:* *GEPLANTE ZEIT:*	TERMINE: *DATUM:* *GEPLANTE ZEIT:*	TERMINE: *DATUM:* *GEPLANTE ZEIT:*	TERMINE:
BETEILIGTE:	BETEILIGTE:	BETEILIGTE:	BETEILIGTE:	BETEILIGTE:	BETEILIGTE:
BESONDER-HEITEN:	BESONDER-HEITEN:	BESONDER-HEITEN:	BESONDER-HEITEN:	BESONDER-HEITEN:	BESONDER-HEITEN:

9. Rückmeldebogen des Auszubildenden zum Praxiseinsatz

Zielsetzung

- Praxisanleiterin und Pflegeteam erhalten eine Rückmeldung zu den Ausbildungsbedingungen in ihrer Abteilung (Station / Wohnbereich)
- Konstruktive Kritik zur Anleitungsarbeit von Seiten des Auszubildenden
- Basis für die Weiterentwicklung und Qualitätssteigerung der Praxisanleitung

Verantwortlichkeit/Umsetzung

Eine Rückmeldung über die Anleitungsbedingungen während des Praxiseinsatzes wird zumindest in mündlicher Form häufig praktiziert. Allerdings erfolgt sie in diesem Rahmen eher unstrukturiert und geht nicht selten „zwischen Tür und Angel“ unter.

Sofern eine Praxiseinrichtung und die dort tätigen Pflegefachkräfte offen sind für Lob und Verbesserungsvorschläge der Auszubildenden und diese für ihre eigene Weiterentwicklung nutzen möchten, bietet sich ein Rückmeldebogen in schriftlicher Form an.

Das Dokument kann z. B. von Lehrenden und Auszubildenden als Vorschlag entwickelt werden, aber auch von Praxisanleiterinnen selbst und damit direkt ihre Fragen an die Auszubildenden widerspiegeln.

Die Rückmeldung sollte von den Auszubildenden auf freiwilliger Basis erfolgen. Wenn im Einsatzbereich eine ausbildungsfreundliche Atmosphäre besteht, können Rückmeldungen zur Normalität werden.

Stolpersteine und Lösungsmöglichkeiten

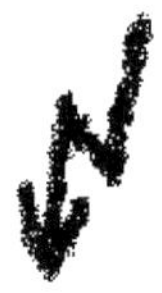

Rückmeldung erfolgt aufgrund des „Abhängigkeitsverhältnisses“ zwischen Auszubildendem und Anleiterin nicht oder nicht ehrlich

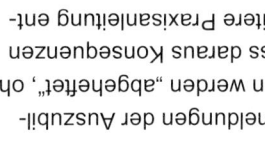

Als Praxisanleiterin für ehrliche konstruktive Kritik offen sein und ihre Bedeutung dem Auszubildenden gegenüber aufzeigen

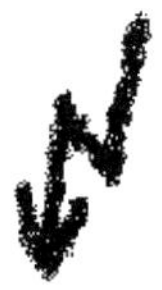

Rückmeldungen der Auszubildenden werden „abgeheftet“, ohne dass daraus Konsequenzen für weitere Praxisanleitung entstehen

Mit anderen Praxisanleiterinnen und dem Pflegeteam über positive Ergebnisse und Verbesserungsfähiges in der Praxisanleitung austauschen

Organisatorische Rahmenbedingungen bei sehr negativer Beurteilung mit Vorgesetzten (Stationsleitung, PDL) und Qualitätszirkel besprechen

Vorschlag zur Gestaltung

Rückmeldebogen zum Praxiseinsatz

Einsatzbereich:	Stimmt voll und ganz	Stimmt häufig	Stimmt manch-mal	Stimmt gar nicht
Lernbedingungen im Einsatzbereich				
Die Lernmöglichkeiten auf der Station/im Wohnbereich … waren vielfältig und interessant				
Die zeitlichen und organisatorischen Bedingungen im Praxiseinsatz waren für meinen Lernprozess günstig				
Während des Praxiseinsatzes war mir deutlich, was ich im Einsatzbereich besonders gut lernen kann				
Kommentare/Begründungen für die Kritik:				
Lernatmosphäre im Team				
In das Pflegeteam fühlte ich mich gut integriert				
Neben meiner Praxisanleiterin fühlten sich auch andere Pflegefachkräfte für meinen Lernprozess verantwortlich				
Die Pflegefachkräfte zeigten Interesse an neuen pflegewissenschaftlichen Erkenntnissen/Erkenntnissen aus der Schule				
Kommentare/Begründungen für die Kritik:				
Qualität der Anleitungsarbeit				
Meiner Praxisanleiterin war es wichtig, dass mein Lernprozess zielgerichtet verläuft				
Durch die Fähigkeiten meiner Praxisanleiterin, mir Aufgaben zu erklären, zu zeigen bzw. meine Arbeit zu reflektieren, habe ich viel gelernt				
Bei Fragen und Unsicherheiten habe ich von meiner Praxisanleiterin die nötige Unterstützung erhalten				
Kommentare/Begründungen für die Kritik:				

10. Beurteilungsbogen für die Selbst- und Fremdeinschätzung

Zielsetzung

- Kriterien zur Beurteilung des Auszubildenden sind für alle Beteiligten deutlich, eine strukturierte Beurteilung anhand der zu fördernden Kompetenzaspekte ist möglich
- Individueller Entwicklungsstand des Auszubildenden (Stärken und Schwächen, Entwicklungspotenziale) wird beurteilt und dokumentiert
- Basis für Beurteilungsgespräch am Einsatzende (Abschlussgespräch)
- Basis für die weitere gezielte Förderung des Auszubildenden in Theorie und Praxis
- Basis für Entscheidungen zur Ausbildungseignung (während oder zum Ende der Probezeit)

Verantwortlichkeit/Umsetzung

Die Anwendbarkeit und damit die tatsächliche Nutzung von Beurteilungsbögen ist besonders dann garantiert, wenn Praxisanleiterinnen und Auszubildende als die eigentlichen Nutzer an der Entwicklung der Dokumente beteiligt sind. Aus Zeitgründen bietet es sich an, dass Lehrende Beurteilungsbögen erarbeiten bzw. bestehende Bögen überarbeiten und zur Erprobung vorstellen. Zeitnah sollte daraufhin die Erprobung erfolgen und von Praxisanleiterinnen und Auszubildenden eine Rückmeldung mit Vorschlägen zur Verbesserung gegeben werden.
Die Beurteilungsbögen sollten direkt zu Einsatzbeginn – sozusagen als Erwartungshorizont – für den Auszubildenden sichtbar sein. Gleichzeitig bilden sie am Einsatzende die Grundlage für das Abschlussgespräch. Dabei können die Bögen sowohl von Auszubildenden als auch von Praxisanleiterinnen ausgefüllt werden.

Stolpersteine und Lösungsmöglichkeiten

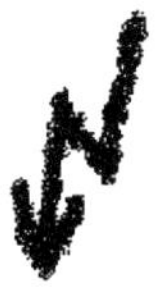
Beurteilungsbogen wird nicht oder nur „lapidar“ genutzt (stille Verweigerung)

Gründe für die Nichtanwendung überprüfen (z. B. zu viele Beurteilungsaspekte, unübersichtlicher Bogen, Doppelungen/Überschneidungen, unklare Beurteilungskriterien), Austausch mit Praxis über den Bogen und seine Anwendbarkeit suchen

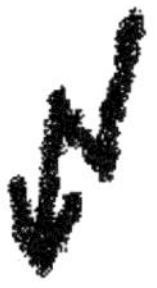
Beurteilungen fallen in der Regel „durchschnittlich“ oder zu gut aus

Fortbildung für Praxisanleiterinnen und Lehrende im Bereich Leistungsbeurteilung

Gestaltungsvorschlag:
Ein mögliches Beispiel für einen Beurteilungsbogen zum praktischen Examen enthält die Ausgabe 2/2008 der Zeitschrift Forum Ausbildung mit dem Themenschwerpunkt „Praktische Prüfungen“.

AltPflAPrV. Ausbildungs- und Prüfungsverordnung für den Beruf der Altenpflegerin und des Altenpflegers. Bundesgesetzblatt Jahrgang 2002, Teil I, Nr. 81.

AltPflG. Gesetz über die Berufe in der Altenpflege. Bundesgesetzblatt Jahrgang 2003, Teil I, Nr. 44.

Antons, K. (1992). Praxis der Gruppendynamik. Übungen und Techniken (5. überarbeitete und ergänzte Aufl.). Göttingen, Toronto, Zürich: Hogrefe.

Arnold, R. & Krämer-Stürzl, A. (1999). Berufs- und Arbeitspädagogik. Leitfaden der Ausbildungspraxis in Produktions- und Dienstleistungsberufen. Berlin: Cornelsen.

Arnold, R. (1996). Die Krise der Fachbildung. BWP, Jahrgang 25, Heft 1, 9-15.

Biermann, B. (2000). Sozialisation und Familie. In B. Biermann, E. Bock-Rosenthal, M. Doehlemann, K.-H. Grohall & D. Kühn (Hrsg.), Soziologie. Gesellschaftliche Probleme und sozialberufliches Handeln. Neuwied, Kriftel: Luchterhand.

Bischoff-Wanner, C. (2004). Der Lernfeldansatz und seine Umsetzung an Pflegeschulen. In Vereinte Dienstleistungsgewerkschaft (Hrsg.), Zur Arbeit mit dem Lernfeldkonzept in der Ausbildung nach dem neuen Krankenpflegegesetz. Tagungsband zur vierten bundesweiten Fachtagung für Lehrerinnen und Lehrer der Pflege am 10. November 2004. Hannover: Berger.

Bundesinstitut für Berufsbildung (2009). Sind 350 Berufe zuviel? Identifizierung und Schaffung von Berufsfamilien. Vortrag von Rainer Brötz zur didacta Bildungsmesse. Online abrufbar unter http://www.bibb.de/dokumente/pdf/a12pr_veranstaltungen_didacta_2009_broetz.pdf.

Bundesinstitut für Berufsbildung (BiBB) (2002). Berufsausbildung in der Altenpflege. Lernzielorientiertes Curriculum für praktische und schulische Ausbildung auf der Grundlage des Berufsgesetzes für die Altenpflege. Bielefeld: Bertelsmann.

Darmann, I. (2005). Pflegeberufliche Schlüsselprobleme als Ausgangspunkt für die Planung von fächerintegrativen Unterrichtseinheiten und Lernsituationen. PRInternet 7 (6), 329-335.

DBR Deutscher Bildungsrat für Pflegeberufe (2004). Positionspapier: Vernetzung von theoretischer und praktischer Ausbildung. Paderborn: Bonifatius.

De Cambio-Störzel, U., Estermann, L., Fierz-Baumann, I. & Räz, D. (1998). Pflegeausbildung im Krankenhaus. Eine empirische Studie. Bern, Göttingen, Toronto, Seattle: Hans Huber.

Deci, E.L. & Ryan, R.M. (1993). Die Selbstbestimmungstheorie der Motivation und ihre Bedeutung für die Pädagogik. Zeitschrift für Pädagogik, Jahrgang 39, Heft 2, 223-238.

Dehnbostel, P. Holz, H. & Novak, H. (Hrsg.) (1992). Lernen für die Zukunft durch verstärktes Lernen am Arbeitsplatz. Dezentrale Aus- und Weiterbildungskonzepte in der Praxis. Berlin, Bonn: Bundesinstitut für Berufsbildung.

Fichtmüller, F. & Walter, A. (2007). Das komplexe Wirkgefüge von Lernen und Lehren beruflichen Pflegehandelns – empirische pflegedidaktische Begriffs- und Theoriebildung. Dissertation, Humboldt-Universität, Berlin.

Görres, S., Keuchel, R., Roes, M., Scheffel, F., Beermann, H. & Krol, M. (Hrsg.) (2002). Auf dem Weg zu einer neuen Lernkultur. Wissenstransfer in der Pflege. Bern, Göttingen, Toronto, Seattle: Hans Huber.

Gruber, H., Mandl, H. & Renkl, A. (2000). Was lernen wir in Schule und Hochschule: Träges Wissen? In J. Gerstenmaier & H. Mandl (Hrsg.), Die Kluft zwischen Wissen und Handeln. Empirische und theoretische Lösungsansätze (S. 139-156). Göttingen: Hogrefe.

Häcker, H. & Stapf, K. (Hrsg.) (1998). Dorsch Psychologisches Wörterbuch. Bern, Göttingen, Toronto, Seattle: Hans Huber.

Hacker, W. (1998). Allgemeine Arbeitspsychologie. Psychische Regulation von Arbeitstätigkeiten. Bern, Göttingen, Toronto, Seattle: Hans Huber.

Heckhausen, H. (2003). Motivation und Handeln. Berlin, Heidelberg, New York, London, Paris, Tokyo, Hong Kong: Springer.

Herz, G., Herzer, M. & Schwarzer, S. (2004). Mehr Selbstverantwortung für Auszubildende. Methoden, Strategien und Übungen für Ausbilder und Trainer. Bielefeld: wbv.

Holoch, E. (2002). Situiertes Lernen und Pflegekompetenz. Entwicklung, Einführung und Evaluation von Modellen Situierten Lernens in der Pflegeausbildung. Bern, Göttingen, Toronto, Seattle: Hans Huber.

IHK Darmstadt (2005). Sachliche und zeitliche Gliederung der Berufsausbildung. Anlage zum Berufsausbildungsvertrag. http://www.darmstadt.ihk24.de/DAIHK24/DAIHK24/produktmarken/ aus_und_ weiterbildung/Anlagen/AP_Fk_Lebens-mitteltechnik.pdf

IT-Bildungslexikon (2005). http://www.kob-net.de/lexikon.ausbildungsplan_ betrieblicher/

Jenewein, K. (1997). Lernortintegrierte Ausbildungs- und Unterrichtskonzepte. Berufsbildung Heft 43, 33-37.

Johns, C. (2000). Selbstreflexion in der Pflegepraxis. Gemeinsam aus Erfahrungen lernen (deutschsprachige Ausgabe 2004). Göttingen: Hans Huber.

Kirchhof, S. (2007). Informelles Lernen und Kompetenzentwicklung für und in beruflichen Werdegängen. Dargestellt am Beispiel einer qualitativ-explorativen Studie zu informellen Lernprozessen Pflegender und ihrer pädagogisch-didaktischen Implikationen für die Aus- und Weiterbildung. Münster: Waxmann.

Kirchner, H. (1998). Gespräche im Pflegeteam. Stuttgart, New York: Thieme.

KrPflAPrV. Ausbildungs- und Prüfungsverordnung für die Berufe in der Krankenpflege. Bundesgesetzblatt Jahrgang 2003, Teil I Nr. 55.

KrPflG. Gesetz über die Berufe in der Krankenpflege und zur Änderung anderer Gesetze. Bundesgesetzblatt Jahrgang 2003, Teil I Nr. 36.

Kultusministerkonferenz (KMK) (2000). Handreichungen für die Erarbeitung von Rahmenlehrplänen der Kultusministerkonferenz für den berufsbezogenen Unterricht in der Berufsschule und ihre Abstimmung mit Ausbildungsordnungen des Bundes für anerkannte Ausbildungsberufe. Stand 15.09.2000.

Landmeyer, E. (2000). Mentorentätigkeit. Bindeglied der Lernortkooperation. Unterricht Pflege 5 (3), 30-37. lexikon.html

Mamerow, R. (2002). Selbstpflege. Die Kunst, im Beruf gesund und zufrieden zu sein. München, Jena: Urban & Fischer.

Mandl, H., Prenzel, M. & Gräsel, C. (1992). Das Problem des Lerntransfers in der betrieblichen Weiterbildung. Unterrichtswissenschaft, Jahrgang 30, Heft 2, 126-143.

Meinwerk-Institut (2007). Lernortkooperation in der Altenpflegeausbildung. Ein strukturelles und curriculares Konzept zur Qualitätssicherung. Paderborn: Hrsg.

Mensdorf, B. (2002). Schüleranleitung in der Pflegepraxis. Hintergründe, Konzepte, Probleme, Lösungen (2. überarb. Aufl.). Stuttgart: Kohlhammer.

Ministerium für Gesundheit, Soziales, Frauen und Familie des Landes Nordrhein-Westfalen (2003): Ausbildung und Qualifizierung in der Altenpflege. Arbeitshilfen für Theorie und Praxis. Teil II: Standard zur berufspädagogischen Weiterbildung zur Praxisanleitung in der Altenpflege in Nordrhein-Westfalen.

Müller, K. (2005). Lernaufgaben – Wissenstransfer & Reflexion in realen Berufssituationen. PrInterNet 6 (9), 685-691.

Muster-Wäbs, H. & Pillmann-Wesche, R. (2003). Gruppen und Teams leiten und anleiten. Neue pädagogische Reihe – Band 1. Brake: Prodos.

Muster-Wäbs, H. & Schneider, K. (2005). Das Lernfeldkonzept im Spannungsfeld von Problemen und Chancen. PrInerNet, Jahrgang 7, Heft 4, 207-220.

Muster-Wäbs, H., Ruppel, A. & Schneider, K. (2005). Lernfeldkonzept verstehen und umsetzen. Neue pädagogische Reihe – Band 2. Brake: Prodos.

NDZ Norddeutsches Zentrum zur Weiterentwicklung in der Pflege (2004). Norddeutsche Handreichung zur Umsetzung des Neuen Krankenpflegegesetzes. Kiel.

Neuweg, G.H. (2001). Könnerschaft und implizites Wissen. Zur lehr-lerntheoretischen Bedeutung der Erkenntnis- und Wissenstheorie Michael Polanyis. Münster, New York, München, Berlin: Waxmann.

Noack, M. & Schirra, K. (2001). Der betriebliche Ausbildungsplan. Muster für die einzelbetriebliche Ausbildung. http://www.dsb.de/fileadmin/fm-dsb/arbeitsfelder/ Ausbildung/downloads/Muster_ betrieblicher_ Ausbildungsplan.pdf

Olbrich, C. (1999). Pflegekompetenz. Göttingen: Hans Huber.

Poser, M., Ortmann, M. & Pilz, T. (2004). Personalmarketing in der Pflege. Kompetente MitarbeiterInnen anwerben, auswählen, einarbeiten. Göttingen, Bern, Toronto, Seattle: Hans Huber.

Pütz, H. (2003). Berufsbildung, Berufsausbildung, Weiterbildung – Ein Überblick. www.bibb.de/dokumente/pdf/ folienband_puetz-deutsch.pdf

Reinisch, H., Beck, K., Eckert, M. & Tramm, T. (Hrsg.) (2003). Didaktik beruflichen Lehrens und Lernens. Reflexionen, Diskurse und Entwicklungen. Opladen: Leske + Buderich.

Roes, M. (2004). Wissenstransfer in der Pflege. Neues Lernen in der Pflegepraxis. Bern, Göttingen, Toronto, Seattle: Hans Huber.

Rudin Hänzi, B. (1997). Pflege beurteilen – Pflege reflektieren. In H. Holenstein (Hrsg.), Spielräume in der Pflege. Göttingen: Hans Huber.

Ruppel, A. (2008). Kollegiale Beratung. Unterricht Pflege, Jahrgang 13, Heft 1, 11-15.

Rüller, H. (2000). Auftragsorientierung – lernortübergreifendes Element der Lernortkooperation. Unterricht Pflege, Jahrgang 5, Heft 3, 21-29.

Runde, A. & Herrgesell, S. (2005). Qualitätsmanagement im Gesundheitswesen – von den Anfängen zum umfassenden Qualitätsmanagementsystem. Unterricht Pflege, Jahrgang 10, Heft 1, 2-7.

Ruschel, A. (1999). Arbeits- und Berufspädagogik für Ausbilder in Handlungsfeldern. Ludwigshafen: Kiehl.

Sächsisches Staatsministerium für Kultus (2003). Empfehlungen zur Gestaltung der praktischen Ausbildung. Altenpfleger Altenpflegerin. Klassenstufen 1-3. (Zur Erprobung). Lampertswalde: Stoba Druck.

Sander, K. (1997). Fachpraktischer Unterricht – in gemeinsam getragener Verantwortung pflegen lernen. Unterricht Pflege, Jahrgang 2, Heft 2, 4-15.

Schneider, K. (2000). Lernortkooperation – eine Frage der Qualität. Unterricht Pflege, 5 (3), 2-20.

Schneider, Muster-Wäbs, Bohrer, Thranberend (2004). Vom Lernfeld zur Lernsituation – Pflege. Troisdorf: Eins.

Schöbel, C. (2003). Schülerinnen leiten eine Station. In PR-Internet, Heft 6, 174-181.

Sozialministerium Baden-Württemberg (2003). Zweite Handreichung „Lernort Praxis" für die Umsetzung des Krankenpflegegesetzes und der Ausbildungs- und Prüfungsverordnungen für die Berufe in der Krankenpflege (KrPflAPrV).

Stahl, T. (2004). Selbstreflexives Lernen in Lernenden Unternehmen. In H. Holz, H. Novak, D. Schemme & T. Stahl (Hrsg.), Selbstevaluation in der Berufsbildung. Bonn: Bundesinstitut für Berufsbildung.

Thomann, C. & Schulz von Thun, F. (1988). Klärungshilfe. Ein Handbuch für Therapeuten, Gesprächshelfer und Moderatoren in schwierigen Gesprächen. Reinbek: Rowohlt.

Weidlich, U. (2000). Mitarbeiterbeurteilung in der Pflege. Systematisch bewerten – Zeugnisse erstellen. (1. Aufl. 1992). München, Jena: Urban & Fischer.

Stichwortverzeichnis